Neuropsychological
Interpretations
of
Objective
Psychological
Tests

高次脳機能検査の解釈過程
知能, 感覚−運動, 空間, 言語, 学力, 遂行, 記憶, 注意

Charles J.Golden, Patricia Espe-Pfeifer, Jana Wachsler-Felder 著
櫻井正人 訳

協同医書出版社

装　幀………岡　孝治
カバー写真……大西成明

Neuropsychological Interpretations of Objective Psychological Tests
by Charles J. Golden, Patricia Espe-Pfeifer, and Jana Wachsler-Felder.
©2000 Kluwer Academic/Plenum Publishers.
Published by arrangement with Kluwer Academic/Plenum Publishers, New York
through Tuttle-Mori Agency, Inc., Tokyo

はじめに

　神経心理学的検査の結果が表す特定の能力を検査間で比較することは，神経心理学的評価過程の真髄である．しかし，他の諸検査における結果からは独立した一過程としての単一検査の解釈を，これら個々の検査結果の概要を表す検査情報が統合されたものと見なしてしまう傾向がある．神経心理学がますます複雑になるにつれ，使われた検査の結果に多くの要因が影響を及ぼすことが解ってきた．同じ得点が持つ意味も，他の神経心理学的検査の結果次第で，人によりかなり異なることがある．したがって，ハルステッドカテゴリー検査での低得点は，確かに前頭葉損傷を表すものかもしれないが，それは視覚－空間障害，情動，注意の問題，動機，疲労，そして教示理解による影響を，最初に除外した場合の話である．ある特定の得点に基づいて一般的解釈と決めてかかる単純すぎる解釈は，必ずや解釈と結論を誤った方向へ導くだろう．

　本著の目的は，考え得る解釈の概説を添えて各検査を説明することであり，その解釈は神経心理学検査バッテリーに含まれることの多い，様々な一般的検査にも使うことができる．第1章は検査同士を比較する時に陥りやすい幾つかの落とし穴と注意事項について論じ，第2章では当該検査に関して不正確あるいは不適切になりがちな施行手順と採点の問題を考察する．これは検査マニュアルを再度作成しようという試みではなく，読者が精通していないかもしれない採点や施行手順の問題を含む領域を，浮き彫りにさせようとするものである．

　本著の残りの部分は，各検査に関する解釈上の問題の分析に焦点をあてており，検査は知能，感覚－運動，空間，言語，学力，遂行機能，そして記憶と注意というような節に分けられている．各節は，各検査に関して日々接する解釈上の問題をコンパクトな形式で表すように意図されている．今度は，これが検査結果を解釈すると同時に，検者が取り組むべき疑問点を生み出す

かもしれない．本著が必要に応じて疑問点を生み出し，検査バッテリーに含まれている付加的検査の必要性を示唆するだけではなく，各検査の素早い分析につながることが望まれる．

　我々が選択した検査は，文献や臨床家との面談を通して出会ったもので，臨床家に最も有用であろうと判断した．もちろん，入手したすべての神経心理学的検査を収めてはいないが，実用における代表的な検査サンプルを含むと信じている．結果的に，私たちが述べた解釈の手法は，同様の技能や能力に焦点をあてた他の検査にも使うことができる．

目　次

はじめに　i

第1章　序　説：神経心理学的検査の比較　　1

標準化母集団 …………1
カットオフ …………3
最適化 …………3
判別分析 …………4
正規分布からのカットオフ …………5
年齢と教育の補正 …………6
文化と民族的多様性の問題 …………7
パターン分析 …………8
観　察 …………11
病前のベースライン …………11
要　約 …………12

第2章　施行と採点　　15

ハルステッド・レイタン神経心理学バッテリー（HRNB）…………15
ウェクスラー成人知能検査（WAIS）…………18
ウェクスラー記憶検査-III（WMS-III）…………19
カリフォルニア言語性学習検査（CVLT）…………23
改訂版ピーボディー絵画語彙検査（PPVT-R）…………23
線分定位検査 …………25
ベンダー視覚運動ゲシュタルト検査（Bender）…………25
改訂版ピーボディー個人学力検査（PIAT-R）…………26
スタンダード・プログレシヴ・マトリシス（SPM）…………28
レイ聴覚性言語学習検査（RAVLT）…………28
時計描画検査（CDT）…………29
ベントン視覚記銘検査（BVRT）…………30

ウィスコンシンカード分類検査（WCST）……… 32
　　パーデュー・ペグボード検査……… 33
　　レイ複雑図形検査（CFT）……… 35
　　ストループ色彩単語検査……… 37
　　ボストン呼称検査（BNT）……… 39
　　統制発語連合検査（COWAT）……… 39
　　視覚形態識別検査（VFDT）……… 40
　　フーパー視覚構成検査（HVOT）……… 41
　　ルリア・ネブラスカ神経心理学バッテリー（LNNB）……… 41
　　注意変動検査（TOVA）……… 59
　　視聴覚媒介連続動作性検査（IVA）……… 61
　結　論……… 62

第3章　解　釈　　　　　　　　　　　　　　　　　　　　　65

第1節：全般的知能
　　ウェクスラー成人知能検査-Ⅲ（WAIS-Ⅲ）……… 66
　　改訂版ピーボディー絵画語彙検査（PPVT-R）……… 73

第2節：視覚－空間検査
　　積み木問題（WAIS-Ⅲ）……… 77
　　ベンダー視覚運動ゲシュタルト検査（Bender）……… 83
　　レーヴンマトリシス……… 88
　　線分定位検査……… 94
　　触覚動作性検査（TPT）……… 98
　　時計描画検査（CDT）……… 103
　　ベントン視覚記銘検査（BVRT）……… 107
　　マトリックス（WAIS-Ⅲ）……… 112
　　視覚形態識別検査（VFDT）……… 117
　　フーパー視覚構成検査（HVOT）……… 121

第3節：言語性検査
　　レイタン失語症検査……… 124
　　一般的知識（WAIS-Ⅲ）……… 129

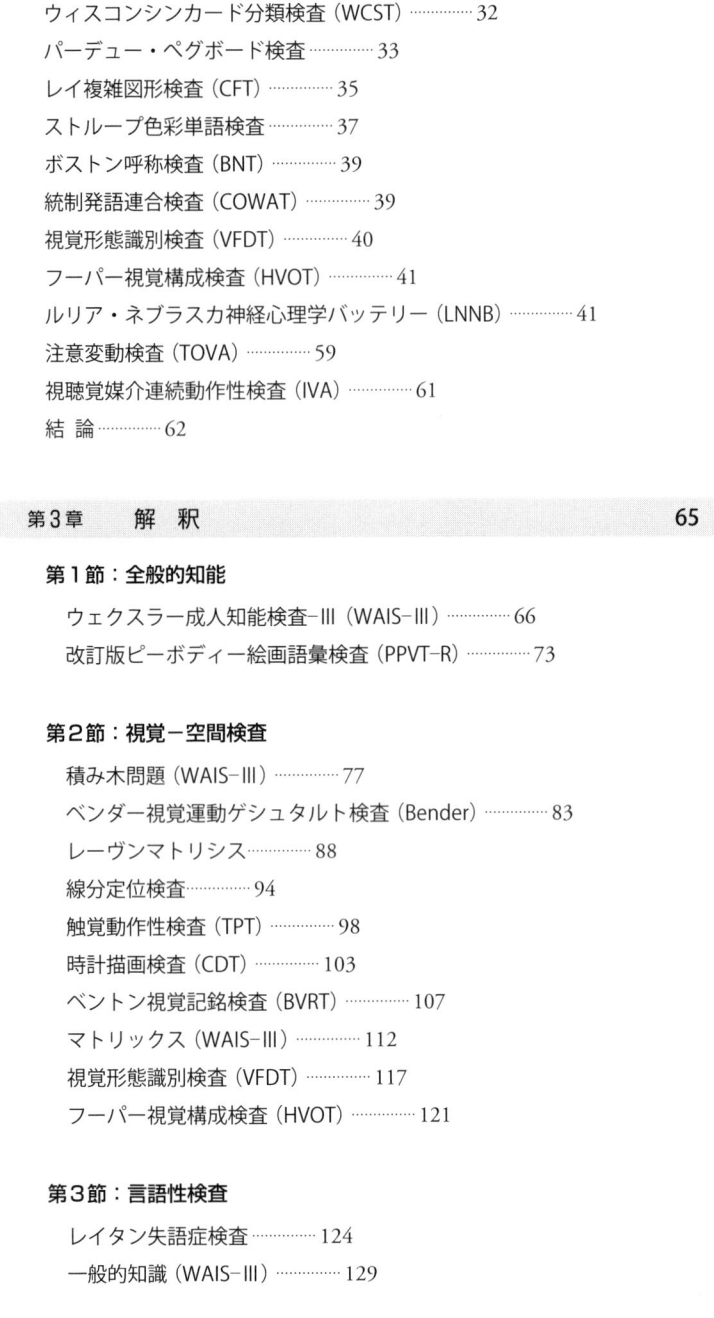

一般的理解（WAIS-Ⅲ）……… 131
　　ボストン呼称検査（BNT）……… 135
　　類似問題（WAIS-Ⅲ）……… 139
　　語音知覚検査（SSPT）……… 141
　　表出性言語尺度（C6，LNNB）……… 143
　　受容性言語尺度（C5，LNNB）……… 147

　第4節：非言語性検査
　　絵画配列（WAIS-Ⅲ）……… 150
　　符号問題（WAIS-Ⅲ）……… 153
　　絵画完成（WAIS-Ⅲ）……… 156
　　シーショアーリズム検査……… 158

　第5節：運動と感覚の検査
　　指たたき検査（FTT）……… 160
　　パーデュー・ペグボード検査……… 165
　　握力検査……… 169
　　運動機能尺度（LNNB）……… 172
　　感覚－知覚検査（HRNB）……… 176

　第6節：学力検査
　　改訂版ピーボディー個人学力検査（PIAT-R）……… 179
　　広域学力検査（WRAT）……… 185
　　音読尺度（C8，LNNB）……… 188
　　書字尺度（C7，LNNB）……… 190
　　算数尺度（C9，LNNB）……… 192

　第7節：遂行能力
　　統制発語連合検査（COWAT）……… 195
　　ウィスコンシンカード分類検査（WCST）……… 200
　　ハルステッドカテゴリー検査……… 204
　　トレイルメイキング検査（TMT）……… 209
　　ストループ色彩単語検査……… 214

第8節：記憶検査

ウェクスラー記憶検査-III（WMS-III）………… 218
数唱（WAIS-III）………… 224
視覚性記憶範囲（WMS-III）………… 226
レイ複雑図形検査（CFT）………… 228
レイ聴覚性言語学習検査（RAVLT）………… 234
カリフォルニア言語性学習検査（CVLT）………… 238
WMS-III　論理的記憶下位検査………… 243
WMS-III　対語連合下位検査（VPA）………… 248
WMS-III　顔Iと顔II下位検査………… 253
家族写真（WMS-III）………… 259
中期記憶尺度（C12，LNNB）………… 261
記憶尺度（C10，LNNB）………… 263

第9節：持続的注意の検査

注意変動検査（TOVA）………… 265
視聴覚媒介連続動作性検査（IVA）………… 273
定速聴覚連続付加検査（PASAT）………… 276

第10節：検査バッテリー

ルリア・ネブラスカ神経心理学バッテリー（LNNB）………… 279
ハルステッド・レイタン神経心理学バッテリー（HRNB）………… 284

付録　289
訳者あとがき　291
索引　295

1
序　説
神経心理学的検査の比較

　神経心理学的検査結果の比較は，患者の脳損傷の存在とタイプを推察する上で特に重要な方法と考えられているが，このような比較を重大な誤りに導く恐れのある多くの落とし穴がある．この章で我々は，このような問題点の幾つかを論じるとともに，検査バッテリーを解釈する上で最も有用であると考えられる統合的な手順についても論じる．このような問題はすべて，どのような種類の包括的検査バッテリーを解釈する時にも念頭に置いておかなくてはならない．

標準化母集団

　検査の比較における重大な落とし穴の一つは，異なるサンプルに基づいて標準化された検査同士を比較しようとすることである．異なる検査の標準化の基となったサンプル同士は，重要な変数が非常に異なると考えられ，その最も顕著なものが年齢，教育，そして文化である．このような変数の違いは，検査得点の解釈のされ方を驚くほど変えてしまう恐れがある．
　たとえば，もし検査Aが教育歴10年の50歳代のグループに基づいて標準化されたのなら，教育歴14年で中等度の脳損傷がある30歳の患者の得点は正常に見えるかもしれない．しかし，もし検査Bが教育歴18年で平均年齢24歳のグループに基づいて標準化されたのなら，その30歳の患者の得点は異常と見られるであろう．このために，この患者は検査Bの方に強い障害が見られるという結論に結びつけられることがあるかもしれないが，実際に

はその差は，基となる標準化集団が単に異なるために生じているに過ぎない．検者はどのようなものを使う時も，このような違いを念頭に置いておかなくてはならない．

　上述したことは，主に年齢や教育の標準あるいは補正が提供されていない検査に関することである．しかし，たとえ補正された標準が使えても，多くが年齢の補正か教育の補正のどちらか一方であり，両方ではない．このような場合，ある検査は教育レベルについての比較がない年齢母集団であり，あるいは別の検査は教育に基づく標準が示されていても年齢が異なっているかもしれない．このことは決して解決不可能な問題ではない．しかし，2つの検査結果を比較するには，このような偏りを考慮しておかなくてはならない．

　もう一つ関連する問題として，標準が作成されてから経過した時間の問題がある．ほとんどの場合，1950年代から60年代に集められた標準は，比較的最近集められたものとは比較できないことが研究から解っている．一般に，検査が複雑であればあるほど，結果をさらに検討する必要がある．というのは，同じ版の検査でも，今日の患者は前の世代の患者の成績を上回る傾向があるからである．このような場合，過去にはボーダーラインの成績とされたものが，今ではその領域では明らかに障害を示唆するかもしれない．

　文化間の問題もまた重要である．異なる文化や民族グループに基づいて集められたデータは，その検査が言語性であるか非言語性であるかには関係なく，他のグループへ般化させることはできない．差が言語性検査でより明らかなことが多いとはいえ（他の言語に翻訳されていてもいなくても）"非言語性検査"にも差はあり，行動様式，年齢と教育の補正の影響，文化的経験や他の要因での違いを表すことがある．局所的な脳損傷で生じる特定の障害の幾つか（たとえば，重度の構成障害，非流暢性，理解障害，麻痺など）は確かに文化を超えて普遍的だが，より複雑な標準化された検査での反応を繰り込み（renorming）や再分析をせずに同様に扱うことはできない．

　性差の補正もまた重要な問題である．しかし，ほとんどの神経心理学的検査での性による影響の大きさは，年齢，教育，文化，あるいは結果（つまり標準）が集められた時の影響よりもはるかに小さい．性による影響が証明されている検査では，性の影響に留意しなくてはならない．たとえば，脳血管障害（VA）を母集団とする標準化サンプルの多くは，母集団は完全に男性

である．

　要因が幾つあっても，異なるレベルの補正を使った検査間で比較する時には問題が生じる．したがってもし，年齢，教育，そして性について補正されたハルステッドカテゴリー検査の標準をレイ複雑図形の補正されていない標準と比較したところで，実際の神経心理学的所見ではなく採点手順のみに起因する差を改めて得るだけである．根本的に整合性のない結果に頼ることが，いかにデータ解釈で重大な誤りを犯すかを見てとることができる．

　このような問題を補正することは簡単な作業ではない．どのような場合も，年齢，教育，そして性の要因が検査結果に影響を及ぼす時は，これらの要因に適切に合わせた標準を使うようにすべきである．このような標準がない場合は，これらの変数によって生じ得る影響を，何らかの臨床的結論を導き出す前に評価しておかなくてはならない．

カットオフ

　第二の問題は，神経心理学では得点が標準から隔たっている程度よりも，"カットオフ"に主眼を置く傾向が以前からあることである．これは母集団の平均からの単なる偏倚よりも，脳損傷を表す得点だけを同定したいという要望から生じた．カットオフは，患者が"脳損傷者"であるか"健常者"であるか分類するために使われる．だが，それは障害の重症度を語るわけではなく，誤った分類をしている可能性があることを語ってくれないことも多い．カットオフは有用となり得るが，それらが決められる方法は様々であり，検査間での結果の比較を困難にする．

最適化

　カットオフを設定するための一般的な方法は，健常者と脳損傷患者のサンプルの中で，このような人々の正確な分類を最適化するポイントを定めることである．このような手順に伴う問題が，3つの大きな領域にある．第一に，カットオフは使われたサンプルそのものに左右されることである．たとえば，もしある検査のカットオフが，平均を上回る統制群と脳損傷患者とを組み合わせたサンプルの間で決められるのなら，標準が平均を下回る健常者

と脳損傷患者とをサンプルとして使っても同じカットオフは得られない．カットオフの影響は，検討される患者にとってどれほど適切であるかによって大きく変わってしまう．カットオフは異なる母集団間で十分な交差妥当性をもたないことが多く，やはりその有効性に疑問が残る．我々がこれらのカットオフを使って2つの検査を比較しようとする時，結果の差は主に実際の障害の存在からよりも，カットオフを設定した際のサンプルの性質から生じる．

　第二の問題は，カットオフがどの程度多くの脳損傷者を健常者として誤分類し，どの程度多くの健常者を脳損傷者として誤分類するかが異なる点である．検査Aは脳損傷の100%を正確に分類することにより最適なカットオフを得るが，健常者は60%だけが正確であればよい（80%的中率に対して）．一方，検査Bは健常者の100%を正確に分類するが，脳損傷は60%だけ（80%的中率に対して）である．実際に使われる時，検査Bはある人を健常者と見なすことが多いが，検査Aはある人を脳損傷者と見なすことがはるかに多い．このような場合，検査Aにおける脳損傷の結果と検査Bにおける健常な結果というパターンの所見，それはその患者の異なる結果を表しているのではなく，むしろカットオフが選択された方法を反映している．

　第三に，通常カットオフは，精神障害，何らかの神経学的障害の既往，学習障害等に関するスクリーニングを受けた"非常に正常"な健常者サンプルと，はっきり確認された損傷がある非常に明白な脳損傷患者に基づくことである．残念ながら，このようなサンプルは最も簡単な形の分布を呈し，状況がはるかに曖昧な（たとえば，重度の抑うつの人が自動車事故でけがをした時，運転中に注意を払っていなかったのか？）実生活の臨床的場面には当てはまらない．このような標準化の研究は，厳密で伝統的な研究基準は満たすが，その結果が実生活の説明になることはなかった．他の病気（たとえば，整形外科的疾患や精神病）がある人々を統制群として使う研究は，より地味ながらもおそらくより適切なカットオフポイントを提供するであろう．

判別分析

　判別分析は，カットオフポイントを設定するための手作業による最適化レベルテクニックに類似しているが，前者は統計学的手順を使ってカットオフ

を設定する点が異なる．この統計学的手順はサンプルの特徴により非常に影響を受け，（特に，サンプルサイズが一様ではない状況では）サンプルとサンプルサイズの変化で大幅に変化し得る．複数のグループを含む時（たとえば，正常，抑うつ，脳損傷）は，それぞれのグループへの重み付けが結果に大きく影響を及ぼし得る．また，現行の判別コンピュータープログラムでの見かけ上の小さな変化が，結果に重大な変化をもたらし得る．このようなプログラムは，犯した誤りのタイプは問題にせず，結果的に非常に歪曲した結果をもたらすカットオフを導いてしまう．検査グループに基づく判別をするために作られた公式は明らかに偶然の影響を過度に受け，母集団間では簡単には再現できないことがある．判別分析もまた有用なテクニックになり得るが，そこから生じるカットオフは注意して見なくてはならない．

正規分布からのカットオフ

　検査の数が増してくると正規分布に基づいたカットオフを使う．このような研究は健常者の平均と標準偏差を簡単に同定し，次いで脳損傷を示すと言われる正規曲線上のポイントを選択する．このポイントは非常に厳密な基準である平均から2標準偏差ほどの位置にあるが，ほとんどは1標準偏差ないしはそれよりわずかに上であることが多い．このような研究が1つのカットオフを提供することがあり，あるいは理論的には年齢，教育，そして性に合わせた複数のカットオフを提供することがある．

　このようなカットオフにもやはり短所がある．第一に，健常者に基づいたカットオフは，検査がどの程度正確に脳損傷患者を同定しているかを示しはしない（カットオフを定める正規曲線上のポイントによって影響も受ける）．ある場合には，1標準偏差のカットオフが脳損傷患者の80％を同定あるいはたった60％あるいは30％のことがある．これは脳損傷患者の得点分布次第であり，さらに健常者と脳損傷者の両方のサンプル曲線がどのように非対称あるいは平坦となるかによって，またお互いの相対的位置によって影響を受ける．このような問題は神経心理学的データでは重要である．なぜなら，分布は使われた尺度の基本的性質だけではなく，床効果と天井効果のせいでたびたび歪み，正確に正規分布になどならないことが多いからである．このような状況では，鋭敏性において同じに見えるカットオフが，実際には大きく

異なる．

　第二に，このようなカットオフに従った分類はわずかな得点の変化によって影響を受け，結局は拡大解釈になることがある．したがって，"正常"な偏差値（T得点）40.01と"異常"な偏差値（T得点）39.99の間の差は実際にはきわめてわずかで，性急に低得点に解釈上の重みを置いても意味がない．カットオフは，異なる検査に対するカットオフポイントを示すために標準偏差を1とするか2とするか，それともそれ以外の数を選ぶかで，明らかに異なるものである．検査間で同じカットオフポイント（たとえば，1標準偏差）を使ってすら，鋭敏性や特異性のレベルが異なる結果となり，そのために全体の正確さに影響を及ぼす．

　最後に，すべてのカットオフに関することとして，サンプル特性は本質的に結果に影響を及ぼし，信憑性に欠ける般化をもたらすことがある．

年齢と教育の補正

　成人サンプルで年齢と教育の問題を考慮することが重要なことは明白である．しかし，これらの問題は，あるものは明白で，あるものはより微妙な幾つかの問題を生じる可能性を秘めている．第一の問題として，別の検査の標準とカットオフは，年齢，教育，またその両方を扱うことがあり，あるいはこのどれも扱わないことがある．当然，これが異なる検査の結果を直接比較することを難しくする．しかし，これらの得点が使用者によっては同等と見なされることがある．年齢と教育に関し補正した検査を，年齢に関してだけ補正した検査と比較する時，得点の明白な違いはやはり見せ掛けにすぎないだろう．一般に脳損傷の診断にあたり，これら両方の要因に関して補正した検査は，高齢や低学歴の母集団に対してはより慎重になるが，より高学歴と低年齢の母集団に対してはより大まかになると見られている．

　第二の問題は，どのようにして年齢と教育の補正を作成するかによって生じる．回帰式を使って年齢を補正したサンプルと，"45歳以上"と"45歳未満"で補正したサンプルとでは，大きく異なる結果が生じるであろう．同様に，"9歳から11歳"あるいは"16歳以上"のグループでの教育歴群が，同様の問題を生じると考えられる．群化のテクニックを使うサンプルでは，それぞれの教育レベルについての標準化グループ間にあるサンプル特性が，脳

損傷とは関係のない様々な標準を生むことがある．しかし，検査結果と人口統計学的変動の間に直線的な関係性があると仮定する回帰式は，もし基本的な関係が実際には直線的でなければ誤りとなるであろう．これらすべての場合で，年齢，教育，あるいは他の人口統計学的要因による影響の大きさは，これらの問題の重要性に影響を及ぼす．

しかし場合によっては，年齢や教育の補正を脳損傷そのものに対して行う時，その年齢と教育の補正が深刻な問題となり得る．高齢者の標準サンプルの多くでは，未確認の神経学的要因あるいは全身性の障害（たとえば，糖尿病，末梢性関節障害，等）の結果として，障害側寄りに標準にバイアスがかかり実際の障害を覆い隠してしまう傾向が見られることもあるだろう．同様に，教育歴わずか6年の患者グループでは，ある者は神経学的障害のせいでそれ以上先に進めなかったのかもしれないが，一方で，経済的理由のために脱落した者もいる．全般的な結果として，検査は実際の障害（病前からあったとしても）に対してそれほど鋭敏ではない．

文化と民族的多様性の問題

詳しく研究されたわけではないが，文化と民族的多様性の問題は神経心理学的検査の解釈にはきわめて重要である．主となる母国語が検査の標準化で使われた言語とは異なる少数民族やグループに対しこの検査を施行することは，たとえ非言語性と言われる検査の場合でも疑問である．我々自身の研究（たとえば，Demsky, Mittenberg, Quintar, Katell, & Golden, 1998）では，非言語性検査でも異なる民族の標準化母集団では異なる結果がでることを示唆している．脳損傷者のサンプルについては言うまでもない．あるグループに関して検査が適切に標準化されていない限り，検査の標準やカットオフは非常に慎重に，そしてこれらの要因に十分な注意を払って使用しなくてはならない．

我々には，あるグループが単により一般的な標準サンプルに含まれても，標準が文化的に公正あるいは正確なものになるとは限らないという確信がある．ある標準サンプルにおける民族グループXの割合がアメリカ全体に占める割合と同じ3%であると言っても，結果としての標準はもはやその特定のグループに対しては妥当性がない．しかし，もしアメリカにいるすべての

人を検査すれば，真の母集団の代表により近くなる．だが，これは神経心理学的機能障害の問題とは無関係である．特定のグループからの代表サンプルを使って適切に標準が評価される時にのみ，標準が公正か否か述べることができる．

このような標準に伴う問題は複雑である．たとえば，主著者がハワイで働いている時，日系二世の住人に関する標準は日系三世の住人に関するものと同じではないことに気づいた．キューバ出身のスペイン語話者に関する標準は，メキシコ出身のスペイン語話者に関するものと同じではないかもしれない．真に二ヶ国語を操るある患者に対する標準は，新しい言語を話すけれどそれでも主に母国語でものを考える者のそれとは同じではないかもしれない．このような問題は残念ながらきりがないが，それでも検査を選択し結果を解釈する時に考慮しなくてはならない．

"翻訳された検査"の結果を分析する時，1標準偏差の3分の2までの差（10標準得点）が"非言語性"検査に見られるかもしれないが，一方で2倍の差（1標準偏差の3分の4あるいは20点に達する）はもっぱら翻訳と文化の問題に起因することがある．もし検査が不適切あるいは独特の方法で翻訳されるなら，予想される標準の変化は，たとえ健常者であってもより大きくなるであろう．

パターン分析

カットオフは患者の反応レベルについてだいたいの印象を与えてくれるが，検査間にまたがるパターン分析はさらにずっと強力な手段であり，これによって臨床的結論に至る．パターン分析はカットオフを無視し，その代わり患者自身の現在と以前の反応のベースラインに関する，検査結果の内的変化に着目する．より微妙な症例あるいは脳損傷に起因する真の障害を理解したい症例にはこれが特に有用である．この技法は，理論的には適切な人口統計上の補正を用いて，すべての素点を標準得点体系に変換する．

共通の体系に得点を変換することは，偏差値（T得点），標準得点，Z得点，素点，ウェクスラー評価点，パーセンタイルなど，人口統計学的に補正された得点と補正されない得点を利用する多くの採点システムが存在するために難しい．巻末の付録に，標準得点，偏差値（T得点），逆偏差（逆T得

点．誤りを採点する検査のように，高得点であるほど病理学的あるいは低成績を表す場合），パーセンタイル，そしてＺ得点間の共通変換の表を示した．素点は他の採点システムと比較することができるように得点に変換しなくてはならない．

　これらすべての変換は，基盤をなす正規分布が正常であるという前提に基づくが，神経心理学的尺度が常にそうだとは限らない．むしろ，健常者の非常に非対称的な結果を示すことがある．この付録の表も，標準サンプルが健常者よりも脳損傷患者であるという，めったにない検査を対象にはしていない．つまり，このような得点は標準化サンプルのために健常者を使った得点と直接比較することはできないのである．

　表を概観すると，パーセンタイルの使用に関係する問題も見られる．見て分かるように，パーセンタイルは分布の中間で急激に変化しており，臨床的には有意性がないかもしれない差異を示唆している．また，パーセンタイルは分布の端では緩やかに変化しており，実際にあるかもしれない差を隠している．低分散域における変動は大きな有意性を持つかもしれないので，後者の状況は特に重要である．一般に，パーセンタイルのみの使用に頼る検査はほとんどなく，パーセンタイルは神経心理学的解釈の目的のためには使うべきではない．

　幾つかの検査は，無理に正規分布を使って歪みのある分布の問題に対処している．このような場合（たとえば，ウェクスラー検査やハルステッド・レイタン検査に関するHeaton, Grant, & Matthews (1991)の標準），極端な得点は標準のいずれかのサイドで，およそ３標準偏差ばらつく分布を余儀なくされ，上端では天井効果，下端では床効果を生んでしまう．この床効果は，患者間の重要な差を覆い隠してしまうことがあるが，そこにこそ診断と治療に関する重要な神経心理学的示唆がある．このような場合，基となっている素点を精査すると，その症例分析に重要な差が現れることがある．

■患者所見■

　ひとたび得点が共通の採点システム（通常は標準得点あるいは偏差値（Ｔ得点））に変換されれば，神経心理学的有意性を示唆する得点差を探し出すために，患者の所見をグラフ化あるいは分析することができる．このような分析では個人差の問題を考慮しなくてはならない．全般的な所見を見れば，

施行したすべての検査を通しての患者の平均得点を算出することができる．一般に，検査バッテリーにおける研究は，健常者の得点が平均得点からおよそ1標準偏差（平均のいずれかのサイドでの標準得点で15点，偏差値（T得点）で10点）ばらつくことが示唆されている．得点にそれほどのばらつきが見られない所見は，一般に正常範囲にあると考えられる（ただし，これはその人が正常であることを証明するものではない）．もっと大きなばらつきのある所見は通常レベルではないばらつきの程度を示し，それが認知障害の存在を示していると思われる．

■得点間変動■

　全般的所見の違いのレベルの下では，得点を互いに直接比較することができる．神経心理学的有意性のために必要となる得点間の差の程度は，使われた標準サンプルでのばらつきはもちろんのこと，基本的な検査同士の関係次第でばらつく．最も簡単な比較は，身体の対側での同じ運動あるいは感覚反応を表す得点間である．これらの得点は互いに非常に似ていることが多く，通常，同じ採点方法を使ってまったく同じ母集団で標準化されるので，サンプルあるいは採点のミスは最小である．したがって，0.5標準偏差程度のわずかな差が有意となることがある．

　二つ目に分類される検査比較には，互いに中等度の相関性がある検査比較がある（言語性IQと動作性IQ，2つの類似した描画検査における反応，他）．もし組み合わされた得点の両方が同じような標準化母集団を持つなら，得点間の1標準偏差の差は，通常，神経心理学的に有意である．もし検査同士が非常に異なる標準化母集団あるいは異なる補正方法（たとえば，一方の検査は教育に対して補正されるが，もう一方はされない）を使っているのなら，1.5標準偏差のより慎重な差を使うべきである．

　三つ目に分類される検査は独立して標準化されてはいるが，学力とIQ，遂行能力とIQ，あるいは空間的論理性と構成能力のように，理論的には重なり合う領域を表している．このような検査の比較が，一般に神経心理学的な差を信頼性があるとものして受け入れるためには，1.5標準偏差の差を必要とする．限られた場合に，1標準偏差のよりおおまかな差を適用することができるが，このような仮説を支持する明らかな研究がある時のみに限る．

　最後の検査比較の分類は，一般には無関係（積み木問題と文法的能力）で

異なる母集団に関して標準化されている検査同士である．このような比較は，最も慎重な基準である2標準偏差を必要とする．もし類似しない2つの尺度での得点が2標準偏差以上離れているなら，障害を意味することがある．

観 察

得点の分析に加えて，患者がどのように得点を獲得するのかという質的な分析から多くの情報を得ることができる．包括的な検査バッテリーは，多くのあるいはほとんどの質的バリエーションすらも量的得点に反映させるために構築できることを立証できるが，現在の検査施行状態にはこの論拠を説明できるだけの研究基盤がない．前述したように，検査間の差は簡単な誤りの相違はもちろんのこと，患者の反応の微細な違いを覆い隠してしまう．このような問題は，"障害を負っている"という単純な反応分類にはほとんど影響を及ぼさないが，特定の障害や病因に関してより精細な識別をしようとする時には，はるかに多くの意味を持つ．

このような状況下では，質的観察は重要な付帯的情報源となり実際のデータと統合しなくてはならない．量的データも質的データも，どちらがより優れているとかより正確であるということではなく，両方が組み合わされた時に，より正確で詳細な患者の記述を生み出す洞察をもたらすのだということを認識することが大切である．したがって，このような観察は施行手順の限界試験を含めて日常的に行うべきで，その時に患者の行動の背景にある原因をさらに解明することができる．検査を施行する者はすべて，心理学博士であろうと専門技術者であろうと，このような観察を行い報告するような訓練を行わなくてはならない．

病前のベースライン

反応尺度のレベルによって患者の反応を母集団の標準と比較し，パターン分析によって現在の個人内変動を見る一方で，その患者を患者自身の病前の機能レベルと比較したいという要望が常にあった．これは伝統的に2つの方法で試みられてきた．つまり，病前のレベルを推測するための公式を使うこ

とと，病前のレベルを推測するために"固定"検査における現在の反応を使うことである．

公式は一般に，他のすべての検査得点との比較ができる"g因子"の尺度としての全検査IQの予測に焦点をあてて用いられてきた．これらのシステムは多くの問題を抱えており，患者を雑多なグループにくくり個人を十分に説明しないという傾向がある．このような公式が当てはまる場合のほとんどは，中間に位置しているために正規分布の中央にある人々を分類する場合であるが，これらの得点を使う時にはベースラインから15標準得点までの誤りを想定しなくてはならず，得点が変化したという結論を得るためには，さらに15点のずれが必要である．

第二の方法は"固定"検査からの推定で，一般的には読みの認知（たとえば，広域学力検査Ⅲやピーボディー個人学力検査Ⅲ），あるいは語彙（たとえば，改訂版ピーボディー絵画語彙検査やWAIS-Ⅲの単語問題）である．これらの検査は，"g因子"との適切な相関性を表し施行しやすい．失語や重度の視覚障害がない場合，特に患者の実際の成績に関する履歴情報が組み合わされる時は，病前レベルの理論的な推定値を表す．しかし最も良好な状況でも，これらの得点は，5-7標準得点以内で68％の信頼度，そして10-12点以内で95％の信頼度での正確さでしかない．この誤りの幅は，どのような比較においても考慮しなくてはならない．

最後の注意は，このようなベースラインの適切性の問題によるものである．これらは病前の全般的IQに関する何らかの有用な情報を提供するだろうが，運動能力，描画，注意，そして他の重要な領域の検査における反応は予測しない．したがって，前述の検査に対して推定されたベースラインを般化する前に注意すべきである．というのは，正確率が落ち，20-30という大きさでの標準得点の偏倚が見られることがあるからである．病前の得点に対するこれらの領域に関する研究は乏しく，何らかの般化をする前にはこの章で論じられた他の問題を考慮に入れて慎重にならなくてはならない．

要　約

包括的な検査バッテリーを解釈する時には考慮すべき多くの問題があるが，それでもこのようなアプローチは，はるかに正確で有用な神経心理学的

評価の方法である．量的情報と質的情報が適切に統合される時，そして上述した様々な問題を考慮する時，患者の障害についての妥当で有用な記述が認められる．繰り返すが，特定の能力のこの記述と比較が神経心理学的評価の真髄である．

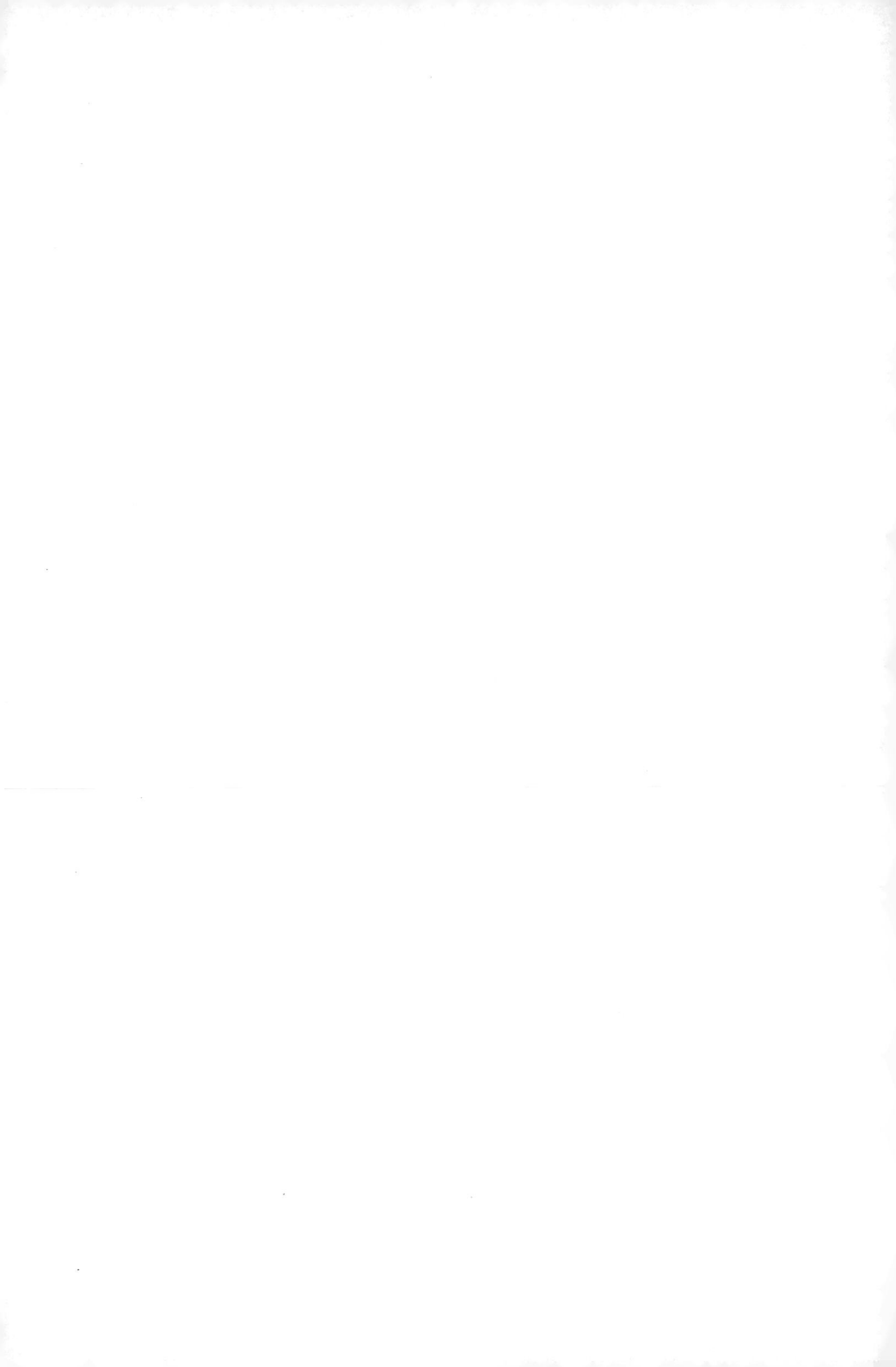

2 施行と採点

　本著で紹介した検査のほとんどはよく知られているもので，市販の検査マニュアルで十二分に記述されている．したがって，施行や採点に関してここでコメントすることはほとんどない．しかし，あまり見解の一致が見られていないか，解釈の助けとして我々が代替的な採点技法を採用した検査については，より詳しい説明を加えた．個々の検査の詳細についてはどうか原著を参照して頂きたいが，どのような検査でも施行する前にはその知識を身につけておかねばならない．

ハルステッド・レイタン神経心理学バッテリー（HRNB）
Halstead-Reitan Neuropsychological Battery (HRNB)

　本著では多くのハルステッド・レイタン神経心理学バッテリー（HRNB）の下位検査を取り上げた．施行と採点に関しては，Reitan & Wolfson (1993) が最も優れた記述をしている．ここではハルステッド・レイタン神経心理学バッテリーに馴染みのない読者達のために，検査について手短に述べる．我々が取り上げたのは，次のハルステッド・レイタン神経心理学バッテリーの尺度である．触覚動作性検査（Tactual Performance Test），カテゴリー検査（Category Test），語音知覚検査（Speech-Sounds Perception Test），シーショアーリズム検査（Seashore Rhythm Test），指振動／指たたき検査（Finger Oscillation／Finger Tapping Test），感覚－知覚検査（Sensory-Perceptual Examination），失語症検査（Aphasia Examination），そして握力検査（Grip Strength Test）である．このような検査のReitanの標準的採

点法に加え，本著では Heaton, Grant, & Matthews (1991) の標準にも言及する．これは素点を偏差値に変換する標準の包括的セットであり，したがって他の検査との比較能力を向上させる．このような偏差値は，年齢，教育，性に関して補正されている．我々は通常は Reitan と Wolfson の施行手順を採用してきた．

■触覚動作性検査（TPT）■
Tactual Performance Test (TPT)

触覚動作性検査（TPT）は 10 ヶの図形を，同じ形の切抜きの中に患者がはめ込めるような標準的な形をしたボードから構成されている．ボードは台の上に 45 度傾けて置かれる．患者は目を閉じたまま適切な切抜きに図形をはめ込まなくてはならないので，視覚よりも触覚に頼る必要がある．課題は 3 回繰り返す．はじめは利き手のみで行い，次は非利き手で，そして最後に両手で行う．3 回の試行が済んだ後，ボードが隠され，患者にどのような形であったか（記憶得点），そしてどこにあったか（位置得点），紙の上に描くよう求める．

原著の Halstead (1947) での手順では各試行あたり 15 分が与えられているが，我々は左右各手を 10 分で試行する．我々は利き手，非利き手，両手，そして総時間として記録される全般的な時間の他に，ブロックあたりの時間尺度を用いている．ブロックあたりの時間を割り出すためには，これらそれぞれの時間を各試行で達成したブロック数で割らねばならない．

■カテゴリー検査■
Category Test

カテゴリー検査は 7 つの下位検査から構成されている．いずれも 1 から 4 の数を示唆する一連のスライドあるいはカードからなる．最も易しい検査では，項目は 1 から 4（Ⅰ，Ⅱ，Ⅲ，Ⅳ）の単なるローマ数字であるが，2 番目に易しい下位検査では，数はスライド上の対象を数えることにより決められる．最も複雑な下位検査では，見慣れない形や特殊な形の空間的位置や方向が正しい答えにあたる数を示している．7 つの下位検査いずれの場合も，項目を解くために必要な方策を患者自身が推測しなくてはならない．患者は項目あたり 1 回だけ推測が許されている．初版では，正答に対する反応にはベル音，誤答にはブザー音が鳴る．その後の版では，検者が"そうです"または"違います"と言うこともある．このフィードバックを使い，患者は一貫

して正答を言い当てられるようになるまで自分の分析を変えていかなくてはならない．得点は全7下位検査の合計である．

■語音知覚検査■
Speech-Sounds Perception Test

　この検査は60ヶの多項選択式項目から構成されている．患者はテープから"theets"のような無意味語を聴き，4つの選択肢の1つと照合させなくてはならない（この時，すべての単語内には"ee"の音が入っている）．採点は単に，正しい照合を見出すために犯した誤りの回数を合計するだけである．

■シーショアーリズム検査■
Seashore Rhythm Test

　この検査は30対の音程パターンから構成されている．患者はそれぞれの対を聴き，それらが"同じ"か"違う"かについて記録しなくてはならない．検査中は連続呈示される対のどこを聴いているか頭に留めておく必要がある．したがって，成功するためには集中力の持続が必要である．伝統的な採点法は正答数を数えることである．しかし，誤りの数を報告する臨床家もいる．

■指振動／指たたき検査■
Finger Oscillation／Finger Tapping Test

　この検査は計測器に取り付けられた簡単な指たたき装置からできている．患者は10秒間に，人差し指で可能な限り速くレバーを上下させる．計測器がたたいた回数を記録する．利き手で5回，非利き手で5回施行する．もし得点に，同じ手で行った他の試行に5回以上差がつくものがある場合には施行を追加する．それぞれの手による5回施行の平均である2つの得点が出される．

■感覚－知覚検査■
Sensory-Perceptual Examination

　これは伝統的な神経学的検査から翻案された，一連の感覚検査から構成されている．患者には，それぞれの手に手指失認（触覚のみに基づいて，どの指を触れられているかを同定する）と指先数字書字（Finger Tip Number Writing：それぞれの指先に書かれた数字を同定する）についての20試行を与える．また，検査には二点同時刺激も含まれ，患者は同時に二ヶ所に触れ

第2章　施行と採点　17

られる．これは触れられた部位を二ヶ所と感じるというよりむしろ，一ヶ所のみとして感じる能力を評価する．視覚と聴覚の二重刺激に対する消去もまた検査される．これらいずれの手順でも，得点は単に身体の左右側での誤りの数である．最後の手順では，患者に触覚（立体感覚）によって簡単な形（円，四角，三角，十字）を認識するよう求める．採点は左右手ともに，誤りの数と個々の課題を行うために要した総時間に関して行う．

■失語症検査■
Aphasia Examination

失語症検査は基本的な言語障害のスクリーニングを目的とする，一連の短い教示と課題から構成されている．課題には以下のものが含まれる．(1) 簡単な物品と形の呼称，(2) 簡単な単語の音読，(3) 綴り，(4) 簡単な指示に従う，(5) 複雑な指示に従う，(6) 簡単な単語の流暢性（単語と文を正確に発音する），(7) 構成能力（十字と鍵を描く），(8) 左右の同定を伴う教示に従う，(9) 物品の用途を示す，そして (10) 算数である．

■握力検査■
Grip Strength

この課題は握力計を使い，それぞれの手の握力を測定する．それぞれの手は2回測定され，その平均が患者の得点として使われる（つまり，2つの得点が算出される）．

ウェクスラー成人知能検査（WAIS）
Wechsler Adult Intelligence Scale (WAIS)

これらの検査はWAIS-RあるいはWAIS-Ⅲのマニュアルに完全に準拠する（Wechsler, 1986, 1997）．記録された得点は年齢補正がなされた評価点で，とりわけ高齢者における個人内差をより正確に比較することができる．解釈はWAIS-RとWAIS-Ⅲのどちらも比較的満足のいくものであるが，我々はWAIS-Ⅲを使うことを勧める．というのは，こちらの方がより最新の標準を提供しており，下位検査も加えられているからである（マトリックスと文字数字序列）．

ウェクスラー記憶検査-III（WMS-III）
Wechsler Memory Scale-Form III

　本著では新しい版のウェクスラー記憶検査（第III版：WMS-III）（Wechsler, 1997）の使い方について論じる．我々は以下の下位検査に主眼を置いた．「論理的記憶IとII（Logical Memory I & II）」，「顔IとII（Faces I & II）」，「家族写真IとII（Family Pictures I & II）」，「対語連合IとII（Verbal Paired Associates I & II）」，そして「ワーキングメモリ」，「文字数字序列（Letter-Number Sequencing）」，「視覚性記憶範囲（Spatial Span）」である．すべての検査得点は評価点として記録する．力説しておかねばならないが，この検査では（他の記憶検査と同様に），患者がたとえ確信が持てなくても見当をつけるように強く促さなくてはならない．というのは，見当付けに対する罰則はないからである．一般に，"わかりません"という答えは，得点を下げ，解釈の妥当性に影響を及ぼす．

　このWMS-IIIの版では，それまでの版には見られなかった幾つかの新しい下位検査を導入している．新たな「論理的記憶」には，新規の物語に関する試行を通じて学習を検査する試行が追加されている．もう一つの新しい課題である「顔」は二者択一式で，患者は48の候補の中から，呈示された24の顔を認識しなくてはならない．「家族写真」は親戚も含め，患者に"日々"の情景を4つ想い出し説明するよう求める．「視覚性記憶範囲」では，空間的にランダムに配置された一連のブロックをたたく視覚的パターンを再現させる．「文字数字序列」は，数字と文字の混在リスト（徐々に長くなる）を想起させるもので，文字（アルファベット順）の次には数字（数順）というように，互い違いに再現させなくてはならない．

　WMS-IIIの「論理的記憶（LM）IとII」では，形式と採点手順に幾つか大きな変更が加えられた．第一の物語施行（物語A）はWMS-Rの物語Aとほとんど同じで，一つフレーズを変えただけであるが（"市庁舎ホール"を"警察署"に変えた），これは主に現代的な言語表現を使い，物語をより新しくさせるために行われた．しかし，物語Bは新規のもので，WMS-Rの物語Bとの類似点はない．

　また物語Bの施行手順も変更された．WMS-Rでは，2つの物語は再生能力（LM I）を評価するために冒頭に施行され，次いで遅延再生記憶（LM

Ⅱ）を評価するために30分後に再施行された．WMS-Ⅲでは，患者に両方の物語を施行した後，それぞれ再生するよう求めた．LMⅠの再生部分の直後に，物語Bの2回目を施行する．この手順を加えることで，言語的に呈示された概念素材に反復してさらされた結果として向上する反応を評価する学習勾配（learning slope）を算出することができる．WMS-ⅢのLMⅡは再認が加わったことを除いて，それまでの版で見られたものと同じ形式に従う．再認試行は有用である．というのは，患者を刺激した時，言語的に呈示した素材に関する遅延記憶についての情報をもたらし，さらに複雑な発語を産出する能力を課すことがほとんどない方法で，言語性遅延記憶の評価もできるからである．

　このような施行手順の変更に伴い，採点手順にもまた幾つか特記すべき変化があった．物語AとBの再生と遅延試行の採点では，検者は患者の発語表現から2つの要素を定量化しなくてはならない．つまり，物語の正確な要素を再現することと，主題となる要素を表現することである．正確な再現要素の採点は，採点基準をより明瞭で柔軟にする形で，前の版に変更が加えられた．主題要素の保持に関する採点（直後と遅延の両方）がこの下位検査に新たに加えられた．この得点はWMS-Ⅲの指標得点のいずれにも組み込まれてはいないが，年齢補正を受けた評価点がある．これらの評価点は，患者の反応が長い言語表現を産出する能力に大きく依存しないように，言語的に呈示された素材に関する記憶を評価するための別の方法を検者に提供する．さらに両方の採点技法を使うことで，検者は異なるレベルの複雑性と特異性をもつ記憶過程を評価する方法を得る．

　「対語連合（VPA）」検査の形式と意図に，幾つか明らかな変更が行われた．第Ⅲ版では，VPAⅠは反応次第で試行数が3から6に変動するのではなく，施行する試行数（4回）が決まっている．もう一つ特記すべき変更は，施行する項目の難易度である．WMSのどちらの版でも，各試行あたり8対の単語を施行する．改訂版（WMS-R）では，これら8対は容易に関連づけられる4対（例：赤ちゃん－泣く）と，普通は関連づけられない難しい関連4対（例：キャベツ－ペン）から構成されている．第Ⅲ版では8対の対語はすべて新しくなり，より難しい方の種類のみから構成されている．Wechsler（1997）は，難しい連合における反応は言語性記憶の他の尺度とより高い相関性があり，脳機能障害に非常に鋭敏性があることを示す研究に基

づいて，この変更を行ったと報告している．

　この下位検査を取り巻く信頼性のデータは，前の版からきわめて劇的に向上した．この下位検査の折半信頼性は，VPA I に関する平均相関係数が 0.60 から 0.92 に上がり，VPA II に関しては 0.40 から 0.86 まで上がった．このように折半信頼性が向上したことは，この下位検査に非常に大きな内的一貫性があることを示している．この劇的なレベル向上は，それぞれの試行に，たった 2 つしか異なる項目のタイプがないという事実によってほとんど説明がつくだろう．その代わり，すべての項目がより難しいタイプなので，同じ構成を評価するにはずっと適していそうである．この下位検査に関する再検査の信頼性は，前の版をしのぎ大幅な向上を見せている．信頼性の推定値の範囲は年齢集団次第だが 0.52-0.68（WMS-R）から 0.81-0.82（WMS-III）まで向上した．VPA II も同様の所見を示し，再検査の信頼性の範囲は年齢次第で 0.52-0.68（WMS-R）から 0.81-0.82（WMS-III）まで向上した．

　新しい施行と採点要素が加わったことで，新しい指標と複合的得点がもたらされた．「論理的記憶 I」の総再生得点は「即時記憶指標」の算出に関係する．この指標は視覚と言語を介するそれぞれ 2 種類の再生検査の結果からなっているので，指標得点もそれぞれのモダリティーごとに別々に見ることができる（聴覚性即時と視覚性即時）．「論理的記憶」と「対語連合」にまたがる得点の組み合わせは，これらの下位検査がどちらも言語的に呈示される素材に対する記憶尺度であるため，多くの指標を作るために使われる．どちらの下位検査も，最初の部分の再生得点には「聴覚性即時指標」が含まれる．どちらの総遅延再生も「聴覚性遅延指標」を形成し，それぞれの遅延再認部分からの得点は「聴覚性再認遅延指標」を算出するために用いられる．さらに，WMS-III には聴覚的処理の様々な側面を検査する複合的得点が幾つか加えられ，すべては「論理的記憶」と「対語連合」下位検査の様々な結果の側面を組み合わせることにより算出される．

　「顔 I」と「顔 II」を施行するためには，以下の検査素材が必要である．WMS-III の刺激冊子 1（顔 I），刺激冊子 2（顔 II），そして記録用紙である．検者は患者と向かい合わせに座らなくてはならない．下位検査はいずれの部分も，検査刺激がきちんと見えるように，該当する刺激冊子を患者の正面に置かなくてはならない．高齢による網膜変性症（黄斑部の病理学的変化によって生じ，色素沈着による斑点やその他の異常により特徴づけられる両眼

の中心視野の欠如)のような視覚障害がある患者には，刺激がきちんと見えるように顔の位置を調節するよう教示しなくてはならない．

「顔Ⅰ」の開始にあたって，検者は患者に次のように話す．「これから幾つかの顔写真を一回一枚ずつお見せします．それぞれの写真をよく見て，どのように見えるか覚えて下さい」．続いて，患者に24枚の顔をそれぞれ2秒間ずつ続けて見せ，その間にそれぞれの顔を覚えるよう口頭で促す(つまり，検者は「これを覚えて下さい」と言う)．次に，患者に次のような教示をする．「今度は，さらに何枚かの写真を一回一枚ずつお見せします．それぞれのページにある顔をよく見て下さい．もしその顔が，先ほど私が覚えて下さいと言ったものであれば『はい』と，そうでなければ『いいえ』と答えて下さい」．もし患者が課題を理解していなければ，検者は教示を繰り返したり言い換えても構わない．続いて，患者に48枚の顔写真を呈示し，それぞれの顔が覚えるよう言われたいずれかの顔なのか，それとも新規な顔(つまり，以前に呈示されていない)なのか同定するように求める．検者は患者の反応を記録用紙のY (yes)またはN (no)の2つの選択肢の1つに丸をつけて記録する．それぞれ正答は1点，誤答は0点である．48項目を施行した後，検者は患者に最初のグループの顔をなるべく覚えておくよう教示する(つまり，呈示された最初の24枚の顔である)．なぜなら，WMS-Ⅲの後半で，それらを同定するよう求めることになるからである．48項目を施行した後，再認の総得点(0から48点の幅)が算出される．

「顔Ⅱ」検査は，「顔Ⅰ」検査終了後25-30分経ってから施行しなくてはならない．下位検査は次のような教示で始める．「これからさらに何枚かの顔写真をお見せします．それぞれの顔をよく見て下さい．もしその顔が，私が先ほど覚えて下さいと言った顔であれば『はい』と，そうでなければ『いいえ』と答えて下さい」．もし患者が課題を理解していなければ，検者は教示を繰り返したり言い換えても構わない．続いて，患者に48枚の顔を連続して見せ，その写真が「顔Ⅰ」で覚えて下さいと言われたものかどうか述べるよう求める．検者は患者の反応を「顔Ⅰ」の説明と同じ方法で記録用紙に記入する．再認の総得点は正答数を一緒に加えて算出される(それぞれの正答は1点，誤答は0点)．したがって，得点幅は最低で0点，最高で48点となる．

カリフォルニア言語性学習検査（CVLT）
California Verbal Learning Test (CVLT)

　カリフォルニア言語性学習検査（CVLT）は，関連性はあるが群化されていない単語リスト（リストA）から構成され，5回の学習試行を呈示する．この5回の学習試行の直後，ディストラクター（おとり）である第二の単語リスト（リストB）を呈示する．リストBの自由再生の後，リストAの短期遅延自由再生，短期遅延手がかり再生，長期遅延自由再生，そして長期遅延手がかり再生の試行を呈示する．長期遅延自由再生と長期遅延手がかり再生の試行は20分の間隔を置いたのち施行するが，その間に非言語性の検査を行う．最後に，リストA単語の長期遅延再認の試行を1回呈示する．それぞれのリスト（つまりリストAとB）は16ヶの単語から構成されており，4種類の意味的カテゴリーそれぞれに4ヶの単語がある．単語は次に続く単語が同じ意味的カテゴリーに属することのないようにして，患者に読み上げられる．

　カリフォルニア言語性学習検査の採点は，手書きでもあるいはカリフォルニア言語性学習検査施行採点システムを用いて行ってもよい．しかし，採点を手作業で行うことは煩雑なので，このような目的のためには，カリフォルニア言語性学習検査の採点ソフトを用いることが勧められている．

改訂版ピーボディー絵画語彙検査（PPVT-R）
Peabody Picture Vocabulary Test-Revised (PPVT-R)

　改訂版ピーボディー絵画語彙検査（PPVT-R）は簡単な検査で，施行に10–20分しかかからない．一般に，全般的知的能力や認知障害のための手早く行えるスクリーニング検査として使われている．改訂版ピーボディー絵画語彙検査は，右半球の視覚刺激を左半球の単語知識と統合する能力を評価する．したがって，改訂版ピーボディー絵画語彙検査は，全般的な神経学的統合性あるいはより特殊なタイプの損傷に関係する複雑で多面的な能力を評価する（Kaufman, 1990）．

　初版と同様，改訂版（Dunn & Dunn, 1981）は個別に施行し，標準に準拠した語彙理解の検査である．LとMと呼ばれる2種類の形式が使えるこの検査は，5ヶの練習項目と，徐々に難しくなるように配列された175ヶの検

査項目から構成されている．それぞれの項目は白黒の明瞭な太線による4つの図案からなり，人種，民族，そして性のバランスをより適切にとるために，前の版からアップデートされた．

　改訂版ピーボディー絵画語彙検査は施行が非常に簡単で，それぞれの項目は多項選択式である．検者が刺激単語（物品，動作，概念）を呼称した後，患者は選択肢である4枚の写真の中から，単語の意味を最も適切に描いている1枚を選択する．患者は選択したい写真の番号を口頭で言う代わりに，選択した絵を指差してもよい．きわめて大きなハンディーを負った患者を検査する時のように，もしもこれらの反応スタイルのどちらも不可能なら，検者は「これですか？」と質問しながら，反応項目のそれぞれを指差しても構わない．その時に，患者は頷くかあるいは瞬きをするというような，事前に決めておいた合図によって答えればよい．

　検査は175ヶの項目からなるが，患者が答えなくてはいけないのは，自分なりの能力レベルに合った約40項目のみである．あまりに易し過ぎるまたは難し過ぎる項目は施行しない．出版元から出されている得点記録用紙には，患者に平均的能力があると考えられる場合の暦年齢用に，開始ポイントのガイドラインが載せられている．

　改訂版ピーボディー絵画語彙検査を成人に使う時の注意点を幾つか整理しておく．改訂版ピーボディー絵画語彙検査は，5028人のサンプルに基づき国民的に標準化された．その内訳は，4200人の子供と青少年，そして828人の19歳から40歳の成人である．子供と青少年のサンプルは，1970年のアメリカ国勢調査に一致させたが，成人の標準化サンプルはこのレベルにはとても及んでいない．Dun & Dun (1981) は成人のサンプルは職業に関してのみ国勢調査と完全に一致したと報告している．さらに，成人の標準を作るために形式Lのみが使われた．その上，成人に対する標準の対象は40歳止まりである．40歳を上回る人を評価する時は，標準得点は推定であるということを心得た上で，最も年齢の高いグループ（35歳0ヶ月から40歳11ヶ月）に対する標準が使われることもある．このような制約はあるが，改訂版ピーボディー絵画語彙検査は，信頼性，交替形式の信頼性，折半信頼性が高く，繰り返し行える優れた検査である．

線分定位検査
Test of Line Orientation

　この検査はBenton, Hannay, & Varney (1975) により作られ，5ヶの練習項目と30ヶの検査項目から構成されている．それぞれの項目について，患者に放射状に11分割された半円形に，画面と一致する一対の斜線からなる2組の解答を呈示する．2つの交替形式の検査があり，同じ項目を異なる順で呈示する．標準は16歳から74歳の成人と7歳から14歳の子供に対して有効である．年齢と性に関する得点補正が提供されている（Benton, Hamsher, Varney, & Spreen, 1983; Eslinger & Benton, 1983; Mittenberg, Seidenberg, O'Leary, & DiGiulio, 1989）．採点は単に正しい一致数に基づく．

　患者にそれぞれの項目を呈示し，半円状の中の分割されたどの放射状部分が項目と同じ傾きに一致するか尋ねる．検者は解答を記録する．これは簡単で客観的な検査であり，単純であるがゆえに採点の信頼性が高い．

ベンダー視覚運動ゲシュタルト検査（Bender）
Bender-Visual Motor Gestalt Test (Bender)

　ベンダー視覚運動ゲシュタルト検査（Bender）は非常によく知られた検査で，全9枚のカードがあり，それぞれ片面には幾何学的図形や図案が描かれ，反対の面は空白（検者がカードを整理する時に使う数字や文字は別として）になっている．さらに，患者は数枚の白紙と消しゴム付のHBの鉛筆を使う．

　検査施行はカードAから開始する．臨床家の中にはこの部分を単に例題として使うために選ぶ者もいるが，他の臨床家は採点の中に含める．臨床家は患者に自分の前にあるカード上の図形を，ただ見えたまま紙の上に模写するよう教示する．そのためには，カードは患者の真正面に置き，カードや紙を回転させようとする試みは止めさせなくてはならない．したがって，模写図形を回転させようとする逸脱があるなら，それは患者の知覚に起因するものであり，検査器具の傾きによるものではない．図形を正確に模写するという教示は与える唯一の教示であり，紙の上での図形の定位あるいは紙を1枚以上使うかについては，一切言及してはならない．このように説明はわずか

だが，臨床家は患者の意思決定，空間的傾向，時系列行為，などに関する手がかりを得る．

　カードを次々と患者に呈示し患者が図形を模写し終えるまで，どの図形も患者の視界に残しておく．臨床家の中にはそれぞれの図形を呈示した後，患者が描き始めるまでの時間とそれぞれを描き終えるまでの時間を記録する者もいる．前者は，患者が意思決定を行い，図形を模写するのに必要な手順を計画し決断する速度を表す．後者は，患者が図形を模写しようとする際，いかに精密さが求められ，そしてどの程度の易しさあるいは難しさがあるのかについて，何かしら示している．他の臨床家達は，カードを取り除いた直後あるいは少し遅延期間を置いた後に，患者に図形再生を求める記憶試行を検査に取り入れている．

　従来のものと同様，ベンダー視覚運動ゲシュタルト検査の採点法は多種多様だが，Hain (1963, 1964) の採点法が神経心理学的目的としては傑出している．というのは，それが健常者に対する脳損傷者の標準を表しているからである．15種類の異なるカテゴリーの誤りがあり，1つでも定められた誤りのタイプに該当する逸脱があれば，誤りを犯したとする必要条件を満たす．言い換えると，ペナルティーを科す誤りのタイプは全9カードに1回だけあればよく，同じ誤りのタイプが複数例あっても得点は増えない．誤りのタイプは器質性を示唆するレベルを基にして得点を割り当てる．保続，回転あるいは反転，さらに具体化の単独例は4点．角度の追加，線の分離，重複，そして歪みはそれぞれ3点である．装飾と部分的回転はそれぞれ2点．そして省略，図案1あるいは2の省略，分離，消し忘れ，終了，そして図Aにおける接点はそれぞれ1点である．得点は完全再現に対する0点から，15種類の誤りのタイプどれもが見られる場合に対する最高34点まで分布している．カットオフ得点を9で使うと，患者の80％を正確に同定できる (Lezak, 1995)．

改訂版ピーボディー個人学力検査 (PIAT-R)
Peabody Individual Achievement Test-Revised (PIAT-R)

　改訂版ピーボディー個人学力検査 (PIAT-R) は，初版にも見られた5つの下位検査と新しく加えられた6番目の下位検査 (書字表出) から構成されている．視覚性と言語性の両形式で下位検査項目を施行する3つの枠組みを

構成する検査キットが4冊付属しており，もちろん検査マニュアルには検査施行と採点，それに標準化データが載っている．

下位検査は施行順に次の通りである．

1. 一般的知識：この下位検査は個人の一般的知識の蓄積に関する評価を目的とする．項目は口頭で施行し，患者にも口頭で答えるよう求める．
2. 音読：この下位検査は基本的な音読の能力（つまり，音素性と弁別性）の評価を目的とする．患者に書字単語を呈示し，それぞれの単語を音読させる．得点は正確に発音された単語にのみ与える．
3. 読解：患者に単文が載っているページを見せ黙読させる．患者が単文を読み終えたと言ったら，4つの絵の選択肢が載っている次のページを見せる．そして，患者に単文の意味を最もよく表している絵を指差すよう求める．
4. 算数：患者に紙や鉛筆を使わせず暗算で算数計算をするよう求める．問題は口頭で施行し，視覚的な手がかりや情報はそれぞれの刺激ページの冒頭で与える．この下に4つの解答選択肢があり，そこから患者は適切な解答を選択する．
5. 綴り：検者は患者に単語を1つ読み聞かせて文の中で使ってみせ，それからまたその単語を読む．そして患者に刺激ページにある4つの選択肢から，その単語の正しい綴りを指差すよう求める．
6. 書字表出：この下位検査には患者の書字能力を評価する意図がある．検査は2つの部分に分けられる．レベルⅠは基本的な書字能力を評価するねらいがあるので，患者に口頭で呈示された文字や単語あるいは文を書き取るだけでなく，自分の名前を書くように求める．レベルⅡは第二段階あるいはそれ以上の段階にある患者に施行する．この項目には2枚の刺激絵画がある．そして患者に20分を与え，刺激絵画の中の風景についての物語を書くよう求める．患者の反応は書字手順，文法，そして句読点の使い方を基に定量化する．マニュアルに厳密な施行と採点の手順が詳述されている．

スタンダード・プログレシヴ・マトリシス（SPM）
Standard Progressive Matrices (SPM)

スタンダード・プログレシヴ・マトリシス（SPM：レーヴンマトリシスとしても知られている）は5セット（AからE）にグループ化された60項目から構成されている．それぞれの項目は，一部分が欠如したパターン問題一片と，一片だけ正答を含む6片から8片の解答候補からなる．患者は正答として選択したパターン片を指差すか（個別施行），あるいは解答用紙にその番号を書く（グループ施行）．施行時間は40から60分である．得点はパーセンテージに変換される．標準は6歳から65歳の幅で利用可能である．

レイ聴覚性言語学習検査（RAVLT）
Rey Auditory Verbal Learning Test (RAVLT)

レイ聴覚性言語学習検査（RAVLT）は，前身であるカリフォルニア言語性学習検査（California Verbal Learning Test: CVLT）と多くの共通点を持ち，5回の学習試行を呈示する無関連語リスト（リストA）から構成されている．これら5回の学習試行の直後，第二にディストラクター（おとり）単語リスト（リストB）を呈示する．このディストラクターリストの自由再生の後，短期遅延自由再生試行としてリストA単語を行う．長期保持は一般に30分後に評価する．この長期遅延再生試行を行った後，再認記憶試行を行う．第三のリスト（つまりリストC）は，リストAかリストBの呈示が中断や不適切な施行あるいは患者側の早過ぎる反応のいずれかによって損なわれるような場合に使える（Lezak, 1983）．各リスト（つまり，リストA，B，C）は意味的に無関連な15単語から構成されている．

検査を行うにあたり，検者は検査とその目的を説明する．検者は患者が教示を理解していると確信したら，リストAの刺激単語を1秒1単語の頻度で音読する．そのリストを終えたら，覚えた通りの順で患者に単語を復唱するよう求める．それぞれの反応を次のいずれかの復唱（R）として符号化する．もし患者に自己修正があれば（RC），もし患者が自ら単語を復唱したかどうか疑問に感じるが確信が持てなければ（RQ），もし単語が作話されたものであれば（EC），あるいはもし単語が音韻的あるいは意味的に関連のある誤りなら（EA）である．さらに，リストAからリストB再生への侵入（つまり

順向性干渉) は (A) と符号化し，そしてリスト B からリスト A 再生への侵入 (つまり逆向性干渉) を (B) と符号化する．同じ手順でリスト A を 5 回行う．

　リスト A 単語の 5 回目呈示後，検者は患者に，これから新しい単語リストを学習してもらいますと言って即時自由再生試行としてリスト B 項目を呈示する．これらはリスト A の試行 I と同じ方法で呈示される．リスト B の再生が終了したら，患者に最初のリスト (つまりリスト A) からできるだけたくさんの単語を再生するよう求める．

　リスト A 単語の短期遅延自由再生試行に続いて，30 分後に長期保持を検査する．それまでの 30 分間，他の言語的素材からの干渉を最小にするために，患者には非言語性課題を行わせることが勧められている．

　レイ聴覚性言語学習検査の各試行の得点は，単に正確に再生した単語数である．総得点 (つまり試行 1-5 の合計) を算出することもでき，5 試行それぞれの正確な再生単語数を基に学習曲線を描くことができる．さらに，最初の試行後に学習した単語数 (ある試行の最高得点から試行 1 の得点を引いたもの)，干渉試行によって忘却した単語数 (試行 5 から試行 7 を引く)，忘却単語のパーセンテージ (忘却単語数を試行 5 の得点で割る)，そして誤りの数とタイプを算出することができる．Rey (1964) は成人，青少年，子供に対し，試行 1-5 の標準を提供している．Savage & Gouvier (1992) は，30 分の遅延再生，遅延再生における誤り，そして年齢幅 10 代後半から 70 代までの 134 人の健常被検者に物語形式を用いた再認に関する標準を提供している．

時計描画検査 (CDT)
Clock Drawing Test (CDT)

　時計描画検査 (CDT) は紙と鉛筆で行う検査である．時計描画検査には幾つかの施行方法がある (Brodaty & Moore, 1997)．Shulman の方法 (Shulman et al., 1993) では，患者にあらかじめ円が 1 つ描かれた紙片を見せ，時計の文字盤の数字を書き入れさせる．さらに 11 時 10 分に時計の針を合わさせる．時計描画検査の採点幅は 1 点から 6 点で，完全な時計を 1 点とし，軽度の視空間の誤りを示す時は 2 点，特定の時間の表示に誤りを示す時は 3 点，中等度の視空間の構成障害を示す時は 4 点，重度の視空間の構成障害を示す

時は5点，時計が理にかなった描画をなしていない時は6点とする．

　Sunderland の方法（1989）では，患者にすべての数字とその上に2:45を示す針を加えた時計を描かせる．この方法はあらかじめ描かれた円を呈示するのとは対照的に，患者に円を描かせる．得点は次のようになる．針が正確な位置にある時は10点，針の位置が著しくずれている時は7点，数字の配置が大きく歪んでいる時は4点，試みが認められないまたは意味不明の試みは1点とする．

　Wolf-Klein の方法（Brodaty & Moore, 1997）では，患者にあらかじめ描かれた円の上に時計を描くよう求めるだけである．この施行方法では時刻の設定は評価しない．採点システムは数字の空間配置に関係している．つまり，10点は正常，7点は非常に不適切な配置，4点は反時計回りの配置，そして1点は無関係な図形である．Brodaty & Moore（1997）は，Shulmanの方法が最も行いやすく信頼性があることを明らかにした．

ベントン視覚記銘検査（BVRT）
Benton Visual Retention Test (BVRT)

　ベントン視覚記銘検査（BVRT）は，幾何学的図案が描かれた10枚のカードが3セット付属する刺激冊子から構成されている．10枚のカードそれぞれのセットは交替形式の検査である．施行形式により，患者はカードを見ながら図案を模写するか，あるいは呈示直後または15秒遅延の後に記憶を頼りに図案を再現する．ベントン視覚記銘検査の3つの交替形式は以下に述べる4つの方法のいずれかによって施行する．どの交替形式も，いずれかの施行方法といずれかの手順を使って呈示する．多くのカードには1つ以上の図形が描かれており，ほとんどが半側無視に鋭敏な3つの図形からなる図案である．

　すべての施行で，患者に10枚の白紙と消しゴム付の鉛筆を渡す．消しても修正してもよい．施行にはストップウォッチか，秒針のついた時計が必要である．図案は机の表面から約60度の角度で呈示し，机の上に平らに置いてはならない．

　施行Aでは，これから患者に1つかそれ以上の図形が描かれたカードを見せるので10秒間で覚えるよう説明する．カードが取り除かれたら，患者はできる限り正確に図形を描く．検者は何も言わずにカードを呈示するが，

最初のカードに2つの中心図形に加えて小さな周辺図形が1つある形式Ⅲは例外である．検者は，呈示されるすべてを描くようにという注意をしてからこのカードを見せなくてはならない．もし患者が形式Ⅲの再現で小さな周辺図形を省略するようであれば，次のカードでもこの注意を繰り返す．

　施行Bも施行Aと同じであるが，唯一異なる点は，患者がそれぞれの図案を5秒間だけ見て，その直後に記憶を頼りに図案を再現することである．施行Cは模写課題で，患者はそれぞれの図案を見ながら再現する．これは患者の描画能力の質を評価するためと，患者を3図案の形式に慣れさせるために，最初に施行することが多い．

　施行Dでは，患者はそれぞれの図案を10秒間見てから15秒遅延の後，図案を再現する．遅延間隔が終わる前に患者が描き始めることのないように，紙と鉛筆は検査の最初ではなくそれぞれの遅延間隔の終わる時に手渡さなくてはならない．患者がそれぞれの図案を描き終えたら，描いた紙と鉛筆の両方を片付ける．

　誤りの数だけではなく，正確な図案の数を採点する．正答数得点は全か無かの基準で決まる．もし再現されたものに誤りが何もなければ，正確であるとして採点し1点を与える．もし何らかの誤りがあれば，0点である．検査のどの交替形式（10図案）に対する正答数得点も，0点から10点の範囲である．

　誤答数得点は次の6つの誤りカテゴリーから構成されている．省略，歪み，保続，回転，置き違い，そして大きさの誤りである．これらのカテゴリーの中に，56種類の特定の誤りタイプがある．誤答数得点は広範囲に及ぶが，典型例は一般に24種類もない（Benton, 1974）．誤りに対する採点システムは，習得するには複雑だが比較的簡単に使える．ひとたび採点システムを習得してしまえば，それぞれの検査形式はおよそ5分で採点できる．

　この検査の採点基準は，誤差の幅を広めに認めている．というのは，この検査には患者の描画能力よりも，視覚的印象の保持力を測定する意図があるからである．たとえば，検者は図案にある個々の図形相互の相対的な大きさほどは，全体の再現の大きさにあまり関心を持たない．

　誤りは以下のカテゴリーに従って採点する．

1. 省略の誤りは，図案のいずれか一つの図形の省略でも成立する．これ

らの誤りは省略された図形の重要性，図形の配置（右か左か），そして刺激にはなかった図形が加えられていないかによって符号化する．

2. 歪みは不正確な再現として定義され，歪んだ図形の重要性，配置（右か左か），置換（たとえば三角の代わりに四角），あるいは省略や付加，あるいは図形内部の細部の置き違えによって符号化する．
3. 保続とは，先行の刺激図案からの図形の再現である置換または付加であるか，あるいは図案の中の周辺図形や中心図形を，同じ図案の中にある中心図形と同じに描く時のことである．しかし，もし中心図形が同じ図案の中にある周辺図形の保続のように見えても，保続としては記録しない．なぜなら，この場合は歪みとして採点するからである．さらに，保続を採点する時は，同じ図形に対して他のタイプの置換，付加，あるいは回転の誤りは記録しない．
4. 回転は図形が回転する程度を基に採点し，図案の中のどの図形が回転するかに従って符号化する．
5. 置き違いは，図案の図形間での空間的関係の歪みを表す．置き違いはそれぞれのカードに対して1つだけ採点する．
6. 大きさの誤りは，同じ図案にある他の図形と比較した図形の大きさの歪みを表している．

ウィスコンシンカード分類検査（WCST）
Wisconsin Card Sorting Test (WCST)

標準的なウィスコンシンカード分類検査（WCST）は，4種類の刺激カードと2組の反応カードから構成されている．刺激カードは，1つの赤い三角，2つの緑の星，3つの黄色い十字，そして4つの青い円から構成されている．2組の反応カードはそれぞれ64枚のカードからなり，合計で128枚，それぞれのカードには，形（円，四角，三角，十字），色（赤，緑，青，黄），そして数（1つ，2つ，3つ，4つ）の様々な特徴の幾何学的な図形が描かれている．各組64枚のカードは唯一無二のもので，色，形，数の組み合わせのすべてがある．

患者にそれぞれ64枚の反応セット2組すべてから，連続して呈示される各カードを4枚の刺激カードの1枚とマッチさせるよう教示する．この検査は患者自身に現在の分類原則を決めさせ，検査が手作業で行われる時には

"正しいです"または"違います"という検者からのフィードバックのみを，あるいは検査が自動化されている時にはコンピューターのフィードバック音のみを頼りに，3つの特徴（色，形，数）のうちの一つに従ってカードを分類するよう求める．患者は分類のための方略ないしは方法については知らされない．しかし，仮説を立て反応パターンを調節するために，検者からのフィードバックを役立てなくてはならない．

連続する10枚のカードすべてを患者が正しく分類するごとに，検者は基準あるいは分類原則（色，形，数）を変える．患者は検者からの正誤に関するフィードバックのみを手がかりに，新しい分類方略へ移行しなくてはならない．検査は最初の分類原則として色で始め，形，そして数へと変え，色に戻る．検査は患者が10回の正しい配置を6行程成功させた時に終わる．

ウィスコンシンカード分類検査に関する様々な得点が報告されており，成功の尺度，保続傾向，非保続性の誤りに関する得点，そして概念能力と学習効果の尺度がある．手作業のウィスコンシンカード分類検査は誤答をすべて丸で囲んで採点する．そして，誤答の総数，正答の総数，そして達成した（0から6）カテゴリー総数（それぞれの基準で10回連続正答する）を合計する．次に，保続反応を同定する．保続反応は前の基準に従えば正答となるものと定義される．保続反応に対する採点ルールは数多く複雑で，慎重に臨まなければならない．他の採点基準としては"非保続的誤り"と"保続的誤りのパーセント"がある．これら後者の得点は，基本的な保続得点ほど役には立たないようである．

概念構成には2つの尺度がある．一つは"最初のカテゴリーを達成するための試行"数，もう一つは"概念レベル反応のパーセント"得点である．最後に得られる得点は，"構えの維持の失敗"と"学習の習得"である．

パーデュー・ペグボード検査
Purdue Pegboard Test

パーデュー・ペグボードは平行に2列の穴の開いたボードからなり，患者はその穴に円筒形の金属性のピン（ペグ）を置く．各列には25ヶの穴がある．ボードの一番上には4つのカップがあり，その中に釘や他の道具の部品類が入れてある．ペグはボードの右端と左端のカップに入れてある．中央の2つのカップにはナット，そして座金が入れてある．検査は全部で4回試行

する．はじめの3回はいずれも30秒間で行う．いずれの試行中も，患者はボード上の穴にできるだけたくさんのペグを置く．最初の試行では，患者に穴にペグを入れる時は利き手だけを使うように求める．2回目の試行は非利き手で検査し，3回目の試行は両手で行う．4回目の試行には60秒かける．4回目の試行中に，患者には両手を使って，ペグ1ヶ，座金1ヶ，ナット1ヶ，さらにもう1ヶの座金で構成される部品を組み立て，ボードに置くように求める．

　検査施行は，4試行それぞれのデモンストレーションで始める．そして，患者が各試行で要求されていることを理解していると検者が確信を持つまで，患者には各試行の練習を許可する．一般的には，4回の試行とも1回ずつの練習ですむ．最初の試行は利き手を使って行い，2回目の試行は非利き手で，そして3回目の試行は左右の手を同時に使って行う．右手で検査をする時，患者にできるだけ速く右端のカップからペグを選び，右側の列に置くように求める．患者に一番上から開始し，どの穴も飛ばすことなく下へ降りて行くように言う．試行は30秒で終了する．同じ手順で左手でも行う．3回目の試行の前に両列からペグを取り除く．3回目の試行では両手を同時に使う．患者はそれぞれの手と同じ側にあるカップからペグを選び，それぞれの側の列に置く．今回も患者は各列の一番上から開始し，30秒間で下まで降りてくる．その後，ペグを取り除く．

　4回目の試行は組み立て試行であり，やはり両手を使う必要がある．この試行で患者には，部品を組み立てるために第一の手でペグを取り上げ，第二の手で座金を取り上げ，第一の手でナットを取り上げる，などの連続的な交互動作で両手を使うよう求める．患者は部品を組み立てたらボードに置き，60秒の時間制限内にできる限り速くこの一連の動作を繰り返す．

　実用上，多くは検査のはじめの2試行のみ施行し採点する．4試行すべてを施行する時は，4試行それぞれに対する得点をだす．30秒間で穴に置いたペグの数が，最初の2回の試行それぞれに対する得点である．両手を使って行う3回目の試行の得点はボードに置かれたペグの対の総数である．4回目の試行の得点は組み立て部品の総数である．これらの得点を適切な標準化母集団の平均得点と比較する．この尺度で練習効果が認められてきたことは注目すべきことである．練習効果は高齢の母集団と比較して，若年の母集団（25歳から33歳までの範囲）の方が大きい．

レイ複雑図形検査（CFT）
Rey Complex Figure Test (CFT)

　レイ複雑図形検査（CFT）は，簡単には言語的に符号化できない複雑な図形を患者に直接模写させ，さらに記憶を頼りに描画するよう求める．この検査は，ベンダーゲシュタルト検査あるいはベントン視覚記銘検査のような，より簡単な描画検査よりも，高い描画能力と記憶力を必要とする．レイ複雑図形検査を施行するために，検者は図形のコピーと3枚の白紙を用意する．この検査の最初の項目は，模写相（Copy Phase）と呼ばれる．この相では，検者は患者の正面に1枚の白紙を置き，刺激用紙（図形が描かれている）をすぐ上方に置く．検査中，検者は患者にどちらの紙も回転させてはならず，また時間をおいて再試行する予定であることについて，ほのめかすようなことを言ってはならない．次に患者に白紙に図形を模写するよう求める．図形の模写に時間制限は設けない．患者が終えたら，刺激用紙と解答用紙を取り除き，残りの検査時間の最中は見えない場所に置く．

　模写相を終えてから約3分後に即時再生相（Immediate Recall phase）の検査を施行する．しかし，30秒後にすぐ模写相を施行しても，結果には有意な影響を及ぼさないことが示されている（Meyers & Meyers, 1995）．検者は患者の正面に白紙を置き，患者に記憶を頼りに，できるだけ上手く図案を描くよう求める．やはり時間制限はなく，終わり次第，解答用紙を取り除く．最後に施行する相は遅延再生相（Delayed Recall phase）で，即時再生相と同じ形式に従って施行する．患者に記憶を頼りに図形を再現するよう求める．この遅延再施行は，一般には最初の施行の30分後に行う．しかし，即時再生相と遅延再生相の間の時間間隔を様々に変えても（15分，30分，あるいは40分），得点へは顕著な影響を及ぼさないことが所見から示されている．しかし，即時再生相を省略すると，遅延再生相の結果に顕著な影響を及ぼすことがわかってきた（Meyers et al., 1995）．これはおそらく付加的な強化試行が省略されたためであろう．

　もし検者が質的分析のために患者が用いる方略について洞察を深めたいと思うなら，さらに施行手順を加えることが推奨されてきた．これを行うための一つの簡単な方法は，それぞれの描画セクションを終えた後に，患者に異なる色の鉛筆かペンを使わせることである．この手順を用いる時，検者は何

色の鉛筆を患者に渡したかの順番を記録しておかなくてはならない．このことは，患者が描画を再現する順番の記録を残すと同時に，患者が様々な図形の項目を再生し再現する順番への見通しをさらに検者に与える．他にも反応の順序を記録する方法が勧められている．

　レイ複雑図形検査を使うために，幾つかの採点手順が作られている (Denman, 1984; Hamby, Wilkins, & Barry, 1993; Kaplan, 1993; Lezak, 1995)．Rey & Osterrieth (Lezak, 1995からの引用) が作成した18点採点システムについてはこの項目でも詳しく論じているが，主に研究領域や臨床の現場で使われる採点方法である．レイ・オステリッチ採点法には18ヶの独立した採点基準がある．それぞれが図形要素の有無を検討する．これら18ヶの要素それぞれに対して，手がかりとなる要素の言語的説明と視覚的描写が提供されている (Taylor, 1959; Lezak, 1995)．これらの手がかり要素のそれぞれは別々に検討され，得点は2, 1, 0.5, あるいは0で採点される．それぞれの要素を調べる際に検者が最初に検討することは，問題のその要素が"正確"かどうかである．ある要素を正確と見なすためには，全体が再現されており，歪みがなく容易に認識でき，完全でなくてはならない．もしこれらの基準を満たし，同じくその図形の要素との関係において適切な位置に置かれているなら，その時，患者は得点として2点を獲得する．もし正確な反応としての基準は満たすが位置が不適切なら，1点だけ与えられる．もし手がかりとなる要素が歪むか不完全だが，それでもその要素を再現しようとする試みがあると検者が認めるのであれば，患者に部分的な評価を与える場合もある．もし歪みあるいは不完全な要素が認められるが適切な位置にあるなら，検者は1点を与える．もし要素が拙劣または不適切な位置にあるなら，0.5点を与える．

　検者はこのような方法で18ヶの手がかりとなる要素それぞれを評価する．患者が採点された要素のそれぞれで0から2点を得ると，総得点はそれぞれの検査相について0点から36点の範囲になる．Rey-OsterriethとTailorの複雑図形に関する手がかり採点要素のリストが，Taylor (1969) とLezak (1995) の二人によって提供されている．ひとたび検査の模写相と再生相の素点が算出されれば，パーセンタイル得点が標準化データから得られる．標準化データの資料はLezak (1995)，Osterrieth (1944)，Taylor (1969)，そしてSpreen & Strauss (1991) から入手できる．

標準的な18点の採点手順では，側頭葉性てんかんのある患者についての半球との関連性を識別することができないという知見に基づき，Loring, Lee, & Meador (1988) は，この目的のために11点の採点システムを作成した．この採点システムは，前述の採点手順に準拠している．

ストループ色彩単語検査
Stroop Color and Word Test

この検査は3ページから構成されている．最初のページはランダムな順で繰り返される黒インクで印字された色名リスト（たとえば，赤，緑，青）である．2ページ目は，最初のページの色名と同じ色のインクで印字された無意味パターン（XXXX）からなる．3ページ目は，インクの色と文字が一致しないような方法で，色インクで印字された1ページ目の色名から構成されている．したがって，このページには緑または青インクで印字された「赤」という単語，緑または赤インクで印字された「青」という単語，そして青または赤インクで印字された「緑」という単語が含まれている．すべてのケースで，項目のパターンはランダムであるが，同じ単語や色が連続して呈示されることはない．どのページも，一般的には100項目で構成されている．この検査には幾つもの版があり，このような特性から外れる場合もあるが，すべて同じ共通する形式をとっている．

検査は2種類の方法で施行され，同じ情報が提供される．よく使われる方法は，患者がそれぞれのページから45秒でどれだけ多くの項目を音読することができるかを測定するものである．最初のページで患者に「止めと言われるまで，できる限り速くたくさんの単語を読んで下さい」と教示する．2ページ目も同様に，患者に「できる限り速くたくさんの色名を言って下さい」と教示する．3ページ目では，患者に「今度のページには，2ページ目の色で1ページ目の単語が印字されていますが，単語と色は一致していません．どの項目も，あなたは単語を気にせず単語を印字しているインクの色名だけを言って下さい．たとえば，最初の項目は「赤」という文字が青色で印字されています．あなたの答えはインクの色なので，答えは青になるはずです．よろしいですね，私が止めと言うまで，できる限り速くたくさんの色名を言って下さい」と言う．

どのページも，検者は"始め"と言って時間を計り始める．45秒で患者

に止めるように言い，その間に正答した項目の数を記録する．もし患者が検査中に何らかの誤りを犯したら中止し，項目を読み直すように言う．項目を正確に同定するための延長時間に対してはペナルティーが科せられるので，誤答を数える必要はない（それでも，検査の使用者の中には訂正回数を記録する人がいる）．

　もう一つの施行も全般的に同じ教示だが，この場合，患者は全100項目を同定するよう促され，できた項目数ではなく100項目までに要した時間を記録する．この方法の欠点はより長い時間がかかることで，特に読みの遅いあるいは障害のある患者の場合，最後のページを終えるまでに10分ないしはそれ以上かかることもある．

　どの方法で得られる結果も，項目あたりの時間尺度に変換されるが，これも本質的には方法が異なっても同じである．Golden (1978) は，45秒間でできる項目数に対する偏差値を出している．次の3つの基本得点が検査により得られる．すなわち単語（ページ1について45秒間で終えた項目数），色（ページ2について45秒間で同定した色数），そして色 – 単語（ページ3について45秒間で同定した色数）である．

　多くの研究者が，色名呼称の過程における単語音読の全般的な干渉を測定する，推測的干渉得点 (calculated Interference scores) を使うことを提唱している．干渉得点を算出する最適な方法に関しては幾つか見解がある．Golden (1978) によれば，2つの方法が最も頻繁に用いられている．第一の方法は，単に色 – 単語得点から色得点を減じるもので，その差が干渉による低下を表す．この方法の弱点は，単語音読が及ぼす影響の強さを考慮に入れていないことである．単語の音読能力が高くなるほど，色名呼称にいっそう干渉することが予想される．結果として，単語音読に非常に強い者は，そうではないのに異常な干渉を見せるという誤った解釈をされることが多い．

　第二の方法は，色と単語の得点から推測される色 – 単語得点を導き出すための公式を使うことである．この推測得点を実際の得点から減じる．得点がマイナスとなれば推測された結果より低いことを表し（干渉がより大きいことを示す），得点がプラスとなれば推測された結果より良好な（そして干渉がより小さい）ことを示唆する．推測される色 – 単語得点を推測する公式は，（色×単語）/（色＋単語）である．第二の方法は解釈と理解がより易しいので一般に好まれる傾向があり，この後の説明でも使われている．検査の標

準は Golden (1978) に見ることができよう．

ボストン呼称検査（BNT）
Boston Naming Test (BNT)

　ボストン呼称検査（BNT）は Kaplan et al. (1983) により考案され，その名の通り，物品の絵を視覚的に呈示した後の，患者の物品呼称能力を検査することを意図している．刺激は60ヶの物品の線画で，その名称は簡単な高使用頻度語（たとえば"木"）から低使用頻度語（たとえば"算盤"）まで及ぶ．絵が描かれているカードは一度に一枚ずつ患者に呈示される．もし患者が20秒以内にその物品の絵を呼称すれば，その項目は正答である．成人の場合，呈示される最初のカードは30番目のカード（ハーモニカ）である．もしいずれか8項目に連続して誤りを生じた場合は，検査を29番目の項目から遡って8項目連続して正答するまで続ける．この基準を満たすことができたら，検査は再び順方向に患者が6回連続して誤るまで進める．

　ボストン呼称検査では，患者に2つのタイプの手がかりを与えて施行することが許されている．第一に，患者がカードの絵を誤って認知していることが明らかな場合，患者にその絵は今言ったものとは違う何かを表していることを知らせる．たとえば，もし患者にハーモニカの絵を呈示した時，彼がそれは建物の絵だと言うなら，意味的な"手がかり刺激"を与え，それは楽器の絵だと教える．もし意味的手がかりを与えた後に，患者が20秒以内でその項目を正確に同定するなら正答として評価し，意味的手がかりを与えたことを記録しておく．第二のタイプの手がかりは，患者が20秒以内に絵を正確に同定することができない時には，いつでも与える．この"音韻的手がかり"は，患者に物品の名称の語頭音を言うことである．たとえば，もし患者がマッシュルームを呼称できないのならば，彼にそれは"マ"という音で始まるのだと言う．その時の患者の反応は，音韻的手がかりを伴った正しいものであろうと間違いであろうと記録するが，評価はしない．この検査の標準は検査マニュアルで提供されている．

統制発語連合検査（COWAT）
Controlled Oral Word Association Test (COWAT)

　統制発語連合検査（COWAT）は，与えられた文字で始まる，あるいは与

えられたカテゴリーに属する単語を，制限時間内に自発的に産出する能力を評価する．簡単に言えば，この検査は与えられたアルファベット文字で始まる単語を，固有名詞と接尾辞が異なるだけの同一単語は除いて，1分間に思いつくままできるだけたくさん想起するよう，患者に教示して施行する．最も一般に用いられる文字はFASであるが，CFLやPRWも代わりによく用いられる．通常は，文字に加えられるが文字の代わりとすることもできる交替検査は，単語を想起するために必要なカテゴリーを使うことである．たとえば，患者に1分間でできるだけたくさんの果物や野菜あるいは動物の名前を挙げるよう教示する．しかし，カテゴリーによる交替検査は文字版とは多少異なると考えられている．なぜなら，その概念カテゴリーに固有の手がかりによって患者がよどみなく概念カテゴリーを導き出せる結果になることもあるからである．ここでのこの基本概念は，概念カテゴリーが語性連合をより活性化させるので，適切な反応へのアクセスをいっそう容易にしてしまうということである．

視覚形態識別検査（VFDT）

Visual Form Discrimination Test (VFDT)

　視覚形態識別検査（VFDT）は，一次元図案に関する16項目の多項選択式の視覚性認知検査である（Lezak, 1995）．それぞれの項目は，患者に向けて45度の角度で呈示されるターゲット図案1つが描かれたカード1枚と，机上のターゲット下方に平らに置かれた4つの図案が描かれた1枚の多項選択式カードからなる．ターゲット項目に関して，8項目では1つの周辺図形が2つの中心図形の右に現れ，もう8項目では中心図形の左に現れる．それぞれの多項選択項目には正確な図案と3つの不正確な図案があり，その中には周辺図形の置き違いあるいは回転，中心図形のうち1つの回転，あるいは別の中心図形の歪みのいずれかが含まれている（Benton, Sivan, Hamsher, Varney, & Spreen, 1994）．

　Benton et al.（1994）によると，施行手順は次の通りである．2つある冒頭のデモンストレーション項目の一番目から始め，検者はターゲットとなる図案を指差して，「この図案が見えますか？ここにある4つの図案の中からこれと同じものを見つけて下さい」と（多項選択式カードを指差しながら）尋ねる．次に検者は「どれですか，示して下さい」と求める．患者はターゲッ

ト図案に一致する多項選択式カード上にふられた図案の番号を指差すか，あるいは読み上げるかのいずれかにより正答を示すことができる．もし患者がいずれかのデモンストレーション項目に失敗したら，検者は患者に正しい図案を見せ，別の選択肢における誤りを示し，また検査を続ける．もし両方のデモンストレーション項目ができたら，検者はそれ以上の教示を与えずに検査の残りの部分を続ける．検査施行に時間制限はないが，もし30秒たっても反応がなければ，検者は「どれが同じだと思いますか．一番よさそうなものはどれでしょうか」と言う．採点は次のような3ポイントシステムに基づく．完全な正答に対しては2点，周辺図形の誤りには1点，そして中心図形の回転や歪みには0点である（Lezak, 1995）．

フーパー視覚構成検査（HVOT）
Hooper Visual Organization Test (HVOT)

フーパー視覚構成検査（HVOT）は，精神病院で器質的に脳に疾患がある患者を同定するために考案された（Hooper, 1958）．検査は4インチ×4インチ（1 inch ≒ 2.54 cm）のカードに描かれた，簡単に認識できる対象の絵画30枚から構成されている．それぞれの対象は2つかそれ以上の部分に切り分けられ，再度組み合わされている．患者には，それがもし一つにまとめられたらどんな対象になるか呼称するよう教示する．患者は口頭で対象名を言ってもよいし（個別に呈示される場合），あるいは検査冊子の定められた欄に対象名を書いてもよい（集団で行われる場合）．30項目すべてを施行する．しかし，Wetzel & Murphy (1991) は続けて5項目誤った後に検査の継続を中止しても，この検査の採点に顕著な変化はないことを見出した．採点幅は0点から30点である．施行に要する時間はおよそ10-15分である．

ルリア・ネブラスカ神経心理学バッテリー（LNNB）
Luria-Nebraska Neuropsychological Battery (LNNB)

ルリア・ネブラスカ神経心理学バッテリー（LNNB）は，A.R. Luriaの技法により生み出された質的情報と，伝統的なアメリカの心理測定法とを統合する方法である．この混合アプローチは，両者の重要な伝統的要素を取り入れている．この検査は，伝統的な心理測定手段では簡単には行えない，患者についての多くの重要な質的観察と，非常に特異的な障害を識別する機会を

臨床家に提供するだけではなく，強力な心理測定基盤を持つことが解っている．この検査バッテリー自体は簡便で3時間かからずに総合的な評価ができ，時間に限りがある状況や，長時間に及ぶ検査に応じるには能力に限界のある障害を持つ患者に使うには実用的である．

　ルリア・ネブラスカ神経心理学バッテリーはLuriaの評価スタイルを枠組みとして，客観的な採点システムと標準的施行手順を加えて提供されている．この構造はあらゆる患者に行え，客観的かつ信頼性ある方法で採点でき，そして異なる母集団間の体系的な影響を評価できる項目の基盤を提供する．同時に，Luriaの質的かつ柔軟的施行はこの枠組みに基づいて保持され心理測定的な研究の手段となる一方で，同時に純粋に臨床的で印象に基づく方法としても使われる．

　この両目的を達成するためには，慎重に検査の施行法を修正する必要があった．第一に，患者が教示を理解していることを臨床家が確信を持てるよう，項目の教示は柔軟性のあるものに作られた．多くの"標準化された"教示の場合，患者は課題の要求を理解できないために誤りを犯す．ルリア・ネブラスカ神経心理学バッテリーでは，教示の言い換えや繰り返し，患者の質問に答えること，そして患者に何を要求されているのかを確実に理解してもらうために例を挙げて見せることを許している．同時にこのコミュニケーション過程で，患者の情報の流れが蓄積される．たとえば，もしも患者が例だけしか学習しない，あるいは急速に教示を忘れ頻繁に繰り返しが必要となるなら，患者の状態と学習スタイルに直接関係する情報が入手される．検査を通して，このコミュニケーション過程へ注意を払うことは，患者を正確に診断し記述する上で役立つ．

　第二に，"限界試験"の手順は，評価を通して行うことが勧められる．このような手順が項目自体の中に組み込まれている検査構造のため，検査構造が標準得点の妥当性に影響を及ぼすことなく，臨床家はこれらの手順を加えることができる．この柔軟性の重要な点は，採点と患者の反応の基盤をなすメカニズムを強調することにある．どの検査のどの項目も，単純性の如何とは関係なく，様々な理由から誤ることがあり得る．患者の状態の十分な理解は，患者の誤りを理解することのみから得られる．

　さらに，検査を通じての質的観察が勧められる．このような観察は，"なぜ"ある項目を間違ったのかという問題に焦点をあてるだけでなく，検査を

通しての項目間の行動にも焦点をあてる．このような視点転換の必要性と性質は，どの項目でも得点化はされないが評価の重要な一部になる．伝統的な検査では，患者の誤りは注意過程というよりむしろ，項目内容についての間違った解釈であることが多い．臨床家の検査過程への関わりを通して，ルリア・ネブラスカ神経心理学バッテリーは，覚醒，注意，集中，感情，欲求不満，動機，そして疲労のような条件から項目の内容的問題を区別する．

最後に，ルリア・ネブラスカ神経心理学バッテリーが重要視しているのは，患者の最適な反応を得ることである．多くの伝統的な検査は，最小限のフィードバック，過度の検査回数，教示の誤解，そして他の同様の特徴を通して，脳損傷患者の最適とは言えない反応を助長している．このような手順は脳損傷患者と健常者間の差を最大にし"ヒット率"を上げはするが，脳損傷患者間の個々の差を縮小させてしまう．このような検査の多くは，患者の障害を最大限に露呈するに終わっているようである．

ルリア・ネブラスカ神経心理学バッテリーIIは，12の基本尺度に体系化された279項目から構成されている（Golden, Purisch, & Hammeke, 1985）．多くの項目に複数の下位パートがあるので，検査の実際の手順数はおよそ1000である．ルリア・ネブラスカ神経心理学バッテリーの尺度は，同じ手順あるいは質問を異なる難易度では繰り返し求めないので非伝統的である．ルリア・ネブラスカ神経心理学バッテリーの目的は，個人を"平均"あるいは"優れている"として階層化することではなく，すべての複雑な行動の基盤にある基本的な機能に目を向けることにある．それぞれの尺度は行動の異なる側面を検査するために体系化されており，その中でそれぞれの領域が評価される．項目は様々な形で互いに異なるが，すべて"記憶機能"または"言語機能"のように共通するテーマを持っている．12尺度は次の通りである．運動，リズム，触覚，視覚，受容性言語，表出性言語，書字，音読，算数，記憶，知能，そして中期記憶である．

■項目採点■
Item Scoring

ルリア・ネブラスカ神経心理学検査バッテリーのすべての項目は，0点（正常反応を示す），1点（ボーダーライン上の反応），2点（異常反応）のいずれかに採点される．正か誤としてのみ採点可能な項目は，0点は正答を表し2点は誤答を表す．反応数を数える必要のある項目（たとえば，運動速度

項目）は，素点を検査フォームにある標準を使って0点，1点，あるいは2点に変換する．この共通採点手順を使うと，統計的で臨床的な項目間の比較が可能となる．

■尺度採点■
Scale Scoring

各尺度は，それぞれの項目の0，1，2点の得点合計によって採点される．総素点は検査フォームにある表を使って偏差値に変換する．偏差値は平均を50，標準偏差を10とする．高得点ほど結果の悪いことを表している．これらの得点は棄却レベル（CL）と呼ばれるカットオフ値を参照することにより，正常または障害に分類する．棄却レベルは検査フォームにある表を用いて，患者の年齢と教育によって個人ごとに決定する．カットオフを上回る得点は障害のある反応と考えられる．平均カットオフは60であるが，患者の年齢と教育によって50から70以上まで幅がある．

■質的採点■
Qualitative Scoring

項目と尺度採点に加え，ルリア・ネブラスカ神経心理学バッテリーには60の質的採点カテゴリーがあり，項目間を含めて検査中はいつでも採点できる．これらの指標すべてを概説することはこの章の目的には含まれないが，その有用性を示すために例を一つ論じることはできる．

一般に，質的な指標は検査中の検者による観察記録を表す．これらの記録は一般に次のカテゴリーに分類される．(1)患者が手順を十分に理解していないことに関係する問題，(2)なぜ患者が項目を間違えるのかを説明する観察，(3)検査に影響を及ぼす項目間の異常行動，そして(4)項目への反応中には見られるが検査の客観的採点には関係がない問題，である．

問題の多い患者の理解には一般に，混乱，不十分な語彙，注意障害，覚醒障害，疲労，そして動機の障害を伴う．誤りを明確にしようとする項目施行中の観察は尺度によって異なるが，次のような障害を伴う．麻痺，運動緩慢，運動拙劣，聴覚障害，注意障害，触覚障害，視覚障害，視覚失認，発語の理解障害，呼称障害，理解緩慢，左側刺激への注意障害，構音障害，発語緩慢，発語における単語の置換，発語における音の置換，単語における音節の置換，音から次の音へ進むことができない，保続，具体的思考，難読，文字の認知障害，音の認知障害，数の認知障害，視覚−運動障害，記憶障害，

疲労，などである．

　異常行動には被転導性，教示の再生困難，不適切な情動反応，過度の疲労，活動亢進，協調性の欠如，覚醒不良，発作，そして他の関連障害を含む．最後のカテゴリーには，患者は正確に答えはするが，なお障害を呈する時に見られるあらゆる問題を含めることができる．たとえば，ある患者は対象を正確に説明することができるのに，それを正確に呼称することができない，つまり失名詞を呈している．読み書きができるのに，それを非流暢にしかできない患者は，構音障害のような表出性発語に障害があることを示唆している．

　ルリア・ネブラスカ神経心理学バッテリーは，検査全体として施行することもあれば，特定の能力を測定するために複数の尺度あるいは項目を抜き出して使うこともある．全検査バッテリーとして使う場合，検査は脳損傷のタイプ，程度，部位，そして広がりを評価するために使うことができる偏差値グラフを導き出す．選択した部分だけを使う時，それらは特定の領域における能力に関するより詳細あるいは特異的な分析を得るため，あるいは特定の領域で起こり得る障害のスクリーニング手段としての役割を果たすために，より包括的な検査バッテリーをさらに高めて使うことができる．この後者の方法で用いられる時，検査は非常に柔軟性のある様式で行われ，他の検査に最小限の追加時間で加えることができ，しかも運動性と非運動性の視覚領域と言語領域での，より詳しい能力評価を可能にする．

　本著では，さらに幾つかのデータを個々の尺度ごとに示し，バッテリーの他の検査から切り離して施行できるようにしてある．より詳しい情報は検査マニュアルで見ることができよう (Golden, Purisch, & Hammeke, 1985)．

■運動機能尺度（尺度C1）■
Motor Scale (Scale C1)

　運動機能尺度（C1）の施行では，患者に51項目それぞれについて詳しい教示を与える必要がある．言語的教示は患者に何を求めているかを伝えるために変更することもある．言語的教示に応じた運動動作を患者に求める項目を除けば，患者の運動行動は一般にモデル化することができる．運動行動では，患者の腕と手と，そして明瞭化のために指は親指から始めて1から5まで番号付けする．指先は，指の先端から付け根の関節までを一部位として記述する．手の表と裏もやはり明確にする．

項目1から4までは主に運動速度の尺度である．これらの項目に対して，検者は患者に項目を最低でも続けて2回スムーズに行えるまで練習を許可する．これらの項目は時間を測定し，いったん患者が正確に項目を行うことができたら，その項目をいかに速く正確に行ったかに関する結果を採点する．連続して成功した数に従って，適切な質的得点に加えて量的に0，1，あるいは2点を与える．

　項目5から8までは，この検査バッテリーにおける初回は患者に目隠しをする．検者は患者の手を特定の位置に置き，続いて楽な姿勢に戻した後，患者にその位置を再現するように求める．たとえば，検者は患者の手の表を上に向け，右親指の腹を中指の先端に2秒間押し付ける．この操作を終えたら手を楽な位置に戻し，患者は元の位置を模倣しなくてはならない．もし項目5が正確にできたら0点である．不正確な反応には2点をつける．他の質的得点と同様に運動拙劣（MA）を設けることもできる．

　項目9から18では，検者は粗大な運動活動を模倣する患者の能力を評価することができる．検者は患者に動きが少ない特定の動作（腕を頭の高さまで挙げる）を行って見せ，患者にまったく同じ動作をするように言う．これらの項目は，検者が患者の向かい側に座って呈示する．結果的に，検者の腕の位置を鏡像化する患者が出てくる（つまり，検者が右腕を挙げると患者は左腕を挙げる）．これらの項目の意図は，第一に運動反応能力を確認することであり，視覚−空間機能は二次的でしかないので，これを誤る患者にはもう一度チャンスを与える．

　項目19と20は前述の項目と似たような動作を必要とする．しかし，焦点は運動の模倣よりも，言語的教示による運動動作の遂行能力にあてられている．項目21から23は両側性の運動能力の評価を表す．これらは一側性の運動速度項目（項目1−4）を行う時に同時に練習し施行する．

　項目24は最初の描画項目である．運動性保続の有無が焦点である．解答用紙を患者の正面に置き，与えられた図形をできるだけ速く描くように求める．消しゴムはどの描画あるいは書字項目でも使わせない．

　項目25から27は道具なしのイメージで運動行為をする患者の能力を評価する．いずれの場合も，通常の物品がない状態で行う運動技能と遂行能力の両方が関心事である．もし患者に"どのようにして金槌で壁に釘を打つか，やって見せて下さい"と求めれば，その時の反応はあたかも道具が物理的に

そこにあるかのように，すべての運動行為を必ず必要とする．何か動作に誤りがあれば得点は2点となり，不正確な反応を示す．

項目28から35は発語−運動能力に関係する．この尺度における項目は，項目34と35以外は言語的教示と一緒に患者に呈示することができる．"頬を膨らませる"といった教示が与えられ，正しい反応には0点，誤った反応には2点をつける．

項目36から47は，残りの描画課題である．6つの描画課題があり，それぞれに2種類の得点がある．その一つは質に関するもの，もう一つは速さに関するものである．教示の際，描画は"紙から鉛筆を持ち上げることなく，できる限り速く"行うように強調することが重要である．もし図形を完成させる前に鉛筆を持ち上げたら，その項目は時間を初めから測り直して再度施行する．採点基準は，不完全な円あるいは線分の著しい重なりなど，リスト化された誤りの存在の有無に基づく．

この尺度の最後の4項目（項目48から51）は，簡単な運動行為の言語的制御に関係する．これらの場合はいずれも，検者が行うことは患者の行為または予測とは反対である．たとえば，検者が軽くノックをする時に，課題は患者に強くノックすることを要求し，一方，他の項目では純粋な言語的刺激に対して運動反応を求めるなどである．

■中期記憶（尺度C12）■
Intermediate Memory (Scale C12)

すべての中期記憶項目は，ルリア・ネブラスカ神経心理学バッテリーの他の項目を基にしているが，基の項目をそれぞれの尺度で施行する時に，事前に注意は与えない．したがって，患者が中期記憶の素材を準備としてリハーサルするようなことはない．中期記憶項目の多くの再生の性質と同様に，このような準備がない結果，時折，患者は意図された項目よりも，前の項目にあった素材に反応しがちである．このような例では，混乱の見られる反応は，同じ誤反応が幾度も現れない限り保続として採点はしない．

患者が中期記憶の再生項目に正確に答えられない時，検者は患者に再認形式で質問することができる．ここで，検者は誤答を1つ挙げ，患者にそれが正答かどうか尋ねる．続いて検者は実際の正答を挙げ，それが正しいかどうか尋ねる．この方法で臨床家は質的情報を得，患者の限界を検査する．

この下位検査を，ルリア・ネブラスカ神経心理学バッテリーのその他の部

分とは別に施行したい場合は，検査の基本となっている次の項目だけは施行する必要がある．項目1-4, 40, 42, 44, 56, 76-79, 82, 84, 87-91, 223, 234, 235である．中期記憶尺度は項目235を終えた30分後に施行しなくてはならない．その30分の間には他の検査を行わせていなくてはならない．

■表出性言語（尺度C6）■
Expressive Speech (Scale C6)

　表出性言語は複雑さのレベルが徐々に増してゆく42項目から構成されている．この尺度の項目133から142は非常に簡単である．検者が言った音や単語を，患者に復唱するよう求める．項目143で始まる後続の項目は，患者に音や単語の復唱を求める点ではその前の項目と非常に似ているが，今度はそれらを聴かせるのではなく読ませる．この項目の目的は，患者にとり尺度のどの項目が難しいのかによって，患者の発語障害（もしあるのなら）が受容性の問題によるものなのか，それとも表出性の問題によるものなのかを確認することである．項目154から156では，徐々に複雑さを増す文の復唱を患者に求める．

　項目157と158では，様々な刺激カードの中に描かれた対象と身体部位それぞれを呼称するよう患者に求める．項目159は対象を視覚的呈示からではなく言語的説明から呼称するよう患者に求める．続く項目（項目160-163）では，1から20までの数字と曜日を，最初は順方向に次に逆方向に言うよう求めることで，患者の自動言語を検査する．

　次の6項目は，写真（絵）を見（項目164-165），物語を聴き（項目166-167），論題を与えられた（項目168-169）後の，患者の自発話の産出能力を評価する．最後の項目（項目170-174）は，高度な発語形式や文法表現の複雑な体系を分析する．そのような意味で"知的-表出"項目と呼ぶことができる．これらの項目では，連続する3単語あるいは混ぜ合わされた単語のいずれかを使い，患者に文中に欠けている単語を埋めて文を完成するよう求める．

　この尺度では，語彙や読解の検査を意図してはいない．そのため，施行と採点の教示は，このような要因が患者の反応に及ぼす影響を最小限にしようとする．したがって，もし患者が正確に理解しなかった，あるいは正確に聴いていなかったようであれば，検者は教示あるいは刺激項目を繰り返しても

よい．さらに，誤りの性質が構音性ではないと思われる時にも，患者には同様の配慮がなされる．言い換えれば，もし患者の反応が流暢で正確な構音であるにもかかわらず，項目で要求されているものに合致しないのなら，刺激を反復したり，情報が伝わるように単語を言う時の検者の唇をよく見るように患者に求めることも有用である．患者の答えを言葉通りに記録することも有用である．そうすれば，誤反応が生じた場合に，誤りの性質を後で分析することができる．

■記憶尺度（C10）■
Memory Scale (C10)

項目223から225では，検者は7単語からなるリストを読み上げる．これらの単語を呈示する際，検者はそれぞれの単語を1秒に1単語の速度で呈示しなくてはならない．特別な強調やイントネーションはどの単語にも与えてはならない．というのは単語をより記憶させ易くしてしまうことがあるからである．続いて，患者は読み上げられたリストからできるだけたくさんの単語を再生し，検者は7単語のうち幾つ正確に再生できたかを患者に伝える．次に，患者はその後に続く試行で，幾つの単語を正確に再生できそうか予測を立てる．リスト呈示，患者の再生，フィードバック，そして患者の予測というこの連続を，患者が2回の連続試行で7単語すべてを想起する，あるいは5回の試行を終えるまで続ける．

もし患者に5試行の最中に再生を妨げる発語の障害があれば，紙にリストを書いて答えさせてもよい．いずれの形式でも，単語の発音や綴り間違いは，その単語が認識できる程度であれば許容される．患者が再生する最初の7単語は得点として計上されるので，もし最初の7単語で2つ失敗するなら，患者には5単語が正答だったと伝える．患者が7単語を答え5秒以上中断する，あるいはそれ以上の単語を想い出すことができない時，次の試行を開始する．

項目226では2枚目のカードに描かれた形が，干渉が入る前に最初の刺激で呈示されたものと同じかどうか患者に示すよう求める．患者は"はい"か"いいえ"で答えるだけでよく，同じことなら何でもよい（たとえば，頷くこと）．項目227では，患者は記憶を頼りに刺激カードにあった形をもう一度描かなくてはならない．この時，形やその細部が認識できる限り，描画能力はここでの得点に影響を及ぼさない．リズム項目（228）で，患者は両手，

声，足，あるいは何か刺激リズムを再現できるものを使う．項目229では，患者は片手を（どちらの手とは決められていない）使い，連続する指の位置を正確に繰り返さなくてはならない．

　残りの6項目は言語性記憶を対象としている．6項目すべてに口頭反応を求めるが，発語が困難な場合には書字による答えも認める．項目223-225の7単語リストのように，再生される刺激単語が規定数に達したら，それ以上の単語は，たとえその中に侵入があっても患者の得点に計上しない．

　一方，この尺度ではすべての項目で即時的な自発的修正を認める．自発的修正を行う時は，質的分析のために最初の反応を記録しなくてはならない．記憶尺度項目に関しては推測も認め促しさえする．患者が推測を拒む場合には，臨床家は患者が一連のディストラクター（おとり）から正答を選ぶことができるように，再生課題を再認課題に変更することにより，"患者の限界を検査"する．

■音読（C8）■
Reading (C8)

　音読尺度は短く簡単な検査で，徐々に複雑さのレベルが増す3つの基本的課題から構成されている．第一に，検者は文字を音読して音を産出するよう患者に求める．第二に，簡単な文字を読み，簡単な音を読み，そして意味のある簡単な単語や文字の組み合わせを読むように求める．第三に，患者はパラグラフだけではなく文章全体を読まなくてはならない．

　検査の焦点は運動表出の質よりも内的な変換過程にあるので，構音障害を理由に患者に量的ペナルティーを科してはならない．ペナルティーは実際の音読の障害に対してのみ科すべきである．もし患者の音読が構音障害のために検者が聴取困難ならば，患者に答えを繰り返すよう教示しなくてはならない．

　患者に末梢性の視覚障害がある場合，通常，刺激からの距離の調節，カードの拡大，あるいは拡大器機を補助として使用することができる．中枢性の視覚障害では問題はもっと大きくなる可能性がある．しかしほとんどの場合，患者は自己調節し項目を適切に走査する．それでも中には刺激の半分しか読まず，結果的に項目を見落とす患者もいる．左側に対するこのような無視は質的に記録しなくてはならず，見落とした部分は患者に指摘しなくてはならない．患者に量的ペナルティーを科すことなく，再度の試みを認めなく

てはならない．時間記録を再開始し，失敗した項目をもう一度行わせなくてはならない．

　発音，アクセントなどにおける地域的あるいは文化的多様性などは認容し，誤りとして採点してはならない．音節も単語もそれらしい構音であればいずれも認容する．もし患者が単語を探るようにするなら，その単語が何であると考えているか，繰り返すよう教示しなくてはならない．患者は解釈よりも，単語の一般的な英語の発音を口にしなくてはならない．しかし，患者の第一言語が英語ではないのなら考慮する必要がある．

　下位検査のそれぞれの項目は，患者に対して一語一語読み聴かせなくてはならないと定められてきた．さらに，それぞれの項目には10秒の制限時間があるが，最後の項目は例外で30秒である．患者には衝動的な読み方にならないよう注意し，丁寧に項目を読むよう促さなくてはならない．もし患者が答えに自信がないとしても，推測するよう促さなくてはならない．すべての項目を量的と質的の両方から採点する．

　最後の下位検査項目を除くすべてに関して，量的採点は施行と採点の冊子やマニュアルに定められている正確な構音，文字，単語に基づいて行われる．認容できると考えられるものから外れるものは，いずれも誤りとする．質的に下位検査項目を採点する時は，考慮すべき要素はさらに多い．たとえば，もし患者がその文字とは無関係な音を言うなら，書記素再認（Grapheme Recognition: GR）の得点を与えなくてはならない．もし患者が正答となる文字と似た音を持つ文字に置き換えて書くなら，聴覚的弁別（Auditory Discrimination: AU）を採点しなくてはならない．もし患者が手で文字を宙や机に書くことで文字列を視覚化しようとするなら，ジェスチャーと視覚性手がかり（Gestural and Visual Cueing: GV）の得点を与えなくてはならない．患者が声に出し自分に向け文字を繰り返そうとする時は，言語性手がかり（Verbal Cueing: VC）を採点しなくてはならない．もし患者が数列を挙げる，あるいは文字や単語を声に出して続けて繰り返すのなら，保続（Perseveration: PE）が採点できる．もし患者が"cro"から"Cro-Magnon"あるいは"ply"から"Plywood"をというように，文字列から単語を作ろうとするなら，加工（Elaboration: EB）の得点を与える．これらの分類は，それにふさわしい時にはすべての下位検査項目にあてはまる．

　さらに言うなら，項目190で，もし呈示されたものに患者が余計な文字を

付け加えるなら，付加的反応（Additional Responses: AD）を採点できる．もし患者がカードの片側にある文字を無視するなら，半側無視（Unilateral Neglect: UN）を記録しなくてはならない．もし患者が記号を文字として認識できないのなら，文字数字認知（Letter-Number Recognition: LN）の得点を与える．これらの分類は必要に応じて，後続するすべての項目にあてはまる．

さらに，項目194の質的採点に関しては，もし患者が文字列を一文字ずつ読むことができず，どうしてもtheを単一単語として読むのなら，保続（Perseveration: PE）の得点を与える．また，患者がより効果的に読もうとして文字を覆い隠すのなら，ジェスチャーと視覚性手がかり（GV）を採点する．このような行動を続けさせてはならない．

項目198は，素材の文脈が文の後の方に出てくる単語の予測を促さないように，意図的に難しくしてある．たとえば，患者が"みかんの木は冬に花を咲かせる"を"みかんの木は夏に花を咲かせる"と言うことがある．この場合に採点対象となる誤りは，文脈作話（Context Confabulation: CC）である．もし患者が冠詞を省略した文を言うなら，冠詞脱落（Dropping of Articles: DA）を採点する．

最後の項目は，項目199のパラグラフを読むのに要する時間を記録する必要がある．もし患者が30秒以内にそのパラグラフを読み終えなければ，時間は31秒と記録しなくてはならない．量的採点は達成するために要した時間に基づいて行う．

■書字（C7）■
Writing (C7)

書字尺度は，徐々に複雑さのレベルが増加してゆく項目から構成されている簡単な検査である．まずは，患者に簡単な文字，文字と単語の組み合わせを模写し，自分の姓名を書くよう求める．次に，言われた音，単語，そして句を書き取るよう教示する．最後に，患者は与えられたテーマについて2, 3の文章を書かなくてはならない．施行後，患者の綴りと運動性書字反応の両方の総素点がでる．

すべての下位検査項目で綴りを常に採点する．患者の綴り能力のどのような間違いも誤りとして記録する．運動性書字は書字反応が要求されている場合にのみ採点する．時には，綴りが明瞭で整然としており明らかな運動障害

が見られず，患者が綴りや運動性書字の誤りを犯しているのかどうか決め難いことがある．綴り間違いや文字の判読困難がある場合は，書こうと考えている単語の綴りを声に出して言うように患者に教示する．たとえば，患者が何らかの文字や単語を書くが，判読困難なもので綴りの音読もできない時，患者に自分が書いた順に用意された文字を指差すよう教示する．検者もまたその文字列や単語が現れた時に読み，患者にそれが書こうとしていたものなのかどうか尋ねてもよい．このような手順の結果，綴り間違いなのか運動性書字の誤りなのか，それともその両方があるのか確認することができる．この下位検査は綴りと運動性書字行動に関する得点を得る施行の後に，採点し直すことができる．

下位検査それぞれの項目に教示が用意されており，患者に対してその通りに読まなくてはならない．すべての下位検査項目を量的にも質的にも採点する．特に，項目175は単語あたり10秒の制限時間があり，誤った文字の数について量的に採点する．質的に言えば，項目175は，もし患者が単語を宙に書こうとするなら，ジェスチャーと視覚性手がかり（GV）の得点を与える．もし患者が単語の綴りを声に出そうとするなら，言語性手がかり（VC）を記録しなくてはならない．もし患者が質問を予期して，検者が課題を与える前に反応するなら予期（Anticipation: AN）を採点する．患者が的外れで不適切な知識で答えるなら，無関係連合（Irrelevant Associations: IR）を記録しなくてはならない．もし患者が質問を自分に向かって繰り返すなら，復唱（Repetition: RT）を採点しなくてはならない．もし患者が文字数ではなく単語の綴りを言おうとするなら，教示無理解（Failure to Comprehend Instructions: FC）を記録しなくてはならない．もし患者が文字数を言い始めるが，その後で単語の綴りを言い始めるのなら，混乱（Confusion: C）としなくてはならない．

項目176では，量的採点は誤答数に基づく．1試行あたり10秒の時間制限がある．前述した分類に加えて採点する質的誤りは，聴覚的弁別（Auditory Distinction: AU）と迂言（Circumlocution: CR）である．患者が類似した文字－音の関係にある文字に置き換えるなら聴覚的弁別とする．患者が文字の妥当な説明をし始めたら迂言とする．さらに，もし患者が言うのではなく書いて反応しようとするなら，後続する項目で議論される運動性書字分類を適用する．文字を言うことができないのなら，カテゴリーを決める際に特殊な

障害を伴う構音の障害として採点しなくてはならない.

　項目177と178は，それぞれ制限時間が20秒と30秒である．量的採点は，綴り間違い，判読不能，あるいは不完全な反応に基づく．もし患者の書字に均等性がなく震えが見られる，あるいは文字の判別ができないのなら，誤りとして採点しなくてはならない．質的採点に関して，誤りが制限時間内ですべての文字を終えられないことに起因するのなら，時間遅延（Time Delay: TD）を採点しなくてはならない．通常このような障害は，運動障害の結果である．書字速度を保ちながらも，他の文字への置換，不要な直線や曲線の付加，あるいは不適切に文字を詰め判読困難にすることのいずれかの書き誤りがあるなら，運動拙劣（Motor Awkwardness: MK）と記録する．もし震えが明らかなら振戦（Tremors: TR）と記す．もし書字が異常に小さいのなら小字症（Micrographia: MC）を採点しなくてはならない．もし高さが半インチ以上（1inch≒2.45 cm）あるなら大字症（Macrographia: MA）として採点する．書字に滑らかさやスムーズさがなければ，硬直運動性行動（Stiff Motor Movement: SM）が採点できる．このような書字は患者の緩慢で努力的な過程，そして文字の想起困難によって確認することができる．麻痺（Paralysis: PS）と末梢性障害による運動（Motor: M）は適宜診断することができる．関節炎のような末梢性障害，老化に関連する他の問題，あるいは外傷性事故による問題を抱える患者には配慮しなくてはならない．加工（Elaboration: EB）は，患者が要求されている文字を書くだけではなく，さらにそれを単語の中に組み入れてしまう時に採点する．一例としては，"g"とだけ書く代わりに"glad"と書くようなことである．もし患者が同じ文字を繰り返し書くなら，保続（PE）として採点しなくてはならない．

　項目179には30秒の制限時間があり，前述の項目と同じ方法で量的に採点する．しかし，もし患者が最初から単語を忘れる，あるいは綴りを言うことしかできないのなら，たとえ任意の別の綴りや運動性書字下位検査での同じ項目に得点がつけられるとしても，この項目に対しては得点を与えない．質的採点は前述の項目に対するものと同じである．しかし，この項目と単語を含む後続の項目については，もし患者が間違った方法で単語を綴っても音声学上妥当ならば，すでに記述された誤り以上のものとして採点はしない．書記素再認（Grapheme Recognition: GR）は，無意味な方法で単語を綴る場合に採点する（たとえば，"Antarctic（南極大陸）"を"krft"と綴る，ある

いはその単語を表すはずのない別の綴りである）．

項目180と181の制限時間はそれぞれ15秒と10秒である．項目182には制限時間はない．これらの項目は前述の項目と同様に，すべて量的質的に採点する．項目183と184もまた制限時間がなく，同様に採点する．しかし，留意すべきこととして，もし項目183で黙音の文字が脱落するなら，書記素再認（GR）の質的採点は行うべきではない．

項目185もやはり制限時間はなく，各グループあるいは句の中にある各単語の綴りや書字を，それぞれ量的に採点する．質的採点は前述の項目と変わりはない．考慮すべきもう一つの分類として序列錯誤（Sequence Error）があり，患者は正しい単語を書くが誤った順序になる時に採点をする．

項目186に対しては60秒を与える．やはり質的採点は前述の項目と変わりはない．量的採点については，文法，綴り，そして内容を，制限時間後に書かれたものがあればそれも含めて全体表現として評価する．

文法の評価については，もし表現に何も句読点がなく文よりも句で表現され，大文字ではなく小文字で書き始めるあるいは別の文法的文字が何か含まれるのなら，文法は1点として採点しなくてはならない．綴りの評価も，もし許容できる省略形以外に綴り間違いが何かあれば，1点として採点しなくてはならない．もし，内容が非論理的で矛盾があるあるいは話題と関係のないことなら，内容の評価を1点として記録しなくてはならない．総素点は文法，綴り，そして内容の3評価の合計から求める．

最終項目である項目187は量的にのみ採点する．項目186では60秒間で書かれた単語の数を検者は数えなくてはならない．アンパサンド記号（&）は1単語として捉える．

■ 算数（C9）■
Arithmetic (C9)

この尺度での項目は徐々に複雑さのレベルを増す．この尺度の最初の部分（項目201-209）は，単にアラビア数字とローマ数字を書き取るだけである．たくさんの数字を並べた幾つかの項目が，疑われる空間障害を見つける目的で用いられてきた．項目210と211では患者に数の比較を求める．項目212で始まる後続項目では，ほとんどの人が通常は暗算でできる簡単な計算問題をするよう患者に求める．項目215から217までは，患者の課題はもっと複雑な加減算の問題を行うことからなり，暗算では行えない．項目218か

ら220までは，欠けている数や記号を埋めるような難しい数学的操作を行うよう患者に求める．最後に，最終項目（項目221-222）では7シリーズと13シリーズ（100からの7連続減算と13連続減算）を呈示する．

　多くの人が数学的項目を苦手とする傾向にあり，恐れと不安をもってこのような項目に臨む．したがって，検者はこのような反応の出現には注意を払い，検査中は根気強く安心させつつ，物柔らかな態度で接することが大切である．必要とされる反応冊子や刺激カードを患者に呈示しながら，検査冊子に書かれた通りに教示を読まなくてはならない．項目の中には，検者が教示を言い換えるあるいは例を挙げることが許されているものもある．検者は患者のすべての口頭反応を記録しなくてはならず，もし誤答が生じるなら，患者の障害の質的特性を確認するために，患者の論理過程まで調べなくてはならない．さらに，患者に誤答を消させてはならない．なぜなら，これらが重要な質的手がかりを呈していることが多いからである．その代わり，患者は誤答の隣に新しい答えを書き直してもよい．

　すべての項目は量的と質的の両方で採点する．それぞれの項目内での各番号，数の集合，計算あるいは操作は別々に採点し，誤りの総数を特定の項目の量的得点に加える．一般に，質的採点はこの尺度の全項目に関して同じであるが，特定の項目だけに該当する質的採点が幾つかある．

　制限時間は項目により様々である．たとえば，項目201から219はその項目中あるいは項目全体に対する各操作に，10秒の制限時間が定められている．項目220，221，そして222に対する制限時間は，それぞれ20秒，30秒，そして45秒である．制限時間は，定められた時間内に患者が反応を開始することが基本だが，数の運動性書字に関連する項目だけは例外で，求められた制限時間内に終えなくてはならない．運動性書字と計算の両方を含む項目への反応は，制限時間内に開始しなくてはならない．しかし，必要に応じて，反応し終えるために患者に追加時間を許すこともある．追加時間を限界試験の時に許可することもある．

　項目201から209までは，教示と視覚刺激を様々な方法で繰り返し呈示するが，口頭あるいは視覚呈示が定められている項目は除く．口頭での答えが求められている項目は，口頭で呈示しなくてはならない．しかし，反応が正答で制限時間内に開始される限りは，表出上の障害があっても患者にペナルティーを科さない．同様に，患者は書字反応を求められている項目に対して

は書字で答えなくてはならないが，誤りの採点は数に関してのみ行い，運動性書字の誤りに関しては行わない．もしも書字反応が判読困難なら，検者は口頭で反応を明確にするよう患者に求めてもよい．検者はまた複数個からなる数字（158のような）を単一でひとまとまりの数として読むような項目に対し，実際の検査項目に含まれない限り，例を挙げてもよい．同様に，もし患者がローマ数字に不慣れな様子なら，例を挙げてもよい．もし例を呈示して，患者がそれでも教示を理解できないあるいは正しく問題を解けないのなら，患者の答えは誤りとして採点する．一般にこの項目では，構音と運動の誤りを除き，数字の読みや書字の何らかの間違いは誤りとして採点する．

項目210から220では，呈示と反応のモードが必要に応じて変化する．幾つかの項目（項目212-215）のみ，紙と鉛筆を使用して計算することが認められている．しかし，項目216から220では，患者に紙，指，あるいは他の何らかの身振りや視覚的手がかりを用いずに暗算で行うよう教示する．項目216, 217そして220は，患者の限界を検査し計算の障害と注意／集中の障害を区別するために，患者に暗算だけでは解けない問題を紙の上で計算させても構わない．ただし，これらの反応はそれでも誤りとして採点する．

最後の2つの項目（項目221と222）は7シリーズ（7連続減算）と13シリーズ（13連続減算）であるが，患者は前の減算を正確にできるまでは次の減算へ進むことができないという点で，一般的な知的状態の検査に使われるものとは異なる．つまり，もし患者が100から7を正確に引くことができなければ，検者は「いいえ，違います．もう一度やって下さい．100引く7は？」と言わなくてはならない．患者はこの減算に正答するまで，または制限時間に達するまで試みなくてはならない．ここでもまた，項目を完成するために時間延長を許可するあるいは鉛筆と紙の使用を許可し，患者の限界を検査することができる．しかしながら，得点を与えるのは最初の試みで正答した時のみである．採点は最初の6回の減算に基づいて行い，最初の試みで正答でないかあるいは30秒の制限時間内にできない答えは，どのようなものも誤りとして採点する．

■受容性言語（C5）■
Receptive Language (C5)

ルリア・ネブラスカ神経心理学バッテリーの受容性言語尺度（C5）は簡単な検査で，受容性言語の機能的体系の障害に関するスクリーニングに用いら

れる．受容性言語に関係すると考えられている特定の脳の解剖学に関する伝統的な見解と一致し，対象が右利きで脳機能が典型的なタイプに側性化されているならば，受容性言語は左半球，特に左側頭葉への損傷を検出する方法として一般に使われる．しかし，受容性言語の多くの項目は，左側頭葉に留まらず受容性言語の様々なレベルと関連がある広範囲な解剖学的部位を含む諸能力を必要とする．受容性言語の素材は，ルリア・ネブラスカ神経心理学バッテリーの項目100－132から構成されており，施行と採点の小冊子に印刷され，解答用紙には項目101，103，105，123の解答欄が印刷されている．検者が読み上げる言語教示は太字で印刷されている．検者に対する補足的教示と施行上の手がかりは，通常の文字で印刷されている．

　おそらく，受容性言語で患者を評価する前に真っ先に終えておかなくてはならない大切な課題は，末梢性の聴覚系が損なわれていないかどうか確認することである．もし損傷があれば，受容性言語の評価は除外する．なければ評価を開始することができる．受容性言語の施行中，検者は患者の背後に立ち，視覚的手がかりによる影響を可能な限り減らす．教示は患者を見ながら伝え，要求課題を適切に理解しているかどうか確かめる．実際，患者の理解を確実にする必要があると思われれば，教示はどのような方法で呈示しても構わない．しかし，この尺度は受容性言語の評価が意図されたものなので（つまり，未分化なコミュニケーションとは対照的に），刺激項目が別な意味に受け取られ解釈される可能性が最小になる方法で呈示する必要がある．さらに施行上の問題として念頭に置くべきことは，それぞれの刺激項目を施行する時，患者に十分な注意を払わせることが大切であるということである．さらに，受容性言語での障害を検出することが目的なので，刺激項目を繰り返すことはできない．そうすることは，受容性言語障害を覆い隠す可能性を高めてしまうことになる．したがって，受容性言語の障害として誤って解釈しかねない注意の浮動性を，可能な限り取り除くことが重要なのである．

　受容性言語の項目は発語を理解する能力を評価するもので，簡単な音素弁別から英文法における倒置を含む複雑な文の理解にまで及ぶ．患者に口頭，書字，そして手を使った合図によるなど，多くの異なる方法を用いて反応するよう教示する．要求した形式以外のものによる反応に対しては，適切な受容性言語が示唆される限り，一般に量的にペナルティーは科さない．むしろ，このような逸脱は質的に記録され，ルリア・ネブラスカ神経心理学バッ

テリーの別の部分における誤りの解釈の質を高めるために使う．受容性言語機能体系のどのレベルで能力低下が生じているのか確かめるために，個々の項目を分析することができる．一般に尺度の冒頭項目で呈示する低レベルの項目（たとえば，音素的弁別）に誤りがあれば，後の方の項目で呈示する高レベルの項目（たとえば，語義理解，複雑な教示に従うこと，など）を誤ることが多い．しかし，これは経験上の話で，常にこうなるわけではない．高レベルでの誤りからは，低レベルでの能力に関する推論はできない．

注意変動検査（TOVA）
Tests of Variables of Attention (TOVA)

　注意変動検査（TOVA）（Greenberg, 1985）は，非言語に基づく刺激を用いた持続的行動の検査である．この検査は注意の認知的要素を測定する（Corman & Greenberg, 1996）．視覚性（TOVA）と聴覚性（TOVA-A）の検査用に，2つの刺激版が使える．患者にはターゲットが呈示され，次にそれをできる限り早く認識してマイクロスイッチのボタンを1回押させる．どちらの検査も，21.6分間で同じ2つの条件による検査形式を用いる．またどちらも検査を通して，同じ2秒の刺激呈示時間間隔（ISI）条件がある（したがって2秒ごとに，刺激，ターゲットあるいは非ターゲット，が現れる）．2つの条件は，(1)ターゲット低頻度性と(2)ターゲット高頻度性である．ターゲット低頻度性は，非ターゲット対ターゲットの比率が3.5：1に定められている．クオーター1と2はターゲット低頻度性条件である．ターゲット高頻度性条件は，ターゲット対非ターゲットの比率が3.5：1に定められている．クオーター3と4はターゲット高頻度性条件である．この検査手順はそれぞれの条件に対する再検査法（test-retest trial）を表す．この分析は検査解釈の手段を理解するために重要であり，それぞれの変動を詳しく説明する．

　検査刺激は言語には依存しない．視覚性検査刺激は箱の中に入っている箱である．ターゲットは一番上にある中箱と定められ，非ターゲットは一番下にある中箱と定められる．患者はターゲットが見えたらマイクロスイッチ上のボタンを押す．TOVA-Aでは，非ターゲットは中音域のC（ハ音）と定められ，ターゲットは中音域のC（ハ音）の上のG（ト音）と定められている．

　各患者は標準検査を受ける前に練習検査を受ける．練習検査は3分間の

ターゲット低頻度性条件試行である．標準化された教示がマニュアルで提供されている (Greenberg, 1996; Leark, 1996)．練習検査は検査の標準を応用した形式で施行され，標準に基づいてすべての患者に施行される．練習検査の際，検者は最高の反応を引き出すために必要なら，患者を促すことが勧められている．練習検査はソフトウェアの採点システムにより自動的に採点され，その場で結果がでる．もし練習検査が上手くできないのなら，あるいはさらなる練習試行を行うことで教示を理解することと検査の課題を理解することの両方が確実になると断言できると検者が確信を持つなら，練習検査を再施行すべきである．患者は，ターゲットが画面上に現れた時にマイクロスイッチのボタンを押さなくてはならないということと，ターゲットを認識したらなるべく速くボタンを押さなくてはならないということを理解することが重要である．

　TOVAの基本尺度は，無反応 (Omission)，誤反応 (Commission)，反応時間 (Response Time)，そして反応時間変動 (Response Time Variability) である．無反応は患者による省略反応 (すなわち，ターゲットを同定し損なう) と定義する．無反応得点は正確に同定されたターゲット反応のパーセンテージによって決まる．誤反応は患者が非ターゲットに対してボタンを押すことと定義する (すなわち，教示されたことの誤り)．誤反応得点は正確に同定された非ターゲットのパーセンテージにより決まる．反応時間 (RT) は正反応にかかった反応時間の平均と定義する．反応時間変動 (RTV) は正反応にかかった反応時間に関する平均周辺の分散と定義する．反応時間と分散はミリ秒で記録する．これらの素点を標準化サンプルから得られた標準得点に変換する．このような計算は年齢と性に従って行う．

　各検査 (TOVAとTOVA-A) には独自の標準がある．TOVAには4歳から成人までを対象に作られた標準がある．4歳から19歳に関しては，標準が年齢と性に従って階層化されている．19歳以上は，10年単位 (すなわち20歳から29歳，など) と性に従って標準が階層化されている．4歳と5歳の患者は，短縮版の検査を受ける (11.3分)．幼年者版は，ターゲット低頻度性条件とターゲット高頻度性条件のそれぞれ1試行で構成されている．幼年の患者にも練習検査を行う．TOVA-Aは6歳から19歳用に作られ，年齢と性に従って標準が階層化されている．TOVA-Aは現在19歳以上用に標準を作成中である．

視聴覚媒介連続動作性検査（IVA）
Intermediate Visual and Auditory Continuous Performance Test (IVA)

　視聴覚媒介連続動作性検査（Intermediate Visual and Auditory: IVA; Continuous Performance Test: CPT）は，注意と衝動性の障害を評価する．このコンピューター化された検査は，異なる条件が呈示されている間の反応時間と誤り率を測定する．これは注意欠陥多動性障害（ADHD）の診断を補助するために考案された．退屈になりがちな連続刺激へ払う注意を持続するよう患者に求めるものであり，もちろん，特定のパラダイムが形成された後でその反応を抑制することも求められる．速度，持久力，自覚，慎重性，一貫性，そして脱課題（off-task）行動を含む動作の領域を評価する．

　この13分の検査では患者にターゲット"1"を見たり聞いたりした時のみマウスをクリックし，フォイル（おとり）としての"2"を見たり聞いたりした時はクリックしないように求める．これは比較的簡単な課題なので，非常に退屈になりがちで持続的な注意を必要とする．検査は誤反応（衝動性）の誤りと無反応（不注意）の誤りを測定する．聴覚的と視覚的モダリティー両方における衝動性と不注意を組み合わせることにより，4つの連続動作性検査（CPT）を一つに統合する．

　検査の最初と最後には，"ウォームアップ"と"クールダウン"として，簡単な反応時間を評価する短時間の感覚-運動下位検査を呈示する．視聴覚媒介連続動作性検査の主要部分は，それぞれ100試行ある5セットから構成され，各セットは50試行ある2ブロックから構成されて，合わせて500試行である．いずれの試行も持続時間は1.5秒である．視覚的ターゲットとフォイルは167ミリ秒（ms）呈示するが，聴覚的刺激は500ミリ秒呈示する．

　この検査の主要項目では，最初の50試行中42試行は"1"（84％）で，"2"を8つ混ぜてある．患者には"2"が現れるあるいは言われたら反応を抑えるが，"1"が続いて呈示される時は反応するように求める．第1のブロックには50試行ある．第2のブロックは50試行からなり，"2"よりも"1"をより少なく呈示することで無反応の誤りを評価する．現在，"1"の比率は16％である．

　刺激は視覚的と聴覚的刺激を混ぜ合わせた擬似ランダム様式で呈示し課題

を課す．認知的柔軟性が必要であり，患者はどのように刺激が呈示されるのか予測することができない．キーボードは検者が操作し，手元に置かなくてはならない．患者はモニター画面の正面に座り，マウスは楽に使えるようにモニターの正面に置かなくてはならない．施行と採点は視聴覚媒介連続動作性検査マニュアルに従い，厳密に行わなくてはならない．

　検査でとる行動は，評価すべき最初の事柄の一つである．マウスのダブルクリックは多動行動を意味する．検査の妥当性を確実にするため，上手く行うための検査理解と動機付けははじめに確立しておかなくてはならない．

　すべての得点は，平均を100，標準偏差を100とする標準得点として記録する．軽度（＜90），中等度（＜80），重度（＜70），そして，最重度（＜60）の分類は，全般的尺度，反応制御尺度，注意尺度，あるいは感覚／運動尺度のいずれにも使うことができる．また，平均（≧90），平均より上（≧110），優れている（≧120），あるいは非常に優れている（≧130）の分類を使うこともできる．指数評価点はパーセンタイル等級として得ることができる．指数得点，標準偏差，そしてパーセンタイル等級に関する表は視聴覚媒介連続動作性検査マニュアルに掲載されている．

結　論

　上述した要約では，施行や採点に関するほんの一般的な情報を提供したに過ぎず，完全を目指したものではない．これらの検査のいずれかを施行する前には，どうか適切な検査マニュアルとリストに示した一般的な参考文献を参照して頂きたい．

文　献

Benton, A. L. (1974) *Revised Visual Retention Test manual* (4th ed.). New York: The Psychological Corporation.
Benton, A. L., Hamsher, K., deS., Varney, N. R., & Spreen, O. (1983). *Contributions to neuropsychological assessment*. New York: Oxford University Press.
Benton, A. L., Sivan, A. B., Hamsher, K., Varney, N. R., & Spreen, O. (1994). *Contributions to neuropsychological assessment: A clinical manual* (2nd ed.). New York: Oxford University Press.
Corman, C. L., & Greenberg, L. M. (1996). *Medication Guidelines for use with the Test of Variables of Attention*. Unpublished manuscript. Los Alamitos, CA: Universal Attention Disorders.
Denman, S. (1984). *Denman Neuropsychology Memory Scale*. Charleston, SC: S. B. Denman.
D'Elia, L. F., Boone, K. B., & Mitrushina, A. M. (1995). *Handbook of normative data for neuropsychological assessment*. New York: Oxford University Press.

Dunn, L. M., & Dunn, L. M. (1981). *Peabody Picture Vocabulary Test-Revised: Manual for Forms L and M*. Circle Pines, MN: American Guidance Service.

Golden, C. J. (1978). *Stroop Color and Word Test*. Chicago, IL: Stoelting.

Golden, C. J., Purisch, A. D., & Hammeke, T. A. (1985). *Luria–Nebraska Neuropsychological Battery: Forms I and II Manual*. Los Angeles: Western Psychological Services.

Greenberg, L. (1996). *Test of Variables of Attention: Clinical Guide*. Los Alamitos, CA: Universal Attention Disorders.

Halstead, W. C. (1974). *Brain and intelligence: A quantitative study of the frontal lobes*. Chicago: University of Chicago Press.

Heaton, R. K., Grant, I., & Matthews, C. G. (1991). *Comprehensive norms for an expanded Halstead–Reitan battery: Demographic corrections, research findings, and clinical applications*. Odessa, FL: Psychological Assessment Resources.

Hooper, H. E. (1993). *The Hooper Visual Organization Test-Manual*. Beverly Hills, CA: Western Psychological Services.

Kaplan, E. F., Goodglass, H., & Weintraub, S. (1983). *The Boston Naming Test* (2nd ed.). Philadelphia, PA: Lea & Febiger.

Kaplan, E. (1993). Neuropsychological Assessment. In T. Boll & B. K. Bryant (Eds.). *Clinical neuropsychology and brain function: Research, measurement, and practice*. Washington, D.C.: American Psychological Association.

Kaufman, A. S. (1990). *Assessing adult and adolescent intelligence*. Boston: Allyn & Bacon.

Kolb, B., & Wishaw, I. O. (1996). *Fundamentals of human neuropsychology*. New York: W. H. Freeman & Company.

Lezak, M. D. (1995). *Neuropsychological assessment* (2nd ed.). New York: Oxford University Press.

Osterrieth, P. A. (1994). Le test du copie d'une figure complexe. *Archives de Psychologie, 28*, 206–356.

Reitan, R. M., & Wolfson, D. (1993). *The Halstead–Reitan neuropsychological test battery: Theory and clinical interpretation* (2nd ed.). Arizona: Neuropsychology Press.

Spreen, O., & Strauss, E. (1991). *A compendium of neuropsychological tests: Administration, norms, and commentary*. New York: Oxford University Press.

Spreen, O., & Strauss, E. (1998). *A compendium of neuropsychological tests: Administration, norms, and commentary* (2nd ed.). New York: Oxford University Press.

Weschler, D. (1997). *Wechsler Memory Scale—Third Edition*. San Antonio, TX: The Psychological Corporation.

Wilkinson, G. S. (1993). *Wide range achievement test (WRAT3): Administration manual*. Wilmington, Delaware: Wide Range.

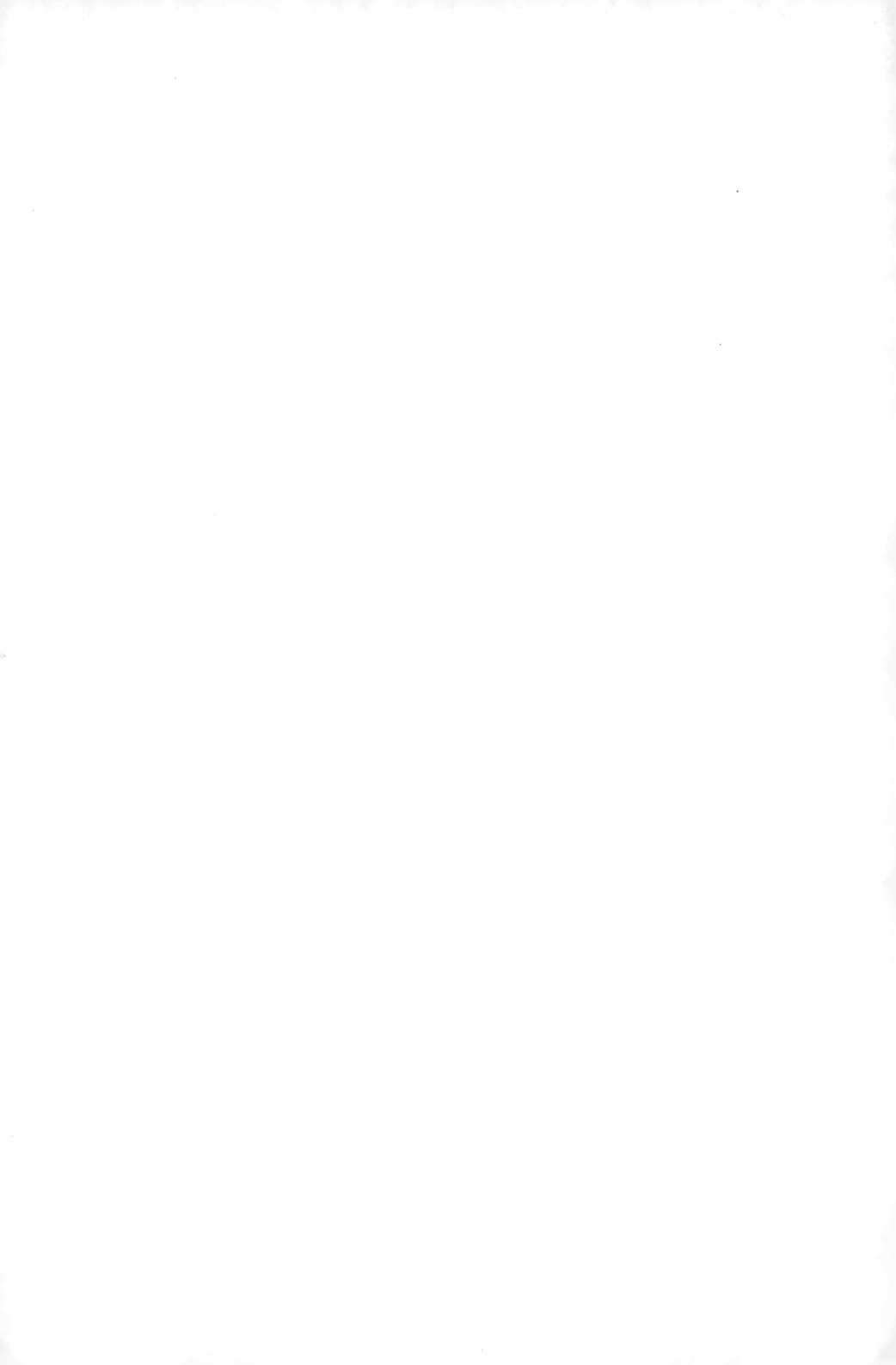

3

解　釈

　第1章の序説でも触れたが，神経心理学的検査の解釈は広範囲な知識を必要とする複雑な過程である．一方で脳がどのように機能しているか，そしてもう一方では神経心理学的検査がどのような働きをなし，他の検査とどのような相互関係にあるのかを知らなくてはならない．この章は，検査内や検査間のパターンを見出すために呈示される．各検査での主な解釈上の問題点を明らかにすることを目的としている．これは難しい作業である．というのも，神経心理学的検査の結果生じるパターンは無限とも言え，選択された検査と患者個人に特有の反応次第だからである．

　以下の各節は，すでに施行したことのある，あるいは関心を持っている各検査に関する項目を徹底的に読むことで最大限に活用できる．もし実際のデータを手にしているのなら，データに該当する適切な項目を選ぶことができる．考え得る解釈に加えて，他の検査と共通する特殊なパターンの有用性をその項目が示唆することもある．もしこのようなことがなかったとしても，それらの検査に関する項目を同様に見，検査バッテリーに含めて検討することが有用なことは多い．一般に，施行される検査の領域が広ければ広いほど，得られる結論はいっそう正確になる．

　各検査の主な組み合わせを網羅するようには努めたが，項目を簡潔にし理解しやすくするために，可能な検査ペア間の組み合わせすべては含んではいない．したがって，補足的な情報は既に本著で取り上げた各検査に関する節をカバーすることで得られるだろう．

　ここで示したように分析結果は結局，脳がどのように機能しているかとい

う我々の知識と関連づけられる一貫性のあるパターンを，データの中に見つけ出すことに向けられる．しかし多くの場合，病前からの障害（あるいは多発的な損傷）によって所見は幾つものパターンが重なり合い互いに影響し合うので，結果は"教科書"通りにはならない．このような場合，個人差は患者データの何らかの詳細な分析で同定し説明することが重要となる．このような乖離は，たとえ表面的には説明困難でも，仮説（病前の状態のような），論理，統合における誤りを反映したり，データの中に施行や採点の誤り，不適切な標準の使用あるいは患者側の不十分な努力に起因する，妥当性を欠くものがあることを示唆していることもある（故意によるものかあるいは投薬のような外的要因の結果のいずれでも）．

評価自体はこのような乖離を説明し矛盾のないようにする技法である．というのも，その乖離はまさしく我々が同定し理解しようとしている個人差の核心をなすからである．これを行う時に伴う努力は，簡単な"解説書"を使い解釈することよりもはるかに大変である．しかし，的確さの向上と，より良い患者のケアによって報われる．ここで示唆される解釈は，患者の長所と短所を十分理解するための努力のほんの入り口に過ぎないと考えなくてはならない．これらのことが，次に脳がどのように働いているのかという知識と脳と行動の関係の十分な理解とに結びつくはずである．そうしてこそ，確実な鑑別的結論に至ることができる．

第 1 節：全般的知能

ウェクスラー成人知能検査-Ⅲ（WAIS-Ⅲ）
Wechsler Adult Intelligence Scale-III (WAIS-III)

ウェクスラー知能検査は言うまでもなく，今日最も広く用いられている知能尺度である．したがって，どのような包括的な検査バッテリーにも非常に重要である．解釈は二つのレベルで行うことができる．要約得点（summary scores）と個人の下位検査評価点である．この節では指標得点に解釈の焦点をあてるが，後の節では適当なトピックのもとでの個々の下位検査に焦点をあてる．

■解　釈■

1. 全検査IQ（FSIQ）は，理論的には個人の平均的な一般的機能レベルの優れた尺度と考えられている．他の認知能力がこの得点の周辺にグループをなすことが多く，これらの得点の三分の二は1標準偏差内に，95％が2標準偏差内に入ると想定されている．しかし，個人の諸能力はこの平均から大幅にばらつくことがある．
2. 言語性IQと動作性IQの間に15点を上回る差がある時には，全検査IQの解釈は慎重に行わなくてはならない．このような場合は，言語性検査の得点は全検査IQとではなく言語性IQ（VIQ）と，また非言語性検査の得点は動作性IQ（PIQ）と比較すべきである．
3. 全検査IQはどのような状況下でも脳損傷を意味するわけでも，あるいは除外するというわけでもない．脳損傷はIQと無関係に生じる．たとえ全検査IQが予測されたレベルである時ですら，損傷はそれでも生じていることがある．同様に，得点が予測されたレベルより低くても，脳損傷ではなく予測の誤りを表していることがある．
4. 慣習的に，言語性IQ−動作性IQの15点を上回る差が臨床的に重要視されている．しかし，このような差を生じる頻度はIQに伴い大きく増加する．80未満のIQレベルで，対象群に15点の差が出る見込みはわずかに約7％，一方，120を上回るIQレベルでこのような差が生じるのは，その場合のほぼ四分の一である．結果的に，20点の差は，さらに高いIQではもっと多い（健常者では，その場合の約10％に生じる）．
5. 動作性IQが言語性IQより高く両者の差が著しい場合は，最近生じた脳損傷と関連していることは稀である．教育の乏しさに関係していることもあるし，母国語を英語としない人に観察されることもある．言語機能の発達を阻害した子供時代の脳損傷（通常6歳以前）が関連していることもある．優位半球の言語野に重篤な障害をもたらす損傷（最も多いのは脳卒中，開放性頭部外傷あるいはこの領域にかなりの出血のある頭部外傷）は例外である．
6. 言語性IQが動作性IQより高い両者の著しい差は，非優位半球への頭部外傷あるいは皮質下の脳損傷後にかなり一般的に見られる．しか

し，この得点パターンは優位半球の頭部外傷後にも起こり得る．なぜなら，運動障害が符号問題や積み木問題での反応を遅らせるからである．このような障害は，非神経学的障害（たとえば，関節炎）あるいは神経学的障害（たとえば，多発性硬化症）に見られるような，末梢性の運動障害で生じることも多い．このような場合は，障害が認知障害を示唆していると確信を持って解釈することはできない．

7. 神経学的要因があろうとなかろうと，視力の低い患者では動作性IQが低くなることがある．

8. 知覚体系（Perceptual Organization: PO）と言語理解（Verbal Comprehension: VC）の指標の比較は，動作性IQと言語性IQの比較と同様の方法で行うことができる．実際これらの得点は，基盤をなす認知過程の純粋な因数上の尺度を提供するので好まれることが多く，より正確な所見を導くことがある．

9. ワーキングメモリは注意の指標で，即時的な作動記憶過程である．この得点は，全検査IQの15点以内に入らなくてはならない．頭部外傷や脳障害のある大半の状況では，この得点は一般に他のIQ得点と比較した時に予測範囲内に収まることが多い．他の指標と比較してワーキングメモリが低い場合は，脳損傷より情動や動機の過程を示唆していることが多い．というのは，この得点は言語性IQや動作性IQほど，脳損傷による影響を受けないはずだからである．

10. WAIS-IIIのワーキングメモリをWMS-IIIのワーキングメモリと比較することがある．2つの指標には共通する部分があり，WAIS-IIIでは，指標は算数，数唱，文字数字序列を基にしている．WMS-IIIでは，指標は視覚性記憶範囲，文字数字序列を基にしている．その結果，WAIS-IIIの方が低得点なら，一般に数字に関する働きの障害を示唆し，一方，WMS-IIIの方が低得点なら短期的な視覚－空間保持の障害を示唆している．

11. 文字数字序列を含むために，ここでのワーキングメモリはWAIS-RとWMS-Rにおける同じワーキングメモリ指標とは非常に異なる．この課題は患者に課される要求という点で逆唱と似ているが，広範囲に及ぶ障害のある患者にとっては非常に難しい．その結果，WAIS-RあるいはWMS-Rを用いた早期の検査からは臨床的に確かな低下の

徴候が何もない患者に，新しいワーキングメモリ指標は古い尺度より1標準偏差ほど，頻繁に低くなると推定されることが多い．結論として，低下を確認するには2標準偏差を上回る（きわめて稀だが）差が必要となるであろう．

12. 知覚速度指標（Perceptual Speed Index: PSI）（符号問題と符号探索からなる）には，一般にすべての臨床例にわたり障害が見られる．これらの検査は，速度，持続的注意，記憶，そして教示理解を必要とする．いずれも運動障害（中枢性でも末梢性でも），記憶障害，集中困難，教示理解の障害，混乱，不安，抑うつ，決定困難，躊躇，活動亢進，フラストレーション耐性，動機，疲労，そして衝動性による影響を受ける．このようなことから，言語性あるいは動作性IQのより低い方と比較した時の著しい低得点（15点）は，心理的あるいは器質的に著しい障害を示すが，その障害の性質を明確にするわけではない．

13. 通常の目的はIQ得点を病前の機能レベルと対比させることである．多くの方法がこのような予測のために作られた．最も一般的なものは，WAIS-Ⅲ自体の中から引用された尺度で，人口統計学上の測定に基づいている．

14. WAIS-Ⅲの尺度の中で病前のIQを最も物語るのは，一般的知識，一般的理解，単語問題，そして絵画配列である．このことは，これらの尺度が"固定（hold）"検査，つまり脳損傷や他の障害の後ですら，理論的には得点が"固定"される尺度であるという仮定に基づいている．このような得点は個々人の場合には役立つが，そうではない状況も多い．第一に，損傷の結果として言語障害を生じた患者は，これらの尺度で得点がより低下することが多い．第二に，視覚障害は絵画配列の成績に影響を及ぼす（ただし，WAIS-Ⅲの絵画は以前のWAIS版よりはずっと見やすい）．

15. 動作性IQを推定する際に，これら4つの尺度のどれを使うかは個人によって異なる．病前の言語性IQを推定する時，一般的知識，一般的理解，そして単語問題の組み合わせが最もよく使われる．これは3つの下位検査に対する年齢補正得点を合計し2倍すればよい．その結果は，WAIS-Ⅲマニュアルの中の言語性IQ表を使い，言語性IQに換算することができる．

16. 全検査IQを推定する場合には，4つの下位検査（一般的理解，一般的知識，単語問題，絵画配列）すべての得点を合計しなくてはならない．さらに，その得点を4で割り（平均をとるため），11を掛ける（得点を全検査IQの全11下位検査へ投影させるため）．これをWAIS-Ⅲマニュアルの中の全検査IQ表を使って，全検査IQへ変換することができる．

17. どのような場合も，病前のIQを推定するために使う検査を，患者の最高得点を基に選んではならない．このような手順をとると病前のIQを過大評価し，何らかの見かけ上の低下を誇張してしまうことが非常に多い．

18. 脳損傷あるいは精神障害の後，言語性IQと言語理解指標（Verbal Comprehesion Index: VCI）は，全検査IQあるいは動作性IQより通常は安定している．病前の言語性IQあるいは言語理解指標からの著しい変化（病前推定値より最低でも10点を下回る得点）は深刻な脳損傷と関係することが多いが，軽度の頭部外傷あるいは中等度ですら稀にしか見られない．

19. 全検査IQに最低でも10点の低下がある場合は障害を示唆するが，障害の性質についてはそれほど明らかではない．このような低下は，抑うつ，不安，脳損傷，注意障害，そして疲労・動機により生じることがあり，より重度やより軽度の脳損傷のどちらでも見られる．しかし，結果の低下をもたらすかもしれない付加的要因があるので，それほど明確な解釈をすることはできない．

20. 病前のIQは人口統計学的情報を基に推定することもできる．これは，脳損傷や他の障害から影響を受けている可能性がある患者からの協力や反応を何ら必要としないので，非常に魅力的な選択肢である．このような方式では，教育，職業，居住地，性，そして民族などの情報を，推定IQにおける変数として一般に使う．

21. このような人口統計学的アプローチが，大きな人口集団のIQを推定する際には上手く働く一方で，臨床現場で個々人へ対応しようとする時には深刻な限界にぶつかる．以下のことが挙げられるが，これだけに限らない．(1) 平均から1.5標準偏差より高い，あるいは低いIQを評価する際の難しい問題，(2) 個々人にとっては意味のない少数グ

ループと特定の地域への偏り，(3) 個人差を無視する短絡的なアプローチによって単純に導かれる不正確さ，(4) 得点で1標準偏差を超える誤りの許容範囲，(5) 職業あるいは地域といった変数に関する符号化方法の限界，(6) このような得点が診断と解釈の誤りに繋がりやすい傾向，である．このような問題がある結果，これらのアプローチはどれも臨床現場では適切なものとして認めることができない．

22. 全検査IQは個人の平均的能力の一般的指標としての役割を果たすので，他の得点はこの得点に近づくことが多いと推測される．これは"推測反応"指標として使われることが多く，全検査IQを下回る得点は"劣位"を表すものとして，上回る得点は"優位"を表すものとして解釈される．そこで，優位や劣位のこのパターンは，特定の脳障害あるいは脳損傷の特定部位を示唆するパターンを示すものとして解釈することができる．

23. 全検査IQを他の得点のベースラインとして使うためには，幾つか制約がある．第一に，全検査IQそれ自体が脳損傷による影響を受けていることがあり，それが予測されるベースラインを下げ，存在するであろう障害の程度を最小限に評価してしまう．第二に，認知的な性質の薄い能力は全検査IQとほとんど関係がない．それはたとえば運動と感覚の能力であり，本質的にIQとは無関係である．したがって，高いIQが良好な協調運動を示すわけでもなく，低いIQが優れた運動あるいは感覚動作を除外するわけでもない．第三に，場合によっては，末梢性損傷が特定の検査あるいは検査手順に影響を及ぼすが，全検査IQへの影響はそれほどでもない．最後に，言語性IQと動作性IQに15点を上回る差がある場合は，全検査IQを一般的なベースラインとして使ってはならない．このような状態では，言語性IQと動作性IQ（できれば，言語理解指標と知覚体系指標）を，それぞれ言語性と非言語性検査に代わるベースラインとして使うことがある．

24. IQのベースラインからの偏倚を解釈する時，すべての得点の三分の二はベースラインの上であれ下であれ，当然，1標準偏差に位置するものであることを忘れてはならない（第2章で論じたように，標準化母集団が比較可能であると仮定して）．平均から1標準偏差より低い得点は劣位と見なすことができようが，何ら脳損傷がない健常者でも

全得点の16％まではこの範囲に入ることを認識しておかなくてはならない．結論として，低得点は脳損傷があることの"立証"にはならないのである．どのような場合も，劣位の得点パターンが既知の損傷部位あるいは既知の病理学的過程に関係するパターンに沿うものかどうか考慮しなくてはならない．どちらの条件とも合致する場合にのみ，一揃いの検査結果から一貫した認知障害があるという確かな結論を得ることができる．しかしこのような場合でも，実際に障害の原因となる明確な病歴がなければ，この結論をだすことは不可能である．

25. 非常に高いIQの場合，予想以上に多くの得点がベースラインを下回ることが多い．IQが130を上回る時，別の検査で障害が確実に認識されるためには，少なくとも得点が2標準偏差はベースラインを下回る必要がある．

26. 非常に低いIQの場合，多くの検査における範囲の制約が解釈を困難なものにしている．多くの検査で，得点は平均より下に2から3標準偏差で底をつく．その結果，損傷がある時ですら，得点は1標準偏差よりも低下するあるいはIQベースラインより下回ることはありえない．

27. WAIS-ⅢのIQ得点は，平均より下に3標準偏差を最低としている．その結果，得点が実際には平均より4から6標準偏差低い患者が，標準より3標準偏差程度低いIQ得点を見せることが多い．このベースラインを，もっと低い段階がある神経心理学的検査と比較した場合，意味のない明らかな乖離を生じる．

ウェクスラー成人知能検査-Ⅲ（WAIS-Ⅲ）の文献

Boone, D. E. (1998). Specificity of the WAIS-R subtests with psychiatric inpatients. *Assessment, 5*, 123–126.
Campbell, J. M., & McCord, D. M. (1996). The WAIS-R comprehension and picture arrangement subtests as measures of social intelligence: Testing traditional interpretations. *Journal of Psychoeducational Assessment, 14*, 240–249.
Flynn, J. R. (1998). WAIS-III and WISC-III gains in the United States from 1972 to 1995: How to compensate for obsolete norms. *Perceptual and Motor Skills, 86*(3; part 2), 1231–1239.
Golden, C. J., Zillmer, E., & Spiers, M. (1992). *Neuropsychological assessment and intervention*. Springfield, IL: Charles C Thomas.
Hawkins, K. A. (1998). Indicators of brain dysfunction derived from graphic representations of the WAIS-III/WMS-III Technical Manual clinical samples data: A preliminary approach to clinical utility. *Clinical Neuropsychologist, 12*(4), 535–555.
Kramer, J. H. (1990). Guidelines for interpreting the WAIS-R subtest scores. *Psychological Assess-

ment, 2, 202–205.
Lobello, S. G., Thompson, A. P., & Evani, V. (1998). Supplementary WAIS-III tables for determining subtest strengths and weaknesses. *Journal of Psychoeducational Assessment, 16*(3), 196–200.
Matarazzo, J. D. (1972). *Wechsler's measurement and appraisal of adult intelligence* (5th ed.). New York: Oxford University Press.
Ryan, J. J., Lopez, S. J., & Werth, T. R. (1998). Administration time estimates for WAIS-III subtests, scales, and short forms in a clinical sample. *Journal of Psychoeducational Assessment, 16*(4), 315–323.
Ryan, J. J., & Ward, L. C. (1999). Validity, reliability, and standard errors of measurement for two seven-subtest short forms of the Wechsler Adult Intelligence Scale-III. *Psychological Assessment, 11*(2), 207–211.
Sprandel, H. Z. (1995). *The psychoeducational use and interpretation of the Wechsler Adult Intelligence Scale-Revised* (2nd ed.). Springfield, IL: Charles C Thomas.
Wechsler, D. (1981). *WAIS-R manual*. New York: The Psychological Corporation.
Wechsler, D. (1986). *WAIS-R administration and scoring manual*. San Antonio, TX: The Psychological Corporation.
Wechsler, D. (1997). *WAIS-III administration of scoring manual*. San Antonio, TX: The Psychological Corporation.

(Charles J. Golden)

改訂版ピーボディー絵画語彙検査（PPVT-R）
Peabody Picture Vocabulary Test-Revised (PPVT-R)

　改訂版ピーボディー絵画語彙検査（PPVT-R）は簡単な検査で，10－20分で施行できる．一般に，全般的知的能力や認知障害のための手短に行えるスクリーニング検査として使われている．改訂版ピーボディー絵画語彙検査は右半球の視覚刺激を左半球の単語知識と統合させる能力を評価する．したがって改訂版ピーボディー絵画語彙検査は，基本的な病前の能力，あるいは場合によっては，全般的な神経学的統合性やより特殊なタイプの損傷に関係する複雑で多面的な能力を評価する（Kaufman, 1990）．

■解　釈■

1. 改訂版ピーボディー絵画語彙検査は標準的なアメリカ英語の語彙理解能力を評価する．それは言語能力の尺度であり，全般的知能の重要な側面である．改訂版ピーボディー絵画語彙検査はWAIS-R言語性IQと全検査IQと中等度の相関性がある．改訂版ピーボディー絵画語彙検査はWAIS単語問題と非常に類似し，WAIS成人知能検査における全般的知能を推定する単独の方法としては，最も優れている．
2. 多くの場合，改訂版ピーボディー絵画語彙検査とWAIS単語問題では同じような得点がでる．このような場合，病前の知的能力は良好で

あったと推定できる．ただし，失語がある時はどちらの得点も低下する傾向にある．

3. 単語問題で改訂版ピーボディー絵画語彙検査よりも高い機能評価がでる場合，患者は視覚的分析と識別に障害を抱えていることが多く，これは他の言語性検査にも表される．このような障害が生じるとすれば，通常は右半球後方である．

4. 単語問題が改訂版ピーボディー絵画語彙検査の得点より高い場合，患者が改訂版ピーボディー絵画語彙検査の多項選択式で保続反応を示すために成績が低く，最初か最後の答えを繰り返し選んでいることが多い．これは左前頭葉あるいは両側前頭葉障害と関係していることが非常に多い．

5. 改訂版ピーボディー絵画語彙検査の得点が単語問題より高い場合，第一に考えられる理由は表出性の言語障害である．というのは，単語問題が表出能力に大きく依存しているからである．重篤な非流暢性の場合，患者は言語的に意思伝達あるいは返答することができなくなる．このような非流暢性は左半球前方への損傷を示唆している．さらに，後方の損傷が迂言をもたらすこともあり，患者は答えをめぐる周辺の話はするが決して正確に的を射た反応にはならない．

6. 改訂版ピーボディー絵画語彙検査がIQを過大評価していることが疑われる場合，検査中断に必要とされる8項目中の6つの誤りよりも，通常は，患者が8項目ごとに一貫して4つか5つの誤りを犯すパターンが見られることが多い．このような場合，患者が8項目中5つ誤った初回を，IQへの影響を評価するための理論上存在する天井レベルとして使うと便利である．実際のIQは通常，この値と8つのカットオフ中6つを用いて示される値の間にある．

7. 視覚失認は患者が絵を理解することができないか，あるいは正確に説明することができない時に考慮しなくてはならない．視覚性無視も，患者が反応ページの片側（つまり，右側か左側）にある選択肢を無視する時は明らかである．これは一般に，レイ複雑図形，積み木問題，そしてベンダーゲシュタルト検査などのような検査で見られる．

8. 改訂版ピーボディー絵画語彙検査は優位半球機能の指標として使われることが多いが，改訂版ピーボディー絵画語彙検査における反応は視

覚 − 空間刺激と言語知識との複雑な統合を表している．これは他の検査手段における得点の浮動性，あるいは言語能力に関する他の指標における得点の低下を解釈するための重要な手がかりを提供し得る．さらに，改訂版ピーボディー絵画語彙検査は残存する語彙と蓄えられている知識の指標としてはもちろんのこと，病前の知的機能の推定値としても使われてきた．

9. WAIS-Ⅲと同様，ピーボディー絵画語彙検査のIQはWAIS-Ⅲの節でも記述したように，他のあらゆる検査と比較するためのベースラインとして使うことができる．しかし，この得点はWAIS-Ⅲの全検査IQほど一般的ではないので，優れた指標とも言えない．全検査IQと比較したピーボディー絵画語彙検査のベースラインからの偏倚量は，全検査IQからのピーボディー絵画語彙検査の偏倚に，全検査IQからの他の検査の偏倚を加えたものに等しい．結果的に，全検査IQのベースラインからの1標準偏差の差は，ピーボディー絵画語彙検査のベースライン（23点）からの1.5標準偏差まで偏倚が拡大する．

10. ピーボディー絵画語彙検査は言語性表出能力を必要としないので，表出能力を必要とする検査に対しては優れたベースラインを提供する．このことは，本著で述べた言語的流暢性と言語能力の検査はもちろんのこと，WAIS-Ⅲの主要な言語性検査（単語問題と一般的理解，そしてそれほどではないが類似問題と一般的知識）についても言える．ピーボディー絵画語彙検査の得点と言語性表出障害の差は，左半球前方の損傷で見られることが非常に多い口頭表出の障害を示している．

11. ピーボディー絵画語彙検査はまたボストン呼称検査のような，患者に特定の物品呼称を求める検査との優れた比較を提供する．ピーボディー絵画語彙検査では患者に呼称を課さないので，ピーボディー絵画語彙検査における好成績がボストン呼称検査（あるいは同様の検査）における低成績を伴う時は，視覚的同定障害あるいは知的障害というより特異的な呼称障害を示唆している．どちらの検査も低成績なら，呼称障害それ自体よりも視覚あるいは知的障害を示唆している．このような場合には，WAIS-Ⅲにおける単語問題と類似問題との比較が役に立つ．なぜなら，これらの検査には言語性の表出要素はあるが，視覚性の要素がないからである．もしこれらの検査の成績が良け

れば，障害は言語性よりも視覚性である可能性が高い．
12. ピーボディー絵画語彙検査の低成績が視覚的な制約によると考えられる場合，視覚 - 空間検査との比較が有用である．絵画完成はピーボディー絵画語彙検査より視覚的細部へいっそう注意を払う必要がある．そのため絵画完成が好成績なら，ピーボディー絵画語彙検査から視覚障害を除外できる．同様にまた絵画配列が好成績なら，一般に誤りの原因としてピーボディー絵画語彙検査の視覚的要因を除外することができる．
13. ピーボディー絵画語彙検査における誤りが保続や衝動に起因することもある．このような場合，患者は同じ位置の絵を繰り返し拾い，低成績につながる．これは，産出された答えのパターンを観察することにより除外できる．この特殊な障害は，呼称検査（たとえば，ボストン呼称検査）や絵画完成の好成績を伴うことがある（絵画配列ほど多くはないが）．他の多項選択式検査（たとえば，ピーボディー個人学力検査）で同様の成績を伴うことがあるが，より自由に解答できる検査（たとえば，広域学力検査）はそうではなく，ハルステッドカテゴリー検査，ウィスコンシンカード分類検査，そしてストループ色彩単語検査のような前頭葉検査は低成績である．

改訂版ピーボディー絵画語彙検査（PPVT-R）の文献

Altepeter, T. S., & Johnson, K. A. (1989). Use of the PPVT-R for intellectual screening with adults: A caution. *Journal of Psychoeducational Assessment, 7*, 39–45.
Craig, R. J., & Olson, R. E. (1991). Relationship between Wechsler scales and Peabody Picture Vocabulary Test-Revised scores among disability applicants. *Journal of Clinical Psychology, 47*(3), 420–429.
Dunn, L. M., & Dunn, L. M. (1981). *Peabody Picture Vocabulary Test-Revised: Manual for Forms L and M*. Circle Pines, MN: American Guidance Service.
Kaufman, A. S. (1990). *Assessing adult and adolescent intelligence*. Boston: Allyn and Bacon.
Ingram, F., Caroselli, J., Robinson, H., Hetzel, R. D., Reed, K., & Masel, B. E. (1998). The PPVT-R: Validity as a quick screen of intelligence in a postacute rehabilitation setting for brain-injured adults. *Journal of Clinical Psychology, 54*(7), 877–884.
Lamport-Hughes, N. (1995). Learning potential and other predictors of rehabilitation. *Journal of Cognitive Rehabilitation, 13*(4) 16–21.
Morgan, A. W., Sullivan, S. A., Darden, C., & Gregg, N. (1997). Measuring the intelligence of college students with learning disabilities: A comparison of results obtained on the WAIS-R and the KAIT. *Journal of Learning Disabilities, 30*(5), 560–565.

(Jason King)

第2節：視覚－空間検査

積み木問題（WAIS-Ⅲ）
Block Design Subtest (WAIS-III)

　積み木問題は，WAIS-Ⅲの6つある動作性下位検査のうちの一つである．この検査は全体を部分部分に分解することにより，図案を認知し分析する能力を評価する．視覚－構成能力と非言語的論理性に関係がある．原版では，多くの種類の脳機能障害に鋭敏な基礎的な抽象的指標と考えられた．

■解　釈■

1. 患者の問題解決アプローチを観察しなくてはならない．過剰に積み木をいじりまわす，あるいは作り終えた物を確認し損ねるなら，不安を表している．確認のし損ないは衝動性を示唆することもあり，前頭葉あるいは皮質下障害を示している．
2. もし患者がより見やすい視点を得ようと体の向きを変えたり図案中の積み木の間に隙間が残されているようなら，後方損傷を示す視覚－知覚障害を示唆している可能性がある．このような患者は図案を分析するよりも，試行錯誤によるアプローチをとることがある．
3. 基本的な図案が認識できないほど著しく歪み，ことによると2×2あるいは3×3の正方形構造すら失っている時は，一般に右後方障害を示唆している．半側無視もこのような場合に見られることがある．
4. 緩慢な運動能力を伴う反応の遅延は，単に課題の運動的要求度が高過ぎることを示唆していることがある．このようなことは，皮質下や末梢性の運動障害はもちろんのこと，優位半球の運動野損傷で見られることが非常に多い．障害が運動能力の制約によると考えられる場合，患者が正答できるかどうか見るために時間超過を許可することもある（ただし，制限時間後の反応はWAIS-Ⅲのどの下位検査でも決して得点にはならない）．
5. もし右半球に基づく空間能力低下が見られるなら，WAIS-Ⅲのマトリックス下位検査や，ベンダー視覚運動ゲシュタルト検査のような他

の視覚 – 運動検査はもちろんのこと，積み木問題の得点が低下するはずである．描画検査が正常な時にのみ積み木問題が低得点なら，より具体的な描画検査と対照的に，図案の抽象的性質に関する障害を表していることがある．

6. 積み木問題は言語を媒介させる方略を使えば，平均レベルの成績をとることができる．複雑な描画検査よりも，このような方略の影響を受けやすいようである．したがって，特に右半球後方に損傷がある知能の高い患者では，積み木問題の成績がこのような他の構成課題より好成績となることがある．言語的媒介を利用するこのパターンには，積み木問題の好成績，マトリックスの好成績，そして簡単な描画は好成績だが複雑な描画（たとえば，レイ複雑図形）の低成績，顔の記憶尺度と簡単には符号化できない他の課題における低成績が一般に含まれる．このパターンは一般に，言語性検査での優れた成績も伴う．

7. 最初の図案に緩慢または誤りがあるなら，深刻な認知障害，精神遅滞，教示理解の能力障害，あるいは重度の運動能力の低下を示唆している．マニュアルで認められているように，患者が課題を理解していることを確認するためには時間をかけるべきである．時折，積み木の上面だけではなく側面も合わせなくてはならないと信じるせいで，課題をほとんど不可能にしてしまう患者がいる．

8. どのような種類の脳損傷があっても得点は低下する傾向にあるので，先に指摘したように，質的側面を評価することなく低成績を脳のある部位と直ちに関係づけることはできない．しかし，一般に成績が最も影響を受けるのは，頭頂葉後方と右半球の領域を含む局在病巣が関係する時である．この反応は一般に緩慢さだけではなく，積み木の空間的パターン全体の歪みや乱雑さによっても特徴づけられる．

9. 左頭頂葉に損傷がある患者が検査を受ける時の行動は，図案を扱う際の，混乱，単純性，そして具体性により特徴づけられる．このような患者は，問題解決のために整然としたアプローチをとる傾向があり，通常，左から右へ作業を進める．四角い図案の全体的な形は通常保たれる．患者は最後の積み木を適切な位置に置くことが最も困難なことが多い（それが右側にあることが多いため）．時間的制約が得点を下げる原因となることが多い．誤りは，右頭頂葉損傷で見られる粗大な

歪みよりむしろ，たいてい1,2ヶの積み木の回転を伴う．
10. 右半球損傷の患者は図案の右から左へ作業を進める傾向がある．このような患者は見当識が混乱し，図案を歪め，図案の四角い形を保持することが困難で，知覚の誤りを呈する傾向がある．
11. 重度の前頭葉損傷がある患者では，不注意，具体化，そして論理的分析の欠如が目立つ．このような患者は行き当たりばったりの方法で図案に取り組みがちで，その結果を修正できないことが多い．具体化は患者がとる問題解決のアプローチから明らかになることがある．患者は上面を見るだけではなく側面も見て，図案を再現しようとすることがある．衝動的に図案を終わらせてしまうこともある．比較的軽度の前頭葉損傷では，反応にまったく影響を及ぼさないことも多く，特に主となる損傷が左側にある時はそうである．
12. 積み木問題は，初期の痴呆，特にアルツハイマー型で影響を受けやすい．このような患者は衝動的で，教示に従いにくい．さらに，積み木の重要な側面（色が交じり合った四角において，白と赤を隔てている線の傾きなど）を無視する，あるいは試みが無計画なことがある．
13. 図案（最後の2つは除く）の不適切な回転（30度を上回る）は，右半球後方の障害を示唆している．
14. 積み木問題は好成績だがWAIS-Ⅲマトリックスが低成績なら，図形の抽象的図案を内的に構成することの障害を示唆していることが多い．特に，後の方の図案で，積み木の始まりと終わりの境がはっきりしない時はそうである．これは軽度の右半球損傷を示唆するが，部分的には補塡される．さらに，マトリックス項目は，より卓越した構成能力の必要性を示すこともあり，積み木問題よりも素材を能動的に分析し構成する必要がある．
15. 積み木問題は低成績だがWAIS-Ⅲのマトリックスが好成績なら，二つの可能性が考えられる．第一に，マトリックス（レーヴンマトリシスも同様）は時間を測定しない．したがって，正確だが反応が遅い患者は積み木問題ではペナルティーを科されるが，マトリックスや多くの描画検査では科されない．これは脳損傷を表している可能性があるが，細部へ向けられる強制的な注意を表していることもある．このような障害は符号問題の低得点として示されるが，絵画配列は必ずしも

低得点にはならない（時間は測定されるが，制限時間にはかなり余裕がある）．第二に，既に述べたように，積み木問題はより抽象的な空間課題である．患者は図案を解くために必要な積み木問題のパターンを制限時間内で見て取れないことがある．興味深いことに，もしこのような患者が構成的な方法でパターンを分析する方法を示されると，あっという間に改善する．

16. ベンダー視覚運動ゲシュタルト検査あるいは時計描画検査のような描画検査は低成績だが積み木問題が好成績なら，一般に巧緻運動制御の障害を表している．積み木問題は時間を測定する運動性課題であるが，より複雑な描画や構成課題ほどは精緻な協調性を必要としない．このような場合には符号問題が緩慢となるが，符号探索の成績は正常となる．指たたき検査のような単純な運動速度の検査が正常な場合もあるが，グルーヴド・ペグボード（Grooved Pegboard）検査や触覚動作性検査のようなもっと複雑な課題では反応緩慢となる．

17. 触覚動作性検査の好成績と積み木問題の低成績が組み合わさった場合，空間能力は正常だが，視覚あるいは視覚性運動能力の障害を示唆している．触覚動作性検査が好成績であることは，空間あるいは運動能力のいずれの障害とも矛盾する．このような場合，複雑な描画課題や良好な視覚的分析を必要とするマトリックスや絵画配列のような検査でも低成績となることがある．触覚動作性検査とこれらの視覚性検査間の乖離は，動作性検査が伝統的な方法で解釈できないこともあることを示す重要な指標である．

18. 積み木問題が低成績で指たたき検査のような基本的課題での運動も低成績である場合は，低成績の主要な原因として運動障害を示唆している．このような場合，時間を延長させると患者は図案を完成させられる．得点は採点変数としてどの程度の時間が使われるかにより様々となるが，時間を測定するすべての視覚－運動課題でやはり反応は遅くなる．運動反応が重度の障害を負っている場合，積み木問題は妥当性に欠けやすく解釈すべきではない．

19. 積み木問題での低成績に線分定位の低成績が組み合わさった場合，空間能力の障害を示唆している．このような場合，空間能力に依存し，代替的な言語的方略を容易には介せないすべての検査に障害が見られ

る.

20. 言語障害による教示の二次的な理解障害がある場合，検査は広範囲に及ぶ言語的教示に依存するので反応に深い影響を及ぼす可能性がある．マニュアルでは繰り返しは一回きりだが，さらに例題を繰り返し教示を言い換えると，患者の課題理解が促されることがある．それでも誤りとなる場合，この検査の解釈は神経心理学的には限界である．

21. 積み木問題での低成績に，ベンダー視覚運動ゲシュタルト検査のような描画検査での好成績を伴うなら，図案の抽象的性質に関する障害を示唆している．

22. 時計描画検査の低成績に積み木問題の好成績が組み合わさった場合，構成能力もまた障害を負うことがあるが，視覚−空間能力の障害よりも視覚−運動あるいは運動能力の障害を示している．視覚−運動能力が影響を受けている時は，障害はベンダー視覚運動ゲシュタルト検査やベントン視覚記銘検査で明らかになる．マトリックス課題や他の非運動性視覚的課題では，正常な反応が予測されるであろう．

23. 積み木問題が好成績であるにもかかわらず視覚形態識別検査が低成績なら，保続の障害を表していることがある．これらは通常，触覚動作性検査でも明らかとなる．したがってもし，積み木問題，ベントン視覚記銘検査，そしてベンダー視覚運動ゲシュタルト検査が正常な一方で，視覚形態識別検査や触覚動作性検査に障害が見られるのなら，前頭葉の障害ないしは遂行機能の障害の可能性を考慮しなくてはならない．これはハルステッドカテゴリー検査，ウィスコンシンカード分類検査，あるいはトレイルメイキング検査試行Bのような前頭葉の検査と同様，一般にレーヴンマトリシスやWAIS-Ⅲのマトリックスの低成績として表される．

24. 視覚形態識別検査が好成績であるにもかかわらず積み木問題が低成績である場合，基本的な視覚過程は正常であり，積み木問題の時間的側面あるいはより分析的な空間的要素のいずれかが障害の原因であることを示唆している．もし障害が時間だけにあるのなら，その場合は制限時間のない検査（WAIS-Ⅲマトリックス，レーヴンマトリシス，ベンダー視覚運動ゲシュタルト検査，ベントン視覚記銘検査）が適切に行えるはずである．もし空間障害があるなら，このような制限時間の

ない検査の場合も障害を生じると推測される.
25. 絵画配列の成績は，より純粋な視覚−空間検査（積み木問題，マトリックス，絵画完成）の平均的な評価点と直接比較すべきである．もし絵画配列がこれらの得点より最低でも3点より低ければ，言語性あるいは遂行／序列化能力の障害を考慮しなくてはならない．
26. フーパー視覚構成検査は正常だが，積み木問題あるいは他の構成課題に空間障害が見られる時は，視覚−運動障害を考慮しなくてはならない．
27. フーパー視覚構成検査に積み木問題とともに異常が見られる時は，全般的な空間障害を呈していることがある．

積み木問題（WAIS-Ⅲ）の文献

Boone, D. E. (1998). Specificity of the WAIS-R subtests with psychiatric inpatients. *Assessment, 5*, 123–126.

Campbell, J. M., & McCord, D. M. (1996). The WAIS-R comprehension and picture arrangement subtests as measures of social intelligence: Testing traditional interpretations. *Journal of Psychoeducational Assessment, 14*, 240–249.

Golden, C. J., Zillmer, E., & Spiers, M. (1992). *Neuropsychological assessment and intervention.* Springfield, IL: Charles C Thomas.

Hawkins, K. A. (1998). Indicators of brain dysfunction derived from graphic representations of the WAIS-III/WMS-III Technical Manual clinical samples data: A preliminary approach to clinical utility. *Clinical Neuropsychologist, 12*(4), 535–555.

Kramer, J. H. (1990). Guidelines for interpreting the WAIS-R subtest scores. *Psychological Assessment, 2*, 202–205.

Lobello, S. G., Thompson, A. P., & Evani, V. (1998). Supplementary WAIS-III tables for determining subtest strengths and weaknesses. *Journal of Psychoeducational Assessment, 16*(3), 196–200.

Matarazzo, J. D. (1972). *Wechsler's measurement and appraisal of adult intelligence* (5th ed.). New York: Oxford University Press.

Ryan, J. J., Lopez, S. J., & Werth, T. R. (1998). Administration time estimates for WAIS-III subtests, scales, and short forms in a clinical sample. *Journal of Psychoeducational Assessment, 16*(4), 315–323.

Sprandel, H. Z. (1995). *The psychoeducational use and interpretation of the Wechsler Adult Intelligence Scale-Revised* (2nd ed.). Springfield, IL: Charles C Thomas.

Wechsler, D. (1981). *WAIS-R manual.* New York: The Psychological Corporation.

Wechsler, D. (1986). *WAIS-R administration and scoring manual.* San Antonio, TX: The Psychological Corporation.

Wechsler, D. (1997). *WAIS-III administration and scoring manual.* San Antonio, TX: The Psychological Corporation.

（Samantha Devaraju-Backhaus）

ベンダー視覚運動ゲシュタルト検査（Bender）
Bender-Visual Motor Gestalt Test (Bender)

　ベンダー視覚運動ゲシュタルト検査（Bender）は比較的簡単な検査である．つまり，制限時間，記憶要素，あるいは患者の不安感を増すような，厳密で制約的な教示を必要としない．多くの患者にとってこの検査は，もともと子供のゲシュタルト機能の発達を検査するために作られたことから，その明らかな単純さがゆえに取り組みやすい検査である．レイ複雑図形あるいは同様の非常に複雑で緻密な図案のように，患者を困惑させることもない．脳損傷に対するスクリーニングを目的にベンダー視覚運動ゲシュタルト検査を使うことは一般に問題があるとされてきたが，比較的複雑な視覚−運動−構成能力の適切にして迅速に行える検査であることに変わりはない．さらに，他の検査が必要とするような複雑な構成能力を必要としないので，このような機能のより純粋な検査でもある．

■解　釈■

1. ベンダー視覚運動ゲシュタルト検査は，すべての脳損傷の検出に十分なほど鋭敏ではなく，たとえば左前頭葉に影響を及ぼす損傷がそうである．とは言え，この検査は頭頂葉の障害，特に右半球の障害に的を絞るにあたっては有用なことが立証されている（Crawford et al., 1992）．左頭頂葉に障害のある（特に脳卒中のような破壊性損傷後の）患者にも，この検査で障害が見られることがある．ベンダー視覚運動ゲシュタルト検査での好成績は，それのみでは可能性を完全に除外することはできないものの，頭頂葉の損傷を否定する強力な証拠となり得る．
2. アルツハイマー病（AD）の患者は，ベンダー視覚運動ゲシュタルト検査で過剰な誤りを犯す傾向があるので，この検査において低成績ならアルツハイマー病を疑う根拠になる．アルツハイマー病は後方に病巣があるので，ピック病のように病巣がより前方にある痴呆よりも早期のアルツハイマー病の方が障害が表に出やすい．
3. 検査プロトコルでは時間測定を必要としていないが，患者が図形を模写する際の性急さや遅延へ注意を払うことで，病因の判別に役立てる

ことができる．図案の模写に過度に長い時間を費やす患者は，何らかの認知的な低下を体験しているかもしれない．逆に，性急に模写し終える患者には前頭葉性の衝動性があるかもしれない．
4. 研究報告では，ベンダー視覚運動ゲシュタルト検査が比較的 IQ の低い患者で優れた器質的識別をすることが示唆されている．知能が高いと脳損傷の検出にはこの検査はあまり効果的ではないようである．そのため，IQ が 110 を超える患者は脳損傷があることが分かっていても，正常と判断されてしまいがちである．逆に，知能得点が低いと，脳損傷がなく IQ が 79 を下回る患者は器質的障害があるとする十分な基準を満たすという誤りを犯してしまうことがあり，比較的多くの偽陽性診断を下すことになる．
5. 教育それ自体はベンダー視覚運動ゲシュタルト検査を行うために必要とされないが，教育と知能との間には強い関連性があるので，その点では検査の成績に影響を及ぼすことになる．
6. 視覚–運動および運動能力から空間能力を区別するためには，運動性要素を必要としない視覚–運動検査（線分定位検査のような）との比較がある．一般に，実際に空間障害がある患者は，項目を非常に歪めた形で産出することが多いが，運動障害のみの患者は再現に緩慢が見られるだけである．患者がどのように反応するかという質的観察は，この点に関して重要な情報をもたらしてくれる．しかし場合によっては，線分定位検査のような基本的な空間課題は低成績だが，ベンダー視覚運動ゲシュタルト検査が好成績となる．このような場合，一般に補塡されてしまう局在損傷があることを示唆し，このために患者は損傷があるにもかかわらず，さらに複雑なベンダー視覚運動ゲシュタルト検査を行うことが可能となる．
7. 麻痺や重篤な運動障害が明らかな時は（指たたき検査のような検査に見られるように），反応の運動的側面に関する解釈には限界があるに違いない．非利き手を使っての反応で，空間能力についての解釈はできない．
8. ベンダー視覚運動ゲシュタルト検査においては，患者が教示を理解している限り，失語はごくわずかな影響しか及ぼさない．我々は患者が理解していそうになければどのような場合も，必要なら実際に例題を

やって見せ教示を繰り返した後に再度施行することを強く勧める．例題試行では実際の項目を用いることすらあるが，それはその程度の呈示で反応が変わるとは考えられないからである．このような手順は，検者に視覚－運動能力を検査しやすくする一方で，多くの視覚－運動検査を混乱させる可能性のある言語能力の介入を最小にする．しかしこの例題試行は，もし言語障害が利き手の運動障害を伴ったものであるなら効果はない．

9. 麻痺がないのに手指模倣がまったくできないのなら痴呆を示唆し，それは全般的である可能性もあるし，あるいは両側前頭葉損傷の患者に見られるような無気力と無関心を表していることもある．

10. 図形の左側を再現や認識あるいはページの左側へ描くことができないのなら，右後方損傷の最大の特徴である無視症候群を示していることがある．

11. ベンダー視覚運動ゲシュタルト検査は低成績だが積み木問題やマトリックスが好成績なら，一般に巧緻運動制御の障害を表している．積み木問題は時間を測定する運動性課題であるが，ベンダー視覚運動ゲシュタルト検査ほどは精緻な協調性を必要としない．このような場合には，符号問題が緩慢となるが，符号探索の成績は正常となる．指たたき検査のような単純な運動速度の検査が正常な場合もあるが，グルーヴド・ペグボード（Grooved Pegboard）検査や触覚動作性検査のようなより複雑な課題では緩慢となる．しかし場合によっては，このパターンが前頭葉の評価での低成績としても見られる抽象的項目の障害を示していることがある．

12. ベンダー視覚運動ゲシュタルト検査は好成績だが，レイ複雑図形のような複雑な描画検査の模写相が低成績な場合は，視覚－運動能力は正常であるが，構成能力の低下や複雑な空間能力の軽度の障害を示唆しているかもしれない．このパターンは後方の損傷より前方の損傷を示唆していることがある．

13. ベンダー視覚運動ゲシュタルト検査での好成績が，指たたき検査あるいはパーデュー・ペグボード検査のような課題での運動反応の低成績を伴うなら，視覚－運動能力と基本的な視覚－空間能力は正常だが運動速度の障害を示唆している．ベンダー視覚運動ゲシュタルト検査は

時間を測定しないので，運動速度は低下させるが基本的な協調運動に影響を及ぼさない損傷や条件による影響は受けない．これらは抑うつ，疲労，あるいは薬効などによる条件はもちろんのこと，軽度の脳損傷の場合もある．
14. すべての描画で運動面の振戦がないかどうか調べなくてはならない．
15. もしベンダー視覚運動ゲシュタルト検査が好成績でありながら時計描画がそうでなければ，障害は基本的な視覚−運動能力よりも計画性や時計の構成にありそうである．
16. ベンダー視覚運動ゲシュタルト検査での低成績に時計描画の好成績を伴うことは非常に珍しい所見である．この所見は動機あるいはベンダー視覚運動ゲシュタルト検査における基本的課題の理解の障害を示唆していることがある．
17. ベンダー視覚運動ゲシュタルト検査が好成績で，ベントン視覚記銘検査の模写相が低成績なら，細部を処理することの障害あるいは無視の存在が疑われることを示すことがある．一般に，これらの課題に必要とされる運動能力の難しさは，同程度である．しかし，記憶相のみが低成績ならば，視覚−運動の障害よりも記憶や構成の障害を示唆している．
18. ベンダー視覚運動ゲシュタルト検査は低成績だが，ベントン視覚記銘検査の模写相が好成績なら，一貫性に欠ける反応であることを表している．これは通常は見られないことで，動機あるいは要求課題の理解に浮動性があることを表しているのかもしれない．
19. 視覚形態識別検査が好成績にもかかわらず，ベンダー視覚運動ゲシュタルト検査が低成績なら，基本的な視覚過程は正常で，障害の原因としてベンダー視覚運動ゲシュタルト検査の運動的側面を示している．もし障害が運動性なら，非運動性の検査（WAIS-Ⅲマトリックス，レーヴンマトリシス）は十分にこなせるはずだが，他の構成検査（ベントン視覚記銘検査，積み木問題）に障害が見られることが多い．
20. 視覚形態識別検査が低成績であるにもかかわらず，ベンダー視覚運動ゲシュタルト検査が好成績なら，無視の存在あるいは視覚形態識別検査における多項選択式に関わる障害のいずれかを示唆している．もし無視が存在するなら，患者の誤りを分析すると中心図形の誤認よりも

周辺図形の省略を示すはずである．ベンダー視覚運動ゲシュタルト検査では，患者は描画ページの片側しか使わない傾向があり，中心線を越えることは稀である．さらに，同様の障害がレーヴンマトリシスあるいはWAIS-Ⅲマトリックスやベントン視覚記銘検査に見られる．もし多項選択式に原因があるなら，このような誤りは一般に保続的あるいは衝動的で，レーヴンマトリシスあるいはWAIS-Ⅲマトリックスに見られるかもしれない．このような誤りは，通常，前頭葉／遂行能力の障害を示している．

21. 絵画配列で運動能力が果たす役割はごくわずかなので，ベンダー視覚運動ゲシュタルト検査，符号問題，そして積み木問題と比較して，絵画配列，マトリックス，そして絵画完成が好得点なら，指たたき検査やパーデュー・ペグボード検査で測定されるような，利き手の基本的運動能力の障害を含むより基本的な運動尺度による分析の必要性が示唆されるはずである．ベントン視覚記銘検査や触覚動作性検査のような，他の視覚−運動課題での障害も検査すべきである．
22. フーパー視覚構成検査は正常だが，ベンダー視覚運動ゲシュタルト検査，積み木問題，あるいは他の構成課題に空間障害が見られる時は，視覚−運動障害を考慮しなくてはならない．
23. フーパー視覚構成検査がベンダー視覚運動ゲシュタルト検査，積み木問題，そして視覚形態識別検査とともに異常な時は，全般的な空間障害があるかもしれない．

ベンダー視覚運動ゲシュタルト検査（Bender）の文献

Canter, A. (1996). The Bender-Gestalt test. In C. Newmark (Ed.), *Major psychological assessment instruments* (pp. 400–430). Needham Heights, MA: Allyn & Bacon.
Crawford, J. R., Parker, D. M., & McKinlay, W. (1992). *A handbook of neuropsychological assessment*. East Sussex, UK: Lawrence Erlbaum Associates.
Dunn, L. M., & Dunn, L. M. (1981). *Peabody Picture Vocabulary Test-Revised: Manual for Forms L and M*. Circle Pines, MN: American Guidance Service.
Grant, I., & Adams, K. M. (Eds.) (1986). *Neuropsychological assessment of neuropsychiatric disorders*. New York: Oxford University Press.
Hain, J. D. (1963). Scoring system for the Bender Gestalt test (Project No. 7785). Washington, D. C.: American Documentation Institute.
Hain, J. D. (1964). The Bender-Gestalt test: A scoring method for identifying brain damage. *Journal of Consulting Psychology, 28*, 34–40.
Hellkamp, D. T., & Hogan, M. E. (1985). Differentiation of organics from functional psychiatric patients across various IQ ranges using the Bender-Gestalt and Hutt Scoring System. *Journal of*

Clinical Psychology, 41(2), 259–264.

Lezak, M. (1995). *Neuropsychological assessment* (3rd ed.). New York: Oxford University Press.

Walsh, W. B., & Betz, N. E. (1995). Projective and behavioral personality assessment. In *Tests and assessment* (3rd ed.). Englewood Cliffs, NJ: Prentice-Hall.

(Jennifer Selden)

レーヴンマトリシス
Raven's Matrices

1938年，Raven はスタンダード・プログレシヴ・マトリシス（Standard Progressive Matrices: SPM）の最初のシリーズを発表した．スピアマンの"g因子"の尺度として立案された紙と鉛筆を使うこの検査の主要な目的は，幅広い生活環境におけるあらゆる年齢の人々の非言語的な一般的論理的能力に関して，信頼性と妥当性のある情報を提供することであった．最初のシリーズの後，1947年に色彩プログレシヴマトリシス（CPM）と上級プログレシヴマトリシス（APM）が続き，尺度の幅が縦に拡がった．その後，レーヴンマトリシスは幾度か標準化され，臨床，教育，そして研究の場において，個人と集団のどちらの検査としても国際的に広く受け入れられた．

■解　釈■

1. この検査に関しては多くの同じような標準セットが存在するが，どれも明らかに抜きん出ているというものはない．他の検査と比較する時には，使用する標準セットの特徴を考慮することが非常に重要である．標準サンプルの基盤が分からないのならば，標準得点（素点ではなく）の解釈にも注意を払わなくてはならない．

2. レーヴンマトリシスは脳損傷の有無の指標ではなく（使われてきた場合もあるが），視覚-空間機能の特殊な側面と論理的パターンと論理的漸進性を確認する指標である．知的機能の一般的指標として使われることが多く，他の検査と比較のためのベースラインとして使うことができる．しかし，脳損傷に鋭敏であり，視覚-空間障害がある患者の病前の知能指標としては扱えない．もし患者が教示を完全に理解しているなら，発語障害の場合でも病前の推定値として使うことができる．しかし，言語性知能との相関性が有意でも，言語能力の低下が起きているという確実な結論をだすには，この推定値から25標準得点

もの差を必要とする．
3. 新しくなったWAIS-Ⅲにはマトリックスと呼ばれるレーヴンマトリシスに似た尺度が含まれている．二つの検査結果を比較することで，患者の反応の一貫性に関する有用な情報を得ることができる．しかし，採点システムやこれらの検査の基盤となる標準化母集団は著しく異なっている．今のところ，これらの検査間の関係を正確に同定する研究は十分ではない．
4. レーヴンマトリシスにおける反応は，視覚−空間能力と運動能力の両方を必要とする検査（たとえば，積み木問題や描画検査）での反応と比較することができる．しかしこのような比較は，より優れた標準サンプルに基づくWAIS-Ⅲマトリックス下位検査と行う方がよい．
5. 積み木問題やベンダー視覚運動ゲシュタルト検査のような視覚−運動検査よりも，レーヴンマトリシスの方が好成績なら，空間分析能力は良好だが視覚−運動能力が不良であることを示唆している．このような場合，より純粋な運動能力尺度（たとえば，指たたき検査）も施行するべきである．もし運動尺度で正常であると認められる場合は，視覚−運動の協調性に障害があるのかもしれない．もし運動尺度が低成績なら，視覚−運動能力に関する結論は得られない．レーヴンマトリシスで高得点を得るなら，脳の右後方領域が良好に機能していることを示唆している．
6. レーヴンマトリシスの低成績に描画や他の視覚−運動検査での好成績が組み合わさった場合，障害を受けているのは空間能力よりもパターン分析や論理的漸進分析であることを示唆している．これらは前頭葉損傷（脳のどちら側であっても）に，より関係がある．
7. レーヴンマトリシスや他の視覚的能力の検査での低成績は，右半球後方の損傷を示している．これは特に，無視の存在や構成能力の低下はあるが，利き側の運動障害がない場合に特に該当する．
8. 半側無視がある場合，患者はページの左側にある選択肢に反応しないことが多く，このため正答が左側にある時は多くの誤りを犯す．さらに刺激領域それ自体の左側を無視することもあり，同じような誤りを犯す．無視が疑われる時は，患者に何が見えるか述べてもらうことが有用なことが多い．

9. 前頭葉患者は保続的になりがちで，一般に同じ位置にある答を選び，他の選択肢を無視する．このような可能性がある場合，項目への反応パターンを注意して再検討しなくてはならない．
10. 優位半球に損傷のある患者の場合，レーヴンマトリシスは協調運動あるいは速度を必要とする検査とは得点が非常に異なることがある．"運動とは無関係" で時間を測定しない他の視覚 – 空間課題を加え，検査バッテリー中のこのような課題からの結果を組み合わせることにより，本当の視覚 – 空間能力のより優れた評価を得ることができる．
11. レーヴンマトリシスが低成績である場合，視覚的注意や視覚的無視の問題は常に除外しなくてはならない．これらの障害は，空間能力が正常であっても成績に大きな影響を及ぼすことが多い．場合によっては，触覚動作性検査で好成績を見せ，事実上，空間障害を除外する．
12. 言語障害はあるがレーヴンマトリシスが好成績なら，もともと正常な言語運用の既往がある時には，左半球の一側性損傷を示している．そうでなければ，この違いは脳損傷よりも教育や言語訓練の不十分さを表していることがある（英語の獲得が不十分である場合も含めて）．このような場合，レーヴンマトリシスは言語的な評価というよりも，知的潜在能力をより効果的に表しているかもしれない．
13. 失語がないのにレーヴンマトリシスが低成績であるというのはそれほど特殊なことではなく，左右半球いずれか前方の損傷あるいは右半球後方の損傷を表していることがある．一般に，積み木問題と描画検査の低成績が組み合わさった時，このような障害は右半球後方の損傷を表しやすい．しかし，レーヴンマトリシスのみに障害が見られる時は，このことは前方の損傷あるいは以前から知的障害があったことすら表していることが非常に多い．
14. 失語がありレーヴンマトリシスが低成績なら，左半球損傷あるいはより全般的な障害を表していることがあるが，必ずしも常に右半球損傷を伴うとは限らない．
15. 積み木問題は好成績だがレーヴンマトリシスが低成績なら，図形の抽象的図案を内的に構成することの障害を示唆していることが多い．特に，後の方の図案で，積み木の始まりと終わりの境がはっきりしない時はそうである．これは軽度の右半球損傷を示唆するが，部分的には

補塡される．さらに，マトリックス項目は，より卓越した構成能力の必要性を示すこともあり，積み木問題よりも素材を能動的に分析し構成する必要がある．

16. 積み木問題は低成績だがレーヴンマトリシスが好成績なら，二つの可能性が考えられる．第一に，レーヴンマトリシスは時間を測定しない．したがって正確だが反応が遅い患者は積み木問題ではペナルティーを科されるが，レーヴンマトリシスや多くの描画検査では科されない．これは脳損傷を表している可能性があるが，細部へ向けられる強制的注意を表していることもある．このような障害は符号問題での低得点として示されるが，絵画配列は必ずしも低得点にはならない（時間は測定されるが，制限時間にはかなり余裕がある）．第二に，既に述べたように，積み木問題はより抽象的な空間課題である（それほど複雑な構成課題ではないが）．患者は図案を解くために必要な積み木問題のパターンを，制限時間内に見て取れないことがある．興味深いことに，もしこのような患者が構成的な方法でパターンを分析する方法を示されると，あっという間に改善する．

17. 触覚動作性検査の好成績とレーヴンマトリシスや積み木問題の低成績が組み合わさった場合，空間能力は正常だが視覚あるいは視覚性運動能力の障害を示唆している．触覚運動性検査が好成績であることは，空間あるいは運動能力のいずれの障害とも矛盾する．このような場合，複雑な描画課題でやはり低成績となることがある．触覚動作性検査とこれらの視覚性検査間の乖離は，その動作性検査が伝統的な方法では解釈できないこともあることを示す重要な指標である．

18. レーヴンマトリシスでの好成績に，描画検査（ベンダー視覚運動ゲシュタルト検査，ベントン視覚記銘検査，時計描画）での低成績が組み合わさった場合，一般に巧緻運動制御の障害を表している．このような場合には，符号問題も緩慢となるが，符号探索の成績は正常となる．指たたき検査のような単純な運動速度の検査が正常な場合もあるが，グルーヴド・ペグボード（Grooved Pegboard）検査や触覚動作性検査のようなより複雑な課題では緩慢となる．しかし場合によっては，このパターンは前頭葉の評価での低成績としても見られる抽象的項目の障害を示す．

19. レーヴンマトリシスの好成績に線分定位検査の低成績が組み合わさった場合，角度と空間能力に関する基本的な分析障害を示すが，基本的空間能力がそれほど重要ではないさらに複雑な視覚−空間能力においては補填される．このような場合，全般的な影響が最小となる非常に局在した損傷が存在する場合がある．この成績は，角度を区別することの能力障害がより明らかになる描画課題と比較しなくてはならない．
20. レーヴンマトリシスでの低成績に線分定位検査の好成績が組み合わさった場合は，線分定位検査によって測定されるより基本的な空間能力よりも，レーヴンマトリシスに要求されるより複雑な構成かつ論理的能力の障害を示唆している．
21. 半側無視の場合，通常は明らかな障害がレーヴンマトリシスやベントン視覚記銘検査で見られる．症状はいずれの視覚性検査でもはっきりと見られるが，それ以外のほとんどの検査では，このような障害が見つからないように患者はいとも簡単にごまかすことができる．しかし重度の場合，無視は視覚性検査全般に明らかに見られ，読みの検査の多くも同様である．
22. レーヴンマトリシスの多項選択式での障害は，視覚形態識別検査や線分定位検査において，やはり明らかなことが多い．このような場合，誤りは一般に衝動的あるいは保続的で，前頭葉／遂行機能の障害を表してしている．このような障害は，他の前頭葉の検査（ハルステッドカテゴリー検査，ウィスコンシンカード分類検査，ストループ検査，トレイルメイキング検査試行 B）でも同様に見られるはずである．
23. 視覚形態識別検査，線分定位検査，そしてレーヴンマトリシスでの好成績は，通常，無視がないことだけではなく，視覚的分析や空間能力が正常であることを示す．このような場合，運動に基盤を置く視覚性検査における誤りは，タイミングあるいは視覚−運動障害に起因することが多い．

レーヴンマトリシスの文献

Alderton, D. L., & Larson, G. E. (1990). Dimensionality of Raven's Advanced Progressive Matrices items. *Educational and Psychological Measurement*, 50(4), 887–890.

Arthur, W., & Woehr, D. J. (1993). A confirmatory factor analytic study examining the dimensionality of the Raven's Advanced Progressive Matrices. *Educational and Psychological Measurement, 53*(2), 471–478.

Backhoff-Escuden, E. (1996). Prueba de Matrices Progresivas de Raven: Normas de Universitarios Mexicanos (Raven's Standard Progressive Matrices: Mexican university students' norms). *Revista Mexicana de Psicologia, 13*(1), 21–28.

Barnabas, J. P., Kapur, M., & Rao, S. (1995). Norm development and reliability of the Coloured Progressive Matrices test. *Journal of Personality and Clinical Studies, 11*(2), 17–22.

Brooks, D. N., & Aughton, M. E. (1979). Cognitive recovery during the first year after severe blunt brain injury. *International Rehabilitation Medicine, 1,* 166–172.

Caplan, B. (1988). Nonstandard neuropsychological assessment: An illustration. *Neuropsychology, 2,* 13–17.

Campbell, D. C., & Oxbury, J. M. (1976). Recovery from unilateral visuospatial neglect. *Cortex, 12,* 303–312.

Christensen, A. L. (1979). *Lurias neuropsychological investigation* (2nd ed.). Copenhagen: Munsgard.

Cocchi, R., & Chiavarini, M. (1997). Raven's colored matrices in alcoholics before and after detoxification. *Italian Journal of Intellective Impairment, 8*(2), 197–201.

Cocchi, R., & Chiavarini, M. (1997). Raven's colored matrices in alcoholics before and after detoxification: A research on 225 subjects. *Italian Journal of Intellective Impairment, 10*(2), 157–160, 213–217.

Costa, L. D., Vaughan, H. G., Jr., Horwitz, M., & Ritter, W. (1969). Patterns of behavioral deficit with visual spatial neglect. *Cortex, 5,* 242–263.

Court, J. H. (1991). Asian applications of Raven's progressive matrices. *Psychologia: An International Journal of Psychology, 34*(2), 75–85.

Drebing, C. E., Takushi, R. Y., Tanzy, K. S., & Murdock, G. A. (1990). Reexamination of CPM performance and neglect in lateralized brain injury. *Cortex, 26*(4), 661–664.

Dubois, B., Pillon, B., & Legault, F. (1988). Slowing of cognitive processing in supranuclear palsy. *Archives of Neuropsychology, 45,* 1194–1199.

Gainotti, G., D'Erme, P., Villa, G., & Caltagirone, C. (1986). Focal brain lesions and intelligence: A study with a new version of Raven's colored matrices. *Journal of Clinical and Experimental Neuropsychology, 1,* 37–50.

Haxby, J. V., Raffaele, K., & Gillette, J. (1992). Individual trajectories of cognitive decline in patients with dementia of the Alzheimer type. *Journal of Clinical and Experimental Neuropsychology, 14,* 575–592.

Hutchinson, L. J., Amler, R. W., Lybarger, J. A., & Chappell, W. (1992). *Neurobehavioral test batteries for use in environmental health field studies.* Atlanta, GA: Agency for Toxic Substances and Disease Registry. Public Health Services.

Lezak, M. D. (1995). *Neuropsychological Assessment* (3rd ed.). New York: Oxford University Press.

Llabre, M. M. (1984). Standard progressive matrices. In D. J. Keyser & R. C. Sweetland (Eds.), *Test critiques,* Vol. I. Kansas City, MO: Test Corporation of America.

Miceli, G., Caltagirone, C., & Gainotti, G. (1977). Gangliosides in the treatment of mental deterioration: A double blind comparison with placebo. *Journal of Clinical Neuropsychology, 3,* 53–63.

Morris, G. L., & Alcorn, M. B. (1995). Raven's progressive matrices and inspection time: P200 slope correlates. *Personality and Individual Differences, 18,* 81–87.

Nakagawa, A. (1996). Attentional balance and intelligence. *Intelligence, 22*(3), 277–290.

Owen, K. (1992). The suitability of Raven's standard progressive matrices for various groups in South Africa. *Personality and Individual Differences, 13*(2), 149–152.

Pfeffer, R. I., Kurosaki, T. T., & Chance, J. M. (1984). Use of the Mental Function Index in older adults: Reliability, validity, and measurement of change over time. *American Journal of Epidemiology, 114,* 515–527.

Pruneti, C., Fenu, A., Freschi, G., & Rota, S. (1996). Aggiornamento della standardizzazione italiana del test delle Matrici Progressive Colorate di Raven. *Bollettino di Psicologia Applicata, 217,* 51–57.

Raven, J. C., Court, J. H., & Raven, J. (1983). *Manual for Raven's progressive matrices and vocabulary scales.* London: H. K. Lewis.

Richards, M., Cote, L. J., & Stern, Y. (1993). Executive function in Parkinson's disease: Set-shifting or set-maintenance? *Journal of Clinical and Experimental Neuropsychology, 15,* 266–279.

Soukup, V. M., Harrel, E. H., & Clark, T. (1994). Right hemispace presentation and left cueing on Raven's coloured progressive matrices among right-brain damaged neglect patients. *Brain Injury, 8*(5), 449–455.

Zhang, H. C., & Wang, X. P. (1989). Standardization research on Raven's standard progressive matrices in China. *Acta Psychologica Sinica, 21*(2), 113–121.

Wogar, M. A., vanderBroek, M. D., Bradshaw, C. M., & Szabadi, E. (1997). A new performance-curve method for the detection of simulated cognitive impairment. *British Journal of Clinical Psychology, 37*(3), 327–339.

(Liane Dornheim)

線分定位検査
Test of Line Orientation

　線分定位検査は基本的空間能力の簡単な検査で，ある傾きをもって描かれた1本の線を標準の線分サンプルにマッチングさせるよう患者に求める．この検査は運動能力あるいは高レベルの問題解決能力を必要としないので，基本的な視覚 - 空間能力の優れた検査である．右半球機能の検査として最もよく使われるが，結果は他の損傷によって影響を受ける可能性もある．

■解　釈■

1. 適切な標準を用いた時の低成績（少なくとも標準より1標準偏差低い）は一般に，基本レベルでの空間分析の障害を示す．これらは右半球後方の損傷で見られることが非常に多いが，空間分析の障害あるいは教示の理解や保持の障害があるために，左半球損傷の失語患者に見られることもある．一般に，15 - 18の範囲の得点は境界閾であり，15未満が異常と考えられている．

2. 同様に運動的要素を持つ積み木問題のような基本的空間課題との比較が重要である．この検査は運動的要素を持つ他の検査よりも，基本的空間能力のより純粋な尺度と考えられている．しかし，積み木問題のより複雑な項目やより複雑な描画は，この検査では示されない問題解決や方略の能力を必要とする．線分定位検査での好成績と積み木問題での低成績は，空間障害よりも運動障害を示唆していることがある．積み木問題が好成績でこの検査が低成績というのはかなり問題を含

み，注意あるいは衝動性の障害を示唆していることがある．
3. 衝動的行動（選択が性急で不正確となる）あるいは保続的行動（同じ答えを繰り返し選択する）は，左右いずれかあるいは両半球の前頭葉障害を示していることがある．
4. 言語的教示の理解が疑わしい患者に対しては，課題理解を確実にするために二度あるいは三度でも例題を繰り返し呈示すべきである．これは失語患者の障害なので，結果の解釈にあたっては失語の有無を考慮しなくてはならない．記憶障害のある患者が，もし何を求められているのか忘れてしまっているようであれば，教示の反復を必要とすることもある．
5. 視力低下が障害に影響を及ぼす可能性はあるが，個々人に合わせて刺激図形を拡大することはできる．
6. 患者が素材を回転させようとすることは通常，全般的な混乱あるいは課題そのものに関する混乱を示している．回転は許可してはならない．これが課題の空間的性質における重度の障害を表すこともあり得る．
7. 課題に関する混乱があると考えられる場合，後で検査を再施行することを強く勧める．この検査には高い再検査の信頼性がある．したがって，このような得点は一貫性を見るために直接比較することができる．
8. 一般にこの検査では，痴呆患者には早期から低下が見られる．後方にはっきりとした損傷があるアルツハイマー病のような疾患の場合には，特にそうである．この検査は一般的ではないが簡単な課題なので，痴呆患者に試みるスクリーニングバッテリーの一部として使われることがある．検査では加齢に伴う低下が見られることが多いが，こうした低下が正常得点を異常範囲にまで押し出すことはない．
9. レーヴンマトリシスの好成績に線分定位検査の低成績が組み合わさった場合は，角度と空間能力に関する基本的な分析障害を示すが，基本的空間能力がそれほど重要ではないさらに複雑な視覚–空間能力においては補填される．このような場合，全般的な影響が最小となる非常に限局した損傷が存在する場合がある．この成績は，角度を区別することの能力障害がより明らかになる描画検査と比較しなくてはならな

い．

10. レーヴンマトリシスの低成績に線分定位検査の好成績が組み合わさった場合は，線分定位検査によって測定されるより基本的空間能力より，レーヴンマトリシスに要求されるより複雑な構成および論理的能力の障害を示唆している．

11. 積み木問題での低成績に線分定位検査の低成績が組み合わさった場合，空間能力の障害を示唆している．このような場合，空間能力に依存し，代替的な言語的方略を容易に介せないすべての検査に障害が見られることが多い．

12. 視覚－運動および運動の能力から空間能力を区別するためには，線分定位検査を描画検査と比較する必要がある．一般に，実際に空間障害がある患者は，描画を非常に歪めた形で産出することが多いが，運動障害のみの患者は再現に緩慢が見られるだけである．しかし場合によっては，線分定位検査のような基本的な空間課題は低成績だが，ベンダー視覚運動ゲシュタルト検査あるいは他の描画検査が好成績となることも多い．このような場合，一般に補填されてしまう局在損傷があることを示唆し，このために患者は損傷があるにもかかわらず，さらに複雑な検査を行うことが可能となる．

13. 線分定位検査は正常だが描画検査に障害が見られる場合，運動能力の分析が必要である．基本的な協調運動課題に障害があるなら，基本的な視覚能力の障害よりも運動あるいは視覚－運動の障害を示しているかもしれない．

14. 線分定位の多項選択式での障害は，レーヴンマトリシス，視覚形態識別検査，あるいはWAIS-Ⅲマトリックスにおいて，やはり明らかとなる．このような場合，誤りは一般に衝動的あるいは保続的で，前頭葉／遂行機能の障害を表している．このような障害は他の前頭葉の検査（ハルステッドカテゴリー検査，ウィスコンシンカード分類検査，ストループ検査，トレイルメイキング検査試行 B）でも見られるはずである．

15. 視覚形態識別検査，線分定位検査，そしてレーヴンマトリシスあるいはWAIS-Ⅲマトリックスのいずれかが好成績である場合は，通常，無視がないだけではなく視覚的分析と空間能力が正常であることを示

す．このような場合，運動に基盤を置く視覚性検査における誤りは，タイミングあるいは視覚－運動障害に起因することが多い．

線分定位検査の文献

Benton, A. L., Hamsher, K., deS., Varney, N. R., & Spreen, O. (1983). *Contributions to neuropsychological assessment*. New York: Oxford University Press.

Benton, A. L., Hannay, H. J., & Varney, N. R. (1975). Visual perception of line direction in patients with unilateral brain disease. *Neurology, 25,* 907–910.

Benton, A. L., Varney, N. R., & Hamsher, K., deS. (1978). Visuospatial judgment: A clinical test. *Archives of Neurology,* 364–367.

Berman, S. M., & Noble, E. P. (1995). The D-sub-2 dopamine receptor (DRD2) gene and family stress: Interactive effects on cognitive functions in children. *Behavior Genetics, 27*(1), 33–43.

Desmond, D. W., Glenwick, D. S., Stern, Y., & Tatemichi, T. K. (1994). Sex differences in the representation of visuospatial functions in the human brain. *Rehabilitation Psychology, 39*(1), 3–14.

Doyon, J., Bourgeois, C., & Bedard, P. (1996). Deficits visuo-spatiaux associes avec la maladie de Parkinson. *Internaitonal Journal of Psychology, 31*(5), 161–175.

Eden, G. F., Stein, J. F., Wood, H. M., & Wood, F. B. (1996). Differences in visuospatial judgment in reading-disabled and normal children. *Perceptual and Motor Skills, 82,* 155–177.

Eslinger, P. J., & Benton, A. L. (1983). Visuoperceptual performances in aging and dementia: Clinical and theoretical implications. *Journal of Clinical Neuropsychology, 5,* 213–220.

Franzen, M. D., Robbins, D. E., Douglas, E., & Sawicki, R. F. (1989). *Reliability and validity in neuropsychological assessment*. New York: Plenum Press.

Gur, R. C., Ragland, J. D., Resnick, S. M., & Skolnick, B. E. (1994). Lateralized increases in cerebral blood flow during performance of verbal and spatial tasks: Relationship with performance level. *Brain and Cognition, 24*(2), 244–258.

Hannay, H. J., Falgout, J. C., & Leli, D. A. (1987). Focal right temporo-occipital blood flow changes associated with judgment of line orientation. *Neuropsychologica, 25,* 755–763.

Hovestad, A., & de Jong, G. J. (1987). Spatial disorientation as an early symptom of Parkinson's disease. *Neurology, 37*(3), 485–487.

Lezak, M. D. (1995). *Neuropsychological assessment* (2nd ed.). New York: Oxford University Press.

Luria, A. R. (1980). *Higher cortical functions in man* (2nd ed.). New York: Consultants Bureau.

Meador, K. J., Moore, E. E., Nichols, M. E., & Abney, O. L. (1993). The role of cholinergic systems in visuospatial processing and memory. *Journal of Clinical & Experimental Psychology, 15*(5), 832–842.

Mittenberg, W., Seidenberg, M., O'Leary, D. S., & DiGiulio, D. V. (1989). Changes in cerebral functioning associated with normal aging. *Journal of Clinical and Experimental Neuropsychology, 11,* 918–932.

Riccio, C. A., & Hynd, G. W. (1992). Validity of Benton's judgment of line orientation test. *Journal of Psychoeducational Assessment, 10,* 210–218.

Said, S. M. A., Yeh, T. L., Greenwood, R. S., & Whitt, J. K. (1996). *Neuroreport: An international journal for the rapid communication of research in neuroscience, 7*(2), 1941–1944.

Trahan, D. E. (1998). Judgment of Line Orientation in patients with unilateral cerebrovascular lesions. *Assessment, 5*(3), 227–235.

Vanderploeg, R. D., Lalone, L. V., Greblo, P., & Schink, J. A. (1997). Odd-even short forms of the judgment of line orientation test. *Applied Neuropsychology, 4*(4), 244–246.

Woodard, J. L., Benedict, R. H. B., Roberts, V. J., Goldstein, F. C., Kinner, K. M., Capruso, D. X., & Clark, A. (1996). Short-form alternatives to the judgment of line orientation test. *Journal of Clinical & Experimental Neuropsychology, 18*(6), 898–904.

Woodard, J. L., Benedict, R. H. B., Salthouse, T. A., Toth, J. P., Zgaljardic, D. J., & Hancock, H. E.

(1998). Normative data for equivalent, parallel forms of the judgment of line orientation test. *Journal of Clinical and Experimental Neuropsychology, 20*(4), 457–462.

York, C.D., & Cermak, S. A. (1995). Visual perceptual and praxis in adults after stroke. *American Journal of Occupational Therapy, 49*(6), 543–549.

（Liane Dornheim）

触覚動作性検査（TPT）
Tactual Performance Test (TPT)

　触覚動作性検査（TPT）は洗練されたきわめて有用な検査であり，ハルステッド・レイタン神経心理学バッテリーではじめて紹介された．この検査は，多方面にわたる脳損傷に鋭敏であるが，それだけではなく，損傷の局在に関して有用な多くの徴候にも鋭敏である．最大の難点は，施行時間が長く器材がかさばることだが，全体として長所の方がこの短所に勝る．

　触覚動作性検査は10ヶの大きく単純な幾何学的図形の抜き型がある標準的なSeguin-Goddard形式のボードからなる．それぞれのブロックをボードの該当する抜き型にはめ込む．ボードは凹状をなす錐体構造の面の上に45度の角度に立て掛けて呈示し，幾何学的図形を使わない時はそこにしまっておく．検査は三回施行し，まず利き手で，次に非利き手で，最後に両手で行う．最も基本となる得点は，それぞれの施行の遂行にかかる時間である．これら三つの得点を合計して総時間得点をだす．この三つの基本得点のそれぞれを，その施行で遂行したブロックの数で割る．したがって，もし患者が利き手を用いて10分で6ヶのブロックを完成させたとすると，ブロックあたりの時間は10/6つまり1.67分となる．さらに，検査の最後に描画相から二つの得点が得られる．記憶得点（Memory Score）は記憶を頼りに正確に描かれたブロックの数であるが，位置得点（Location Score）はボードの正しい四辺形の中に描かれた数と，他のブロックとの正しい位置関係である．この二つの得点の最高点はそれぞれ10点である．得点はHeaton, Grant, & Matthews（1991）の標準を用いて偏差値へ変換することが多い．

■ 解　釈 ■

1. 触覚動作性検査からの最良の情報は検査内得点の比較から得られ，それが基盤となる損傷の局在性を明らかにする．また，これらは基本的運動尺度や他の視覚－空間検査そして前頭葉検査と比較することがで

きる．
2. 利き手 (dominant: D) での成績は，非利き手 (nondominant hand: ND) の反応より33％良好となるはずである．
3. 両手 (both hands: B) での成績は，利き手より33％，非利き手より55％良好となるはずである．
4. ND/D 比が0.80を上回る時は，非利き手の障害を示唆している．
5. ND/D 比が55％未満の時は，利き手の障害を示唆している．
6. B/D 比が55％を上回る時は，試行中の学習不足を示唆している．
7. B/ND 比が80％を上回る時は，視覚−空間関係が検査中に十分に学習されなかったことを示唆している．
8. B/D 比が80％を上回り，かつ B/ND 比が55％を上回る時は，試行全体にわたって学習に障害があることを強く示唆している．もしこれらの比率の一方だけが顕著なら，一方の手が他方を干渉するために患者が効率的な方法で両手を使えない可能性がある．
9. 運動障害や感覚障害がないのに，より基本的な検査で学習に障害が見られる時は，前頭前野が関与している可能性が高い．
10. 一貫性に欠ける試行錯誤的学習アプローチ，合わない抜き型にブロックを無理に入れようとすることによる保続，衝動性，そして計画性の乏しさを通して，前頭前野との関わりが見られることがある．
11. 位置得点 (Localization) に関しては低成績だが記憶得点 (Memory) が好成績な場合は，視覚−空間障害を示唆し，特に試行を繰り返しても予測されるほど改善しない時がそうである．
12. 記憶と位置両得点での低下に，試行全体を通して全般的な低成績が組み合わさった場合は脳機能障害を示唆しているが，それによって局在化はできない．
13. 優位半球側の障害が明らかにある場合，指たたき検査 (FT) と触覚動作性検査 (TPT) での結果を次の計算式を使って比較することにより，重要な情報を得られることがある．(DOM [FT]) × DOM [TPT]) ÷ (ND [FT] × ND [TPT])．ここで，FT 得点は10秒あたりの平均叩打数を表し，TPT 得点はブロックあたりの時間を表す（注：一回の試行で1つもブロックを置けない場合，我々は10分間の任意の得点を充てている）．

14. No.13 で定められた利き手比（D-RATIO）が 1.35 から 1.65 の間にある場合，二つの検査で利き手に同程度の障害がある．
15. 利き手比が 1.65 を上回る場合，利き手による触覚動作性検査ではさらに大きな障害を示唆し，優位半球のより後方が関与していることを示している．
16. 利き手比が 1.35 未満の場合，利き手による指たたき検査ではさらに大きな障害を示唆し，優位半球のより前方が関与することを示している．
17. 指たたき検査と触覚動作性検査で非利き手の運動と感覚の障害が明らかな場合，非利き手比（ND-RATIO）を用いて，損傷がより前方と後方のどちらにあるのか算出することができる．これは利き手比の裏返しであり，(ND [TPT] × ND [FT]) ÷ (D [TPT] × D [FT]) で表される．
18. 非利き手比が 1.5 と 1.8 の間にある時は，これらの検査での相対的な障害は同程度である．
19. 非利き手比が 1.8 を上回る時は，触覚動作性検査でのより大きな障害を示し，より後方の損傷を示唆している．
20. 非利き手比が 1.5 未満の時は，指たたき検査でより障害が大きく，より前方の損傷を示唆している．
21. 触覚動作性検査の好成績と積み木問題の低成績が組み合わさった場合，空間能力は正常だが，視覚あるいは視覚性運動能力の障害を示唆している．触覚動作性検査が好成績であることは，空間あるいは運動能力のいずれの障害とも矛盾する．このような場合，複雑な描画課題や良好な視覚分析を必要とするマトリックスや絵画配列のような検査でも，低成績となることがある．触覚動作性検査とこれらの視覚性検査間の乖離は，動作性検査が伝統的な方法では解釈できないこともあることを示す重要な指標である．
22. 触覚動作性検査での低成績に視覚－空間検査（ベンダー視覚運動ゲシュタルト検査，積み木問題，レーヴンマトリシスなど）での低成績を伴う場合は，全般的な視覚－空間障害を示し，通常，脳の右後方領域と関係している．このような場合，触覚動作性検査の成績は，一般に位置と記憶に関する顕著な障害を伴い，ボード全体にわたり低下し

ている．

23. 年配者では，触覚動作性検査の成績が急速に低下する．その結果，健常群での標準偏差が高くなるせいで，標準得点あるいは偏差値が見かけ上高くなることがある．この結果，障害の特異的パターンを確実に同定することが不可能となることがある．

24. 実質的な前頭葉損傷がある場合，視覚−空間および視覚運動の能力が正常であっても，触覚動作性検査には障害が見られることがある．この状況は幾つかの指標によって立証することができる．(1) ベンダー視覚運動ゲシュタルト検査のような描画検査やレーヴンマトリシスや線分定位検査のような空間検査だけではなく，WAIS-Ⅲ動作性検査の成績が相対的に良好である．(2) 指たたき検査のような運動検査や感覚検査の成績が触覚動作性検査と一致しないのなら，指たたき検査あるいは基本的な感覚検査では目立たない，利き手−側の障害を触覚運動性検査で見せることが多い．(3) 触覚動作性検査で最も低成績となるのは最初の試行である．(4) 2回目の試行での向上は予想されるほどは見られない．(5) 3回目の試行（両手）における向上は予想以上である．(6) 記憶と位置の得点は十分あるいはそれ以上である．(7) 通常は，ハルステッドカテゴリー検査とウィスコンシンカード分類検査の成績に障害が見られるが，より軽度の場合はどちらか一方のみのことがある．(8) トレイルメイキング検査試行Bあるいはストループ検査に障害が見られる，である．どのような損傷でも，これらの要素がすべて揃う必要はないが，これらのほとんどが観察されあるいは境界域になければならない．

25. 主として時計描画と触覚動作性検査の領域で障害が見られ，その他の視覚−空間−運動性検査がより良好な時は，構成能力と遂行能力が強く影響を受けている．

26. ウィスコンシンカード分類検査では障害が見られるが，ハルステッドカテゴリー検査，統制発語連合検査，ストループ検査，触覚動作性検査，そしてトレイルメイキング検査試行Bが正常な所見は，患者には検査の意図を理解することに障害があることを示している（詳細はウィスコンシンカード分類検査の解釈の部分を参照）．

27. ハルステッドカテゴリー検査と触覚動作性検査には障害が見られる

が，ウィスコンシンカード分類検査，統制発語連合検査，トレイルメイキング検査試行B，そしてストループ検査が正常な所見は，障害がこれらの検査の視覚-空間要素にあることを示唆している．ウィスコンシンカード分類検査には視覚的要素があるが，ほとんどの患者にとってはハルステッドカテゴリー検査や触覚動作性検査と比較できる空間的要素がない．

28. ウィスコンシンカード分類検査，統制発語連合検査，ストループ検査，そしてトレイルメイキング検査試行Bには障害が見られるが，ハルステッドカテゴリー検査と触覚動作性検査（前頭葉徴候）が正常な所見は，言語性遂行能力を扱うことの障害を示し，通常は左（優位）半球前方への損傷を示している．

29. ハルステッドカテゴリー検査，ウィスコンシンカード分類検査，そして触覚動作性検査（前頭葉徴候）には障害が見られるが，統制発語連合検査，ストループ検査，そしてトレイルメイキング検査試行Bが正常な所見は，視覚性遂行能力に関わる障害を示し，右（非優位）半球前方の損傷を示唆している．このような場合，患者は非言語的方法でウィスコンシンカード分類検査を解こうとする．

30. ストループ検査，統制発語連合検査，そしてトレイルメイキング検査試行Bには障害が見られるが，ハルステッドカテゴリー検査，ウィスコンシンカード分類検査，そして触覚動作性検査が正常な所見は，言語的素材に対する柔軟性の低さに関連する特異的な言語的分析の障害を示している．

31. 触覚動作性検査は長く複雑なので，一般に他の記憶検査よりも持続的注意を必要とする．したがって，視聴覚媒介連続動作性検査あるいは注意変動検査（特に，視覚性部分で）の低成績にも表されるような，持続的注意における障害が成績低下に関わっていることがある．このような場合，ウィスコンシンカード分類検査，WMS-Ⅲの顔検査，ハルステッドカテゴリー検査，そしてレイ複雑図形にも障害が見られ，好成績をとるためにはやはり持続的注意を必要とする．持続的注意をそれほど必要とはしない同類の検査（たとえば，ベントン視覚記銘検査，ストループ検査，統制発語連合検査，トレイルメイキング検査試行B，ワーキングメモリ）は，これが主な障害であれば一般には正常

であることが多い．ただし，どのような検査にも影響を及ぼす可能性のあるもっと重度の障害の場合は別である．

触覚動作性検査 (TPT) の文献

Arnold, B. R., Montgomery, G. T., Castaneda, I., & Longoria, R. (1994). Acculturation and performance of Hispanics on selected Halstead–Reitan neuropsychological tests. *Assessment, 1*(3), 239–248.

Charter, R. A., Walden, D. K., & Hoffman, C. (1998). Interscorer reliabilities for memory and localization scores of the tactual performance test. *Clinical Neuropsychologist, 12*(2), 245–247.

Halstead, W. C. (1947). *Brain and intelligence: A quantitative study of the frontal lobes*. Chicago: University of Chicago Press.

Heaton, R. K., Grant, I., & Matthews, C. G. (1991). *Comprehensive norms for an expanded Halstead–Reitan battery: Demographic corrections, research findings, and clinical applications*. Odessa, FL: Psychological Assessment Resources.

Heilbronner, R. L., Henry, G. K., Buck, P., & Adams, R. L. (1991). Lateralized brain damage and performance on trail making A and B, digit span forward and backward, and TPT memory and location. *Archives of Clinical Neuropsychology, 6*(4), 251–258.

Heilbronner, R. L., & Parsons, O. A. (1989). The clinical utility of the Tactual Performance Test (TPT): Issues of lateralization and cognitive style. *Clinical Neuropsychologist, 3*(3), 250–264.

Searight, H. R., Dunn, E. J., Grisso, T., & Margolis, R. B. (1992). The relation of the Halstead–Reitan neuropsychological battery to ratings of everyday functioning in a geriatric sample: Clarification. *Neuropsychology, 6*(4), 394.

Thompson, L. L., & Heaton, R. K. (1991). Pattern of performance on the tactual performance test. *Clinical Neuropsychologist, 5*(4), 322–328.

Welch, L. W., Cunningham, A. T., Eckardt, M. J., & Martin, P. R. (1997). Fine motor speed deficits in alcoholic Korsakoff's syndrome. *Alcoholism: Clinical & Experimental Research, 21*(1), 134–139.

(Charles J. Golden)

時計描画検査 (CDT)
Clock Drawing Test (CDT)

時計描画検査 (CDT) は簡単で手早く行える検査である．その始まりは多くの初期の神経学的検査にあり，痴呆はもちろんのこと様々な種類に及ぶ特異的な脳損傷に鋭敏と考えられている．患者には時計を描き，数字を入れ，そして指定された時間を指すように針を描くよう求める．検査にコストはかからず患者に圧迫感を与えることもない．言語，教育，そして文化的違いが，反応に有意な影響を及ぼすこともなさそうである (Shulman, Gold, Cohen, & Zucchero, 1993)．しかし，デジタル時計の方が好まれアナログ時計を使うことが減ってきたことで，この検査が不適当になる患者も中にはでてきた．

■解　釈■

1. もともとアナログ時計で時間を言えた患者が文字盤の上に針を置けないのなら，いずれかの大脳半球の後方に生じることのある視覚 – 空間障害を示唆しているが，この障害は右半球に特に特異性があると考えられている．
2. 時計あるいは時間の意味を理解できないのなら，左半球後方の機能障害を示している．
3. 時間設定の誤りは刺激拘束反応と考えられる．これは保続傾向（前頭葉性）あるいは視覚 – 空間障害を示している．
4. 場合によっては，保続があり2本以上の針を描くあるいは12以上の数字をふる患者もいる．このようなことが観察されるなら，前方に損傷があることを強く示唆している．
5. 無視は患者が時計の左側を見落とす原因となることが多く，通常は右頭頂葉の損傷と関係がある．
6. 時計を描画することで前頭葉性の計画能力が明らかになることがある．患者が12, 3, 6, 9の位置づけから始め，その間を数字で埋めてゆくのか，あるいは12から数字をふり始め，時計回りに連続的にふっていくのかを記録しなくてはならない．
7. 時計を逆方向に定位する（時計回りの方向に数字が増えるのではなく減る）場合は，右半球損傷の視覚 – 空間障害の特徴を示唆している．
8. 数字の認識あるいは再現ができない場合は，左半球後方の機能障害で見られることが非常に多い失算の状態を示唆している．
9. 簡単な円を描くよう求められてもできない，あるいは時計が何であるか理解できない場合は言語障害，すなわち左半球に起因する受容性言語障害を示唆している．このような場合，障害が本質的に視覚 – 運動性なのか，それとも言語的命令に対する反応のみにあるものなのか見極めるために，患者に円を模写させることが有用である．模写はできるが指示に対して描画ができない場合は，言語障害が示唆される．もし指示に対する描画はできるが模写ができないとすれば，その患者には重度の視覚 – 空間あるいは視覚認知障害があるかもしれない．
10. 振戦を証拠づけるには，円の描画と手を調べなくてはならない（描画

中，随意的に見られるものか，それとも描画の前あるいは後の振戦のどちらなのか）．静止時振戦（描画前）は皮質下損傷を示唆しているが，企画振戦は皮質運動系の損傷を示している．

11. もしベンダー視覚運動ゲシュタルト検査が好成績でありながら時計描画がそうでなければ，障害は基本的な視覚−運動能力よりも，計画性と時計の構成にあることが多い．

12. ベンダー視覚運動ゲシュタルト検査の低成績が時計描画の好成績を伴うことは非常に珍しい所見である．この所見は，動機あるいはベンダー視覚運動ゲシュタルト検査における基本的課題の理解の障害を示唆しているか，あるいは動機の浮動性を表している．

13. 時計描画の低成績に，積み木問題，レーヴンマトリシス，WAIS-Ⅲマトリックス，線分定位検査，さらに視覚形態識別検査の好成績が組み合わさった場合，構成能力もまた障害を負うことがあるが，視覚−空間能力の障害よりも視覚−運動あるいは運動能力の障害を示している．視覚−運動能力が影響を受けている時は，障害はベンダー視覚運動ゲシュタルト検査やベントン視覚記銘検査で明らかになる．WAIS-Ⅲマトリックスと他の非運動性視覚的課題では，正常な反応が予測されるであろう．

14. 描画については時計描画のみが低成績でWAIS-Ⅲの課題を正常にこなす場合は，前頭葉障害を示している．この結論を裏付けるためには，ハルステッドカテゴリー検査，ウィスコンシンカード分類検査，ストループ検査，あるいはトレイルメイキング検査などの他の遂行検査に明らかな障害が見られなくてはならない．

15. 主として時計描画と触覚動作性検査の領域に障害が見られ，その他の視覚−空間−運動性検査がより良好な時は，構成能力と遂行能力が強く影響を受けている．

16. 視覚形態識別検査で障害は見られるが時計描画が良好な場合は，視覚−空間障害より視覚形態識別検査の多項選択式に関する障害を示している．

17. フーパー視覚構成検査は正常だが，時計描画，ベンダー視覚運動ゲシュタルト検査，積み木問題，あるいは他の構成課題に空間障害が見られる時は，視覚−運動障害を考慮しなくてはならない．

18. フーパー視覚構成検査が時計描画，ベンダー視覚運動ゲシュタルト検査，積み木問題，そして視覚形態識別検査とともに異常な時は，全般的な空間障害があるかもしれない．

時計描画検査（CDT）の文献

Agrell, B., & Dehlin, O. (1998). The clock-drawing test. *Age and Ageing, 27*(3), 399–403.
Agrell, B., & Dehlin, O. (1999). Inter-rater reliability of the clock-drawing test—Reply. *Age and Ageing, 28*(3), 327–328.
Brodaty, H., & Moore, C. M. (1997). The Clock Drawing Test for dementia of the Alzheimer's type: A comparison of three scoring methods in a memory disorders clinic. *International Journal of Geriatric Psychiatry, 12*(6), 619–627.
Cahn, D. A., Salmon, D. P., Monsch, A. U., Butters, N., Wiederholt, W. C., Corey-Bloom, J., & Barrett-Connor, E. (1996). Screening for dementia of the Alzheimer type in the community: The utility of the clock drawing test. *Archives of Clinical Neuropsychology, 11*(6), 529–539.
Ferrucci, L., Cecchi, F., Guralnik, J. M., Giampaoli, S., Noce, C. L., Salani, B., Bandinelli, S., & Baroni, A. (1996). Does the clock drawing test predict cognitive decline in older persons independent of the mini-mental state examination? *Journal of the American Geriatrics Society, 44*, 1326–1331.
Gruber, N. P., Varner, R. V., Chen, Y., & Lesser, J. M. (1997). A comparison of the clock drawing test and the Pfeiffer short portable mental status questionnaire in a geropsychiatry clinic. *International Journal of Geriatric Psychiatry, 12*, 526–532.
Libon, D. J., Malamut, B. L., Swenson, R., Sands, L. P., & Cloud, B. S. (1996). Further analysis of clock drawings among demented and nondemented older subjects. *Archives of Clinical Neuropsychology, 11*(3), 193–205.
Libon, D. J., Swenson, R. A., Barnoski, E. J., & Sands, L. P. (1993). Clock drawing as an assessment tool for dementia. *Archives of Clinical Neuropsychology, 8*, 405–415.
Lieberman, D., Galinsky, D., Fried, V., Grinshpun, Y., Mytlis, N., Tylis, R., & Lieberman, D. (1999). Factors affecting the results of the Clock Drawing Test in elderly patients hospitalized for physical rehabilitation. *International Journal of Geriatric Psychiatry, 14*(5), 325–330.
O'Rourke, N., Tuokko, H., Hayden, S., & Beattie, B. L. (1997). Early identification of dementia: Predictive validity of the clock test. *Archives of Clinical Neuropsychology, 12*(3), 257–267.
Rouleau, I., Salmon, D. P., & Butters, N. (1996). Longitudinal analysis of clock drawing in Alzheimer's disease patients. *Brain and Cognition, 31*, 17–34.
Shulman, K. I., Gold, D. P., Cohen, C. A., & Zucchero, C. A. (1993). Clock-drawing and dementia in the community: A longitudinal study. *International Journal of Geriatric Psychiatry, 8*(6), 487–496.
Suhr, J., Grace, J., Allen, J., Nadler, J., & McKenna, M. (1998). Quantitative and qualitative performance of stroke versus normal elderly on six clock drawing systems. *Archives of Clinical Neuropsychology, 13*(6), 495–502.
Sunderland, T., Hill, J. L., Mellow, A. M., et al. (1989). Clock drawing in Alzheimer's disease. *Journal of the American Geriatrics Society, 37*, 725–729.
Tracy, J. I., DeLeon, J., Doonan, R., Musciente, J., Ballas, T., & Josiassen, R. C. (1996). Clock drawing in schizophrenia. *Psychological Reports, 79*, 923–928.
Tuokko, H., Jadjistavropoulos, T., Miller, J. A., & Beattie, B. L. (1992). The clock test: A sensitive measure to differentiate normal elderly from those with Alzheimer disease. *Journal of American Geriatrics Society, 40*, 579–584.
Van Hout, H., & Berkhout, S. (1999). Inter-rater reliability of the clock-drawing test. *Age and Ageing, 28*(3), 327.

Wolf-Klein, G. P., Silverstone, F. A., Levy, A. P., et al. (1989). Screening for Alzheimer's disease by clock drawing. *Journal of the American Geriatrics Society*, *37*, 730–734.

(Mary L. Mahrou)

ベントン視覚記銘検査（BVRT）
Benton Visual Retention Test (BVRT)

　ベントン視覚記銘検査（BVRT）は，器質的脳機能障害の存在に対する神経学的スクリーニングとして使われる視覚性記憶の優れた検査である．検査には3つの交替形式があり，4つの異なる施行方法で呈示する．検査のどの形式も施行時間は5分程度で，複雑ではあるが簡単に習得できる採点ガイドを用いて素早く採点される．この検査では親近性のある図形刺激を用い，親近性のある幾何学的図形と親近性のない幾何学的図形の知覚と短期的な保持能力を測る．ベントン視覚記銘検査は非前頭葉機能を評価し，脳損傷の存在，特に頭頂葉に鋭敏である．遅延施行は右半球に局在する損傷に対しても鋭敏である．ベントン視覚記銘検査は脳損傷と健常群を区別する強力な診断手段であるが，単一尺度としてよりも神経心理学的バッテリーの中で最も頻繁に用いられる．

■解　釈■

1. 成人と子供両方に対する標準表は検査マニュアルで提供されており，この標準の幅は8歳から64歳である．模写課題であるCを施行する際に，健常者の誤り得点は4以下だが，脳損傷患者にはさらに多くの数の歪み，省略，そして回転が見られる．
2. 施行C（模写）における低成績は，一般に左半球損傷よりも右半球後方（後頭葉を含む）に損傷がある患者にはるかに多く見られる．これは比較的簡単な課題なので，低成績は通常は著しい損傷を表している．そのため，軽度の頭部外傷のような局在性の低い損傷よりも，脳卒中後あるいは腫瘍のある時に見られる．これに対する最大の例外は，障害が利き手の運動障害により生じ，それが図形の運動的再現を妨げているという状況である．模写の好成績は良好な視覚−運動能力を示し，他の施行における障害は他の要因（記憶，注意，保続）に起因することを示唆している．

3. 施行Aあるいは B では低成績だが施行 C で好成績を伴う場合は，視覚－構成障害は除外され，記憶機能あるいは注意機能が障害を受けていることを示唆している．前頭葉損傷の患者は図形学習を十分にできないことがあり，このせいで再現できない．側頭葉あるいは皮質下の記憶障害のある患者は，図案学習はできるが複数の部分からなる図案の最初の部分しか再現できないことがある．
4. 前頭葉患者には図形内と図形間に保続が見られることがある．このような患者には図形を見て記憶しているという自覚はあるが，誤ったタイミングで再生することがあり，明らかな順向性と逆向性干渉を見せる．さらに彼らは一般に図形に関する自分たちの障害にそれほど気づいていない（このことは半側無視の症例でも見られるが）．
5. 視空間の左あるいは右半分にある刺激に対する無反応が観察されれば，これは半盲を示唆している（片側の視野の欠損）．半側無視は，患者がその図形を指摘された後であっても，片側（通常は左）の形を省略する時に見られる．それ以外は，患者は視野欠損があっても誤りを指摘されれば補填できる．無視は模写相よりも記憶相でより劇的に見られるが，最も明瞭な場合は，どの施行方法をとるかに関係なくはっきりと見られる．
6. 回転の誤りは健常者と脳損傷患者の両方に共通している．これらは隅に呈示された図形に見られることが多いが，患者はその図形を図形がある側のより安定した位置に描く．もしこのような誤りが検査結果における主たる障害であるなら，それらが脳損傷を表しているとは考えにくい．
7. 図形の相対的な大きさが逆の時は，大きさの誤りとなる（たとえば，図案中では小さい対象の方が，解答用紙にはより大きな対象として描かれること）．このような歪みは，図形そのものを正確に再現できるにもかかわらず生じることがある．このような誤りは，一般に脳損傷を示唆している．再現は正確にできるが大きさが不正確な場合，一般に優位半球あるいは後方よりも前方領域に損傷がある（常にそうだとは限らないが）．
8. 後頭葉に損傷がある患者は，頭頂葉損傷の患者より一般に成績は低い．視覚失認では，患者は中心にある中心図形しか再現できないこと

がある．図形の歪みは右後頭頂葉障害との関係が強い．同じような障害のある患者は，一般に検査の模写相と記憶相の両方に障害が見られる．

9. 左頭頂損傷もまた検査の記憶相と模写相に表れる．重度の場合，これらの患者は感覚運動の障害だけではなく，図形の分析が上手くできないために再現できないことがある．このような患者は，一般に図形を歪めることはないが重要な細部を忘れ単純化しすぎる．

10. 損傷が右頭頂葉にあるが後頭葉には及んでいない患者は，依然として正常レベルは下回るものの，左頭頂葉に損傷がある患者よりも成績は良好である．右半球に損傷のある患者では頻繁に空間関係に障害が見られる．右半球損傷の患者は置き違いの誤りを犯す方が多いが，左半球損傷の患者は運動性の歪みの誤りを犯す方が多い．しかし，右頭頂葉に損傷のある患者は，レイ複雑図形のようなより複雑な描画課題により多くの歪みを見せる．

11. 一側性大脳損傷のある患者は，対側視野にある図形を再現する時，成績の低下と多くの誤りを見せ，影響を受けていない視野の用紙部分に図案を描画する傾向がある（図案全体を片側にシフトさせる）．対側視野にある図形を再現する時には，より多くの誤りが生じる．対側の誤りと同側へのシフトは損傷側の重要な指標である．

12. 一集団としての統合失調症の患者は，ベントン視覚記銘検査においてはきわめて多様であり，中には正常範囲の成績の患者もいる．"自閉症患者"の再現は，刺激との明らかな関係を示さない．

13. 詐病患者は脳損傷患者より成績が低くなる傾向があり歪みの誤りがより多いが，省略，保続，そして大きさの誤りはそれほどない．正確な再現はほとんどなく，一般的ではない奇異な図形を描くことが多い．年齢による明らかな影響が観察されている．

14. ベントン視覚記銘検査，ベンダー視覚運動ゲシュタルト検査，そして時計描画検査での低成績に，レーヴンマトリシス，WAIS-Ⅲマトリックス，あるいは積み木問題の好成績が組み合わさった場合は，構成能力もまた障害を負うことがあるが，視覚－空間能力での障害より視覚－運動あるいは運動能力での障害を示す．視覚－運動能力が影響を受ける時，障害はベンダー視覚運動ゲシュタルト検査やベントン視覚

記銘検査で明らかになる．マトリックス課題や他の非運動性の視覚的課題では，正常な反応が予測されるであろう．

15. 半側無視の場合，明らかな障害は通常レーヴンマトリシスやベントン視覚記銘検査で見られる．症状はいずれの視覚性検査でもはっきりと見られるが，それ以外のほとんどの検査では障害が見つからないように，患者はいとも簡単にごまかすことができる．しかし重度の場合，無視は視覚性検査全般に明らかに見られ，読みの検査においても同様である．

16. ベントン視覚記銘検査での好成績と，ベンダー視覚運動ゲシュタルト検査での低成績とは矛盾する．このような場合，動機の問題あるいは教示の理解が挙げられるに違いない．

17. ベンダー視覚運動ゲシュタルト検査での好成績に，ベントン視覚記銘検査の低成績を伴う場合は，半側無視あるいはベントン視覚記銘検査の記憶要素が関係していることが多い．このようなパターンが視覚－運動障害を示すことは稀である．

18. 視覚形態識別検査が好成績であるにもかかわらず，ベントン視覚記銘検査が低成績であるなら，基本的な視覚過程は正常で，障害の原因としてベントン視覚記銘検査の運動的側面を示している．もし障害が運動性ならば，非運動性検査（WAIS-Ⅲマトリックス，レーヴンマトリシス）は十分こなせるはずだが，他の構成検査（ベンダー視覚運動ゲシュタルト検査，積み木問題）に障害が見られるはずである．

19. 視覚形態識別検査が低成績であるにもかかわらず，ベントン視覚記銘検査が好成績なら，視覚形態識別検査の多項選択式に関する障害を示唆している．実際にこのような場合なら，一般に同じような誤りがレーヴンマトリシスあるいはWAIS-Ⅲマトリックスにおいても見られることが多い．一般に，このような誤りは衝動性あるいは保続により生じ，遂行機能の障害を示唆している．

20. もしベントン視覚記銘検査と視覚形態識別検査の両方が正常なら，患者に視覚性無視に関する障害があるとは考えにくい．しかし，もし両方とも障害を受けているなら，無視を考慮すべきである．もし無視が存在するなら，患者の誤りを分析すると中心図形の誤認よりも周辺図形の省略を示すはずである．ベンダー視覚運動ゲシュタルト検査で

は，患者は描画ページの片側だけしか使わない傾向があり，中心線を越えることはほとんどない．さらに，同様の障害がレーヴンマトリクスあるいはWAIS-Ⅲマトリックスに見られる．

21. 絵画配列で運動能力が果たす役割はごくわずかなので，符号問題，ベントン視覚記銘検査，そして積み木問題に関連する絵画配列，マトリックス，そして絵画完成が高得点なら，より基本的な運動尺度による分析を行うべきである．この中には，利き手を用いた指たたき検査あるいはパーデュー・ペグボード検査によって測定される基本的な運動能力の障害と，触覚動作性検査はもちろんのことベンダー視覚運動ゲシュタルト検査のような視覚 – 運動性課題での障害が含まれるはずである．

22. フーパー視覚構成検査は正常だが，ベントン視覚記銘検査，積み木問題，あるいは他の構成課題に空間障害が見られる時は，視覚 – 運動障害を考慮しなくてはならない．

23. フーパー視覚構成検査がベントン視覚記銘検査，積み木問題，そして視覚形態識別検査とともに異常な時は，全般的な空間障害があるかもしれない．

ベントン視覚記銘検査（BVRT）の文献

Benton, A. L. (1974). *Revised Visual Retention Test manual* (4th ed.). New York: The Psychological Corporation.
Bowers, T. G., Washburn, S. E., & Livesay, J. R. (1986). Predicting neuropsychological impairment by screening instruments and intellectual evaluation indices: Implications for the meaning of Kaufman's factor III. *Psychological Reports, 59*, 487–493.
Crockett, D. J., Clark, C., Browning, J., & MacDonald, J. (1983). An application of the background interference procedure to the Benton visual retention test. *Journal of Clinical Neuropsychology, 5*(2), 181–185.
Hakola, H. P. A. (1998). Benton's Visual Retention Test in patients with polycystic lipomembranous dysplasia with sclerosing leukoencephalopathy. *Dementia and Geriatric Cognitive Disorders, 9*(1), 39–43.
Lannoo, E., & Vingerhoets, G. (1997). Flemish normative data on common neuropsychological tests: Influence of age, education, and gender. *Psychologica Belgica, 37*(3), 141–155.
Larabee, G. J., Kane, R. L., Schuck, J. R., & Francis, D. J. (1985). Construct validity of various memory testing procedures. *Journal of Clinical and Experimental Neuropsychology, 7*(3), 239–250.
LaRue, A. (1984). Neuropsychological testing. *Psychiatric Annals, 14*(3), 201–204.
Lezak, M. D. (1995). *Neuropsychological Assessment* (3rd ed.). New York: Oxford University Press.
Marsh, G. G., & Hirsch, S. H. (1982). Effectiveness of two tests of visual retention. *Journal of Clinical Psychology, 38*(1), 115–118.
Morrison-Stewart, S. L., Williamson, P. C., Corning, W. C., Kutcher, S. P., Snow, W. G., & Merskey, H. (1992). Frontal and non-frontal lobe neuropsychological test performance and clinical symp-

tomatology in schizophrenia. *Psychological Medicine, 22,* 353–359.
Tamkin, A. S., & Kunce, J. T. (1985). A comparison of three neuropsychological tests: The Weigl, Hooper, and Benton. *Journal of Clinical Psychology, 41*(5), 660–664.
Vakil, E., Blachstein, H., Sheleff, P., & Grossman, S. (1989). BVRT-Scoring system and time delay in the differentiation of lateralized hemispheric damage. *International Journal of Clinical Neuropsychology, XI*(3), 125–128.

(Elaine Karbonik)

マトリックス（WAIS-Ⅲ）
Matrices (WAIS-III)

　これは比較的新しい検査で，1997年にWAIS-Ⅲの一部として紹介された．レーヴンマトリシスの翻案のように見えるが，視覚あるいは言語のいずれかを介在して行うことのできるパターン分析に，より大きな重点を置いている．それはまた，緻密な注意と詳細な言語的分析，特に高次のレベルのものを必要としている．空間的な要素は積み木問題と共有するところが大きいが，この検査には制限時間あるいは延長時間がないことが，これらの検査間での得点の違いになるであろう．健常者にはこれらの問題は些細なことでも，神経心理学的症状がある母集団全般ではいっそう重要性がはっきりするであろう．この尺度は新しいため研究が不足しているので，年月の経過とともに解釈の方法が改変されるに違いない．

■解　釈■

1. マトリックスの得点が動作性平均点を最低でも3点を上回るほど低ければ，空間パターン分析の障害を示唆している．もし積み木問題とマトリックスがともに動作性平均点を3点を上回るほど低ければ，なんら基本的な視覚障害がなくても全般的な視覚 – 空間障害があるようである．
2. マトリックスが正常点であれば，重度の視覚 – 空間の処理障害を除外することができる．しかし，検査は言語的媒介ができるため，より軽度の障害は見逃されやすい．マトリックスの成績がもっと低い時は，分析に障害がある可能性を念頭に置かなくてはならない．
3. マトリックスは言語を媒介させる方略を使えば，平均レベルの成績をとることができる．複雑な描画検査よりも，このような方略の影響を受けやすいようである．したがって，特に知能の高い患者ではマト

リックスにおける成績が，このような他の構成課題よりも好成績となることがある．言語的媒介を利用するこのパターンには，一般に積み木問題の好成績，レーヴンマトリシスの好成績，そして単純な描画は好成績だが複雑な描画（たとえば，レイ複雑図形）の低成績，顔の記憶尺度と簡単には符号化することができない他の課題における低成績が一般に含まれる．また一般に，このパターンは言語性検査での優れた成績も伴う．

4. 積み木問題は好成績だがWAIS-Ⅲマトリックスが低成績なら，図形の抽象的図案を内的に構成することの障害を示唆していることが多い．特に，後の方の図案で，積み木の始まりと終わりの境がはっきりしない時はそうである．これは，軽度の右半球損傷を示唆するが，部分的には補塡される．さらに，マトリックス項目はより卓越した構成能力の必要性を示すこともあり，積み木問題よりも素材を能動的に分析し構成する必要がある．

5. 積み木問題は低成績だがWAIS-Ⅲマトリックスが好成績なら，二つの可能性が考えられる．第一に，マトリックスは（レーヴンマトリシスと同様に）時間を測定しない．したがって，正確だが反応が遅い患者は積み木問題ではペナルティーを科されるが，マトリックスや多くの描画課題では科されない．これは脳損傷を表している可能性があるが，細部へ向けられる強制的な注意を表していることもある．このような障害は符号問題の低得点として示されるが，絵画配列は必ずしも低得点にはならない（時間は測定されるが，制限時間にはかなり余裕がある）．第二に，既に述べたように，積み木問題はより抽象的な空間課題である．患者は図案を解くために必要な積み木問題のパターンを，制限時間内で見て取ることができないことがある．興味深いことに，もしこのような患者が構成的な方法でパターンを分析する方法を示されると，あっという間に改善する．

6. 描画検査（ベンダー視覚運動ゲシュタルト検査，ベントン視覚記銘検査，時計描画検査）では低成績だが積み木問題とマトリックスが好成績なら，一般に巧緻運動制御の障害を表している．積み木問題は時間を測定する運動性課題であるが，ベンダー視覚運動ゲシュタルト検査ほど精緻な協調性を必要としない．このような場合には，符号問題が

緩慢となるが，符号探索の成績は正常である．指たたき検査のような単純な運動速度の検査が正常な場合もあるが，グルーヴド・ペグボード（Grooved Pegboard）検査や触覚動作性検査のようなより複雑な課題では緩慢となる．しかし中には，このパターンが前頭葉の評価での低成績としても見られる，抽象的項目の障害を示す．

7. WAIS-Ⅲマトリックスとレーヴンマトリシスは明らかに類似した検査である．しかし，検査間の実際の相関性に関する十分な研究はない．両検査における成績の比較は，患者の反応の一貫性に関して有用な情報をもたらし得る．WAIS-Ⅲマトリックスとレーヴンマトリシスにおける得点は標準得点に変換すると，一般には互いの1標準偏差内に収まるはずである．しかし，これらの検査のための採点システムや基盤となる標準化集団はかなり異なる．

8. ベンダー視覚運動ゲシュタルト検査，ベントン視覚記銘検査，あるいは時計描画のような視覚－運動検査よりもマトリックスの方が好成績なら，空間分析能力は良好だが視覚－運動能力が不良であることを示唆している．このような場合は，より純粋な運動能力の尺度（たとえば，指たたき検査）も施行すべきである．もし運動尺度が正常であると認められるなら，視覚－運動の協調に障害があるのかもしれない．もし運動尺度に低下があるのなら，視覚－運動能力に関する結論は得られない．マトリックスで高得点をとるなら，脳の右後方領域が機能していることを示唆している．

9. マトリックスの低成績に描画や他の視覚－運動検査での好成績が組み合わさった場合，障害を受けているのは空間能力よりもパターン分析や論理的漸進分析であることを示唆している．これらは，前頭葉損傷（脳のどちら側であっても）とより関係がある．

10. マトリックスや他の視覚的能力の検査での低成績は，右後方損傷を示している．これは特に，無視の存在と構成能力の低下はあるが，利き側に運動障害がない場合に該当する．

11. 半側無視がある場合，患者はページの左側にある選択肢に反応しないことが多く，このため正答が左側にある時は多くの誤りを犯す．さらに刺激領域それ自体の左側を無視することもあり，同じような誤りを犯す．無視が疑われる時は，患者に何が見えるか述べてもらうことが

有用なことが多い．

12. 前頭葉患者には保続が見られ，通常，同じ位置にある答えを選択し，他の選択肢を無視する．このような可能性がある場合は，項目への反応パターンを慎重に見直さなくてはならない．

13. 優位半球に損傷のある患者の場合，マトリックスは協調運動あるいは速度を必要とする検査とは得点が非常に異なることがある．"運動とは無関係"で時間を測定しない他の視覚−空間課題を加え，検査バッテリー中のこのような課題からの結果を組み合わせることにより，本当の視覚−空間能力のより優れた評価を得ることができる．

14. マトリックスが低成績である場合，視覚的注意と視覚的無視の問題は常に除外しなくてはならない．これらの障害は空間能力が正常であっても，成績に大きな影響を及ぼすことが多い．場合によっては，触覚動作性検査で好成績を見せ，事実上，空間障害を除外する．

15. もともと正常な言語運用の既往がある時には，言語障害はあるがマトリックスが好成績なら左半球の一側性損傷を示している．そうでなければ，この違いは脳損傷よりも教育と言語訓練の不十分さを表していることがある（英語の獲得が不十分である場合も含めて）．このような場合，マトリックスは言語的な評価というよりも，知的潜在能力をより効果的に表しているかもしれない．

16. 失語がないのにマトリックスが低成績であるというのはそれほど特殊なことではなく，左右半球いずれか前方の損傷あるいは右半球後方の損傷を表していることがある．一般に，積み木問題と描画検査の成績低下が組み合わさった時は，これらの障害は右半球後方の損傷を表しやすい．しかし，マトリックスのみに障害が見られる時は，このことは前方の損傷あるいは元からの知的障害があったことすら表していることが非常に多い．

17. 失語を伴いマトリックスが低成績なら，左半球損傷あるいはより全般的な障害を表していることがあるが，必ずしも常に右半球損傷を伴うとは限らない．

18. 触覚動作性検査の好成績にマトリックスと積み木問題の低成績が組み合わさった場合，空間能力は正常だが視覚あるいは視覚性運動能力の障害を示唆している．触覚動作性検査が好成績であることは，空間あ

るいは運動性能力のいずれの障害とも矛盾する．このような場合，複雑な描画課題にも低成績が見られることがある．触覚動作性検査とこれらの視覚性検査間の乖離は，動作性検査が伝統的な方法で解釈できないこともあることを示す重要な指標である．

19. マトリックスの好成績に描画検査（ベンダー視覚運動ゲシュタルト検査，ベントン視覚記銘検査，時計描画）の低成績が組み合わさった場合，一般に巧緻運動制御の障害を表している．このような場合は，符号問題が緩慢となることが多いが符号探索の成績は正常であることが多い．指たたき検査のような単純な運動速度の検査が正常な場合もあるが，グルーヴド・ペグボード（Grooved Pegboard）検査や触覚動作性検査のような，より複雑な課題では緩慢となることが多い．しかし場合によっては，このパターンが前頭葉の評価での低成績としても見られる，抽象的項目の障害を示していることも多い．

20. マトリックスの好成績に線分定位検査の低成績が組み合わさった場合，角度と空間能力に関する基本的な分析障害を示すが，基本的な空間能力がそれほど重要ではないさらに複雑な視覚−空間能力においては補填される．このような場合，全般的な影響が最小となる非常に局在した損傷が存在する場合がある．この成績は，角度を区別することの能力障害がより明らかになる描画課題と比較しなくてはならない．

21. マトリックスの低成績に線分定位検査の好成績が組み合わさった場合は，線分定位検査によって測られるもっと基本的な空間能力より，マトリックスに要求されるさらに複雑な構成かつ論理的能力の障害を示唆している．

22. 半側無視の場合，明らかな障害は通常，マトリックス，レーヴンマトリシス，時計描画検査，そしてベントン視覚記銘検査で見られる．症状はいずれの視覚性検査でもはっきりと見られるが，それ以外のほとんどの検査では障害が見つからないように，患者はいとも簡単にごまかすことができる．しかし重度の場合，無視は視覚性検査全般に明らかに見られ，読みの検査の多くにおいても同様である．

23. マトリックスの多項選択式での障害は，レーヴンマトリシスや線分定位検査あるいは視覚形態識別検査においても明らかとなる．このような場合，誤りは一般に衝動的あるいは保続的であり，前頭葉／遂行機

能の障害を表している．このような障害は，前頭葉の検査（ハルステッドカテゴリー検査，ウィスコンシンカード分類検査，ストループ検査，トレイルメイキング検査試行B）でも同様に見られるはずである．

24. 視覚形態識別検査，線分定位検査，そしてマトリックスでの好成績は，通常，無視がないことだけではなく，視覚的分析や空間能力が正常であることを示す．このような場合，運動に基盤を置く視覚性検査における誤りが，タイミングあるいは視覚－運動障害から生じていることが多い．

マトリックス（WAIS-Ⅲ）の文献

Boone, D. E. (1998). Specificity of the WAIS-R subtests with psychiatric inpatients. *Assessment, 5,* 123–126.

Campbell, J. M., & McCord, D. M. (1996). The WAIS-R comprehension and picture arrangement subtests as measures of social intelligence: Testing traditional interpretations. *Journal of Psychoeducational Assessment, 14,* 240–249.

Golden, C. J., Zillmer, E., & Spiers, M. (1992). *Neuropsychological assessment and intervention.* Springfield, IL: Charles C Thomas.

Hawkins, K. A. (1998). Indicators of brain dysfunction derived from graphic representations of the WAIS-III/WMS-III Technical Manual clinical samples data: A preliminary approach to clinical utility. *Clinical Neuropsychologist, 12*(4), 535–555.

Kramer, J. H. (1990). Guidelines for interpreting the WAIS-R subtest scores. *Psychological Assessment, 2,* 202–205.

Matarazzo, J. D. (1972). *Wechsler's Measurement and Appraisal of Adult Intelligence* (5th ed.). New York: Oxford University Press.

Ryan, J. J., Lopez, S. J., & Werth, T. R. (1998). Administration of time estimates for WAIS-III subtests, scales, and short forms in a clinical sample. *Journal of Psychoeducational Assessment, 16*(4), 315–323.

Sprandel, H. Z. (1995). *The psychoeducational use and interpretation of the Wechsler Adult Intelligence Scale-Revised* (2nd ed.). Springfield, IL: Charles C Thomas.

Wechsler, D. (1981). *WAIS-R manual.* New York: The Psychological Corporation.

Wechsler, D. (1986). *WAIS-R administration and scoring manual.* San Antonio, TX: The Psychological Corporation.

Wechsler, D. (1997). *WAIS-III administration and scoring manual.* San Antonio, TX: The Psychological Corporation.

(Charles J. Golden)

視覚形態識別検査（VFDT）
Visual Form Discrimination Test (VFDT)

視覚形態識別検査（VFDT）は，一次元図案に関する16項目の多項選択式の視覚性認知検査である（Lezak, 1995）．それぞれの項目は，患者に向けて

45度の角度で呈示されるターゲット図案1つが描かれたカード1枚と，4つの図案が描かれた1枚の多項選択式カードを机上のターゲット手前に置く．ターゲット項目に関しては，8項目は1つの周辺図形が2つの中心図形の右に現れ，残りの8項目は中心図形の左に現れる．それぞれの多項選択項目には正確な図案と，周辺図形の置き違いあるいは回転，中心図形のうち一方の回転あるいはもう一方の中心図形の歪みの，いずれかの不正確な図案が含まれている (Benton, Sivan, Hamsher, Varney, & Spreen, 1994).

■ 解 釈 ■

1. 視覚形態識別検査を遂行するには，患者は覚醒し，外界へ注意を払い，課題に取り組み，集中できなくてはならない．注意と集中は視覚形態識別検査の結果に重要な役割を果たす (Benton et al., 1994)．したがって，注意変動検査あるいは数唱や符号問題のような検査と得点の比較をすることが重要である．

2. 患者の課題への取り組み方は，"ボトムアップ"処理あるいは"トップダウン"処理のいずれかで考えることができる (Kolb & Whishaw, 1996)．ボトムアップ処理はより自動的で，刺激や環境からの手がかりによって働く．対照的に，トップダウン処理はより概念的に働く．たとえば，多項選択式カードから正しい図案を見つけようとする時，患者は刺激の特定の特徴に注目し他には注目しない．そして，最初の特徴から離れて次の特徴に注意を移動させるが，それは，記憶や課題の予想すらも統合させた情報に基づいている．

3. 患者が犯す誤りのタイプは重要である．視覚的分析に重度の障害がある場合は，簡単な図案のマッチングすらできず，このような誤りは中心図形の一つの著しい歪みに表れる．このような障害は，積み木問題あるいは触覚動作性検査のような検査においても著しい障害を伴う．これらは一般に，後頭葉あるいは頭頂-後頭葉の損傷と関係があり，やはり視覚刺激に対する呼称障害には見られるが聴覚性の説明に対する呼称障害は見られないことがある．

4. 中心図形の左にある周辺図形を見落とす患者は，半側無視を呈していることがある．これはまた，描画，書字，そして読みの検査全般にわたり明らかで，左側を無視することが多い．このような障害は，脳血

管障害あるいは同様の破壊的損傷後の右後方損傷に関係していることが非常に多い．無視は特にベントン視覚記銘検査での低成績の原因となる．

5. 図形が回転する誤りは視覚－空間障害を示唆し，右半球損傷と関係することが非常に多い．これもやはり，描画の回転や他の構成課題の回転として見られるはずである．

6. この検査では好成績だが，運動に基盤を置く構成課題（積み木問題，ベンダー視覚運動ゲシュタルト検査，ベントン視覚記銘検査，他）が低成績なら，視覚－空間能力は正常だが視覚－運動能力に障害があることを示唆している．これは，利き手の反対側の運動野の障害あるいはこの領野との結合の障害を示唆していることがある．

7. この検査では低成績だが積み木問題と触覚動作性検査あるいは同様の検査が好成績であるなら，反応における著しい動機や注意の浮動性，あるいは要求されていることに対する理解障害のいずれかを示唆している．このような場合，課題を再度施行することが，何が起きているのかを十分理解することに有用なことがある．場合によっては，このような誤りが保続を表していることもあるが，そうであれば通常は触覚動作性検査でもやはり見られる．しかし，もし視覚形態識別検査や触覚動作性検査に障害が見られるが，積み木問題，ベントン視覚記銘検査，そしてベンダー視覚運動ゲシュタルト検査が正常なら，前頭葉／遂行機能の障害の可能性を考慮しなくてはならない．このことは一般に，レーヴンマトリシスまたはマトリックスの低成績に表されることが多いが，もちろんハルステッドカテゴリー検査，ウィスコンシンカード分類検査，あるいはトレイルメイキング検査試行Ｂのような前頭葉検査においても同様である．場合によっては，時計描画でも同様に障害を見せ，特に，病前からアナログ時計を読む力が弱い患者ではそうである．

8. この検査での好成績に，レーヴンマトリシスあるいは WAIS-Ⅲ マトリックスでの低成績が組み合わさった場合，考え得る誤りの原因から衝動的／保続的反応は除外できる．このような場合，やはり視覚的識別あるいは無視もまた原因とは考えにくく，これらの検査に使われるもっと高度な分析過程が，障害の原因としてずっと可能性が高いこと

を示唆している．

9. 視覚形態識別検査が好成績であるにもかかわらず積み木問題が低成績である場合，基本的な視覚過程は正常であり，積み木問題の時間的側面あるいはより分析的な空間的要素のいずれかが障害の原因であることを示唆している．もし障害が時間だけにあるのなら，その場合制限時間のない検査（マトリックス，レーヴンマトリシス，ベンダー視覚運動ゲシュタルト検査，ベントン視覚記銘検査）が適切に行えるはずである．もし空間障害があるなら，このような制限時間のない検査の場合も同様に障害を生じると推測される．

10. 視覚形態識別検査が好成績にもかかわらずベンダー視覚運動ゲシュタルト検査あるいはベントン視覚記銘検査が低成績なら，基本的な視覚過程は正常で，障害の原因としてベンダー視覚運動ゲシュタルト検査の運動的側面を示している．もし障害が運動性であるなら，非運動性の検査（マトリックス，レーヴンマトリシス）は十分にこなせるはずだが，他の構成検査（積み木問題）に障害が見られるはずである．

11. 視覚形態識別検査が低成績であるにもかかわらずベンダー視覚運動ゲシュタルト検査が好成績なら，無視の存在あるいは視覚形態識別検査の多項選択式に関わる障害のいずれかを示唆している．もし無視が存在するなら，患者の誤りを分析すると中心図形の誤認よりも周辺図形の省略を見せるはずである．ベンダー視覚運動ゲシュタルト検査では，患者は描画ページの片側しか使わない傾向があり，中心線を越えることはめったにない．さらに，同様の障害がレーヴンマトリシスあるいはマトリックスやベントン視覚記銘検査に見られる．

12. 視覚形態識別検査の多項選択式での障害は，レーヴンマトリシス，線分定位検査，あるいはマトリックスにおいて，やはり明らかなことが多い．このような場合，誤りは一般に衝動的あるいは保続的で前頭葉／遂行機能の障害を表している．このような障害は，他の前頭葉の検査（ハルステッドカテゴリー検査，ウィスコンシンカード分類検査，ストループ検査，トレイルメイキング検査試行B）でも同時に見られるはずである．

13. 視覚形態識別検査と線分定位検査の両検査と，レーヴンマトリシスあるいはマトリックスのいずれかの好成績は，通常，無視がないだけで

はなく視覚的分析と空間能力が正常であることを示す．このような場合，運動に基盤を置く視覚性検査における誤りはタイミングあるいは視覚－運動障害に起因することが多い．
14. フーパー視覚構成検査は異常だが視覚形態識別検査がそうではない時，低成績となったフーパー視覚構成検査における呼称の役割を考えなくてはならない．このような場合，患者に対象の呼称をさせるよりも説明させる方が有用である．

視覚形態識別検査（VFDT）の文献

Benton, A. L., Sivan, A. B., Hamsher, K., Varney, N. R., & Spreen, O. (1994). *Contributions to neuropsychological assessment: A clinical manual* (2nd ed.). New York: Oxford University Press.
Caplan, B., & Scultheis, M. T. (1998). An interpretive table for the visual form discrimination test. *Perceptual and Motor Skills*, 87(3; part 2), 1203–1207.
Iverson, G. L., Slick, D., & Seemiller, L. S. (1997). Screening for visual–perceptual deficits following closed head injury: A short form of the Visual Form Discrimination Test. *Brain Injury*, 11(2), 125–128.
Kolb, B., & Wishaw, I. O. (1996). *Fundamentals of human neuropsychology*. New York: W. H. Freeman & Company.
Lezak, M. D. (1995). *Neuropsychological assessment* (2nd ed.). New York: Oxford University Press.

(Barbara Garcia)

フーパー視覚構成検査（HVOT）
Hooper Visual Organization Test (HVOT)

フーパー視覚構成検査（HVOT）は，精神病院で器質的に脳に疾患のある患者を同定するために考案された（Hooper, 1958）．この検査は4インチ×4インチ（1インチ≒2.54センチ）のカードに描かれた簡単に認識できる対象の絵画30枚の絵から構成されている．それぞれの対象は2つかそれ以上の部分に切り分けられ，再度組み合わされている．患者には，それが一つにまとめられたらどんな対象になるか呼称するように教示する．患者は口頭で対象名を言ってもよいし（個別に呈示される場合），あるいは検査冊子の定められた欄に対象名を書いてもよい（集団で行われる場合）．30項目すべてを施行する．しかし，Wetzel & Murphy (1991) は，5項目連続して誤った後に検査を中止しても，この検査の採点に顕著な変化はないことを見出した．採点の幅は0点から30点である．施行に要する時間はおよそ10–15分である．

標準は最初にHooperによって1958年に出版された．一般に認知的に正常な人は，フーパー視覚構成検査で誤ってもせいぜい6項目までである．26得点は偏差値50（平均）に，21得点は偏差値60（平均より1標準偏差低い）に，そして16得点は偏差値70（平均より2標準偏差低い）に該当する．Spreen & Strauss（1998）はより最近の標準を発表し，23–19得点をとる患者は軽度から中等度の脳損傷者のみならず情動的に障害のある，あるいは精神病の患者を含むグループを構成していることを見出した．さらに通常，11を上回る誤りは，器質的な脳病理を示している．

■解　釈■

1. フーパー視覚構成検査は視覚構成能力を評価するために用いられる．Lezak（1998）によれば，検査の表面的妥当性は，切り分けられた対象の知覚的識別と概念的再構成（心的回転を含む）を必要とすることにある．
2. 半側無視があると反応に重度の障害が生じるのは，患者がすべての部分を見ることができないためである．
3. フーパー視覚構成検査は正常だが積み木問題あるいは他の構成課題に空間障害が見られる時は，視覚－運動障害を考慮しなくてはならない．
4. フーパー視覚構成検査は異常だが視覚形態識別検査がそうではない時は，低成績となったフーパー視覚構成検査での呼称の役割を考えなくてはならない．このような場合，患者に対象の呼称をさせるよりも説明させることの方が有用である．
5. フーパー視覚構成検査に積み木問題とともに異常が見られる時は，全般的な空間障害を呈していることがある．
6. フーパー視覚構成検査での障害の原因として呼称障害が疑われる時は，ボストン呼称検査あるいは同様の呼称障害の尺度と比較すべきである．
7. フーパー視覚構成検査は異常だが積み木問題がそうではない時は，呼称あるいは前頭葉障害を考慮すべきである．
8. 一般に，前頭葉損傷の患者がフーパー視覚構成検査において多くの困難に直面するのは，彼らが完成対象を組み合わせるために概念化がで

きないため，あるいはまったく同定できないためである．このような患者は具体的であることが多いため，ばらばらになった絵の抽象的図案を把握することが難しい．さらに，開始の障害は自発性の低下，産出性の減少，行動を起こす頻度の低下，あるいは発動性の低下として見られる．この領域の損傷は言葉と行為の著しい乖離をもたらす可能性があり，これは病理学的な無気力である．このタイプの障害があると，患者は手がかりや手本があれば検査の正答を説明できるが，それを行動に移すことが難しい．

9. Lezak (1995) によれば，フーパー視覚構成検査項目の幾つかは特に知覚の断片化の類を引き出すことに効果があり，右前頭葉損傷と非常に関係しやすい．右前頭葉損傷の患者は，知識の欠如あるいは知覚や言語の能力障害よりも，課題への取り組み方の結果としてフーパー視覚構成検査が低成績となるようである．こうした患者は知覚は正常で呼称あるいは書字は正確だが，あらゆる動作を意図的に実行することに障害がある．したがって，彼らの反応は保続的になることがある．彼らはそれぞれの絵に関する認知的構えを変えることができず，あるカードの特定の側面に注意を向けてしまう．この現象を見せるこのような患者は，ほとんどの項目を正確に同定できることが多い．つまり，彼らは教示の構成的要求は理解していることを示している．

10. 前頭葉患者は，絵の一断片にしか注目しないことがある．彼らは断片化された様式で自分の世界を見る傾向があり，項目の他の断片に注意を払うことなく，その一つの断片を解釈する (Lezak, 1995)．

11. 発語の運動的構成とパターン化を実現する運動連合野（左前頭葉）部分の損傷は，発語産出の崩壊をもたらしフーパー視覚構成検査の解答に影響を及ぼすことがある．もし多項選択式がとられれば，患者は適切な反応をしやすくなる傾向がある．

12. 視覚失認があれば低成績となり，各断片を同時に見て統合する能力の障害が生じる．視覚失認は両側後頭葉の損傷で生じることが最も多い．統覚型視覚失認では，患者は見えているものを統合させることができない．彼らは単語または句の個々の部分への認識を示し，あるいは個々の知覚を知覚的総体に構成することなく対象の要素を認識することがある．

13. 連合型視覚失認（あるいは視覚物体失認）のある患者は，馴染みのある物品や個人の持ち物のような視覚刺激の全体を知覚することはできるが，それを認識することができない．したがって，フーパー視覚構成検査において，患者は知覚を統合することはできるが完全な対象として認識することができない．
14. 右頭頂葉は視覚 - 空間統合と関係があるので，この領域に損傷のある患者は，フーパー視覚構成検査における断片化された対象を知覚的に区別し再構成することができないことがある．フーパー視覚構成検査は，このタイプの損傷を検出するためには最も鋭敏であると考えられている．
15. 右頭頂葉損傷に関係がある視覚 - 空間障害は，地誌的あるいは空間的思考や記憶の障害を含んでいる．フーパー視覚構成検査において，患者はカードの小片や断片を呼称することはあるが，個々の特徴を認識可能な対象へ構成できないことが多い．たとえば，カード1では，患者は「これは目です，これはえらです」と言うことはあるが，このような断片が魚の部分を構成していることが認識できない．

フーパー視覚構成検査（HVOT）の文献

Hooper, H. E. (1993). *The Hooper Visual Organization Test manual*. Beverly Hills, CA: Western Psychological Services.
Johnston, B., & Wilhelm, K. L. (1997). The construct validity of the Hooper Visual Organization Test. *Assessment, 4*(3), 243–248.
Lezak, M. D. (1995). *Neuropsychological assessment* (2nd ed.). New York: Oxford University Press.
Spreen, O., & Strauss, E. (1998). *A compendium of neuropsychological tests: Administration, norms, & commentary* (2nd ed.). New York: Oxford University Press.
Wetzel, L., & Murphy, S. G. (1991). Validity of the use if a discontinue rule and evaluation of discriminability of the Hooper Visual Organization Test. *Neuropsychology, 5*, 119–122.

（Ruby Natale）

第3節：言語性検査

レイタン失語症検査
Reitan Aphasia Examination

　この失語症検査は，基本的な言語障害のスクリーニングを目的とする一連

の短い教示と課題から構成されている．課題には以下のものが含まれる．
(1) 簡単な物品や形の呼称，(2) 簡単な単語の音読，(3) 綴り，(4) 簡単な指示に従う，(5) 複雑な指示に従う，(6) 簡単な単語の流暢性（単語と文を正確に発音する），(7) 構成能力（十字と鍵を描く），(8) 左右の同定に伴う教示に従う，(9) 物品の用途を示す，そして (10) 算数である．広範囲な失語症検査というより，スクリーニング手段としての意図がある．

■解　釈■

1. この検査のための採点システムはあるが（Heaton, Grant, & Matthews, 1993参照），質的解釈は一般には，より難しいがより有用である．採点システムによって障害があるかどうかに関する一般的な結論を得ることができるが，詳細なパターン分析で他の検査と関係付けようとする時は上手くいかない．採点システムのための標準では特定の障害の解釈はできないが，その代わり，全般的行動の解釈ができる．スクリーニング手段としてのこの検査の強みは，特定の領域でさらに詳細な検査が必要かどうかを素早く示せることである．

2. この検査で同定される障害のほとんどは，左優位半球の機能と関係がある．誤りが何もないことは脳の基本的な言語領域が比較的正常であることを示し，新たに生じた破壊的病因が言語領域に及んでいるということへの反証になる．

3. この検査の言語優位性に対する例外は4つの図形，つまり，正方形，三角形，十字形（ギリシャ十字），そして鍵の描画である．これらの図形の描画の誤りは，一般に視覚−運動障害を表し，図形が簡単なので比較的重度である．このような誤りは，ベントン視覚記銘検査，ベンダー視覚運動ゲシュタルト検査，あるいは時計描画検査といった検査を付加的に行う必要性を示唆している．空間的な歪みが，より簡単な図形（四角形，三角形）で見られることは稀だが，十字形と鍵では非常に明らかになることがある．もはや認識できないほど鍵や十字形の再現を歪ませてしまうのであれば，ほとんどが右後方の損傷に関係がある．

4. 形は正常だが細部が省略されている鍵の再現は，ほとんどが左後方の損傷に関係がある．一般に他の項目では，このような損傷による運動

あるいは感覚の障害がなければ重篤な障害を呈することはない．振戦や描画に著しい困難や麻痺のある場合は，運動性検査（たとえば，指たたき検査）あるいは感覚性検査の成績に基づいた解釈をしなくてはならない．一般に，優位半球の運動あるいは感覚の障害のみが，直接，描画能力に影響を及ぼす．

5. 空間的な再現性が良好にもかかわらず，鍵あるいは十字形の描画再現に振戦を見せ，鉛筆の制御に一貫性がなく，そして線質が貧弱なら，優位半球の運動あるいは感覚の障害を示唆している．
6. 十字形の空間的な歪みは非優位半球後方の機能に鋭敏な指標であり，特に空間的にもっと単純な図形や書字が正常な時はそうである．
7. 算数や綴りの障害は病前のレベルと比較しなくてはならない．多くの人では，このような障害は教育と関係がある．基本的な音韻あるいは基本的な計算過程を理解していないことを表す誤りは，実際の脳の損傷と関係していることが非常に多い．このような場合，左半球後方の損傷の影響を受けている．より包括的な学力検査（たとえば，ピーボディー個人学力検査），あるいはルリア・ネブラスカ神経心理学バッテリーの書字や算数の尺度を通じて段階的な能力分析を行うことで，特異的な誤りの詳細や基盤となる損傷を確認することができる．
8. 綴りや算数における様々な誤りが，文字の配列と計算の空間的側面（段から段への移動のような）を伴う障害を表している時，文字，数字，基本的な言語，そして音韻を正常に理解しているのなら，そのパターンが右（非優位）半球後方の損傷を表していることがある．これらの障害に特異的な分析が，ルリア・ネブラスカ神経心理学バッテリーの書字と算数の尺度の段階的手順を通じて得られることがある．
9. 構音障害—単語を流暢に発音する能力の障害—は，前頭葉の運動野と最も関係がある．これらの項目すべてで好成績であれば，一般に著しい流暢性の障害の存在を除外できるが，誤りがあればルリア・ネブラスカ神経心理学バッテリーの表出性言語尺度のような，より詳しい評価を用いたフォローアップが必要である．失語症スクリーニング検査は，患者に単語を復唱させ，対象呼称をさせ，あるいは質問に対して自由発話をさせた時に，流暢性の障害を同定することができる．得点化されない流暢性の誤りは，この検査や言語的反応を要する他の検査

（たとえば，WAIS-Ⅲの一般的知識あるいは一般的理解）の施行中にももちろん簡単に記録できるが，これらの検査は流暢性を直接採点はしない．左半球損傷が疑われる時に流暢性の誤りがなければ，損傷が非常に前方（前頭前野）あるいは後方（頭頂葉）にあることを示している．流暢性の誤りがあるなら，運動性発語が関係している前頭葉の後方領域あるいは皮質下経路のどこかに損傷があることを示している．

10. 流暢性の障害がないのに呼称障害（失名詞）があり，もし視覚性マッチング課題が正常ならば，優位半球後方の言語機能障害を表している．このような場合，患者はそれを呼称することができない代わりに，機能，用途，あるいは対象の他の側面を説明できることが多い．このスクリーニングは呼称の大まかな指標であり，誤りがあればボストン呼称検査のような，より包括的な呼称検査を用いてフォローアップしなくてはならない．

11. 流暢性の障害がある呼称障害は，優位半球前方の表出性言語の障害を表している．前述したように，このスクリーニングは呼称の大まかな指標であり，誤りがあればボストン呼称検査のようなさらに包括的な呼称検査でフォローアップしなくてはならない．

12. 音読の障害は低学歴の患者の病前レベルを表していることが多い．しかし，以前は音読することができた患者が適切な方法で音韻的に単語を復号化できないのなら，優位半球後方の側頭−後頭領域の著しい障害と関係している．この検査における音読の障害は，詳細な学力検査あるいはルリア・ネブラスカ神経心理学バッテリーの音読尺度で得られるような，基本的な読字能力をより詳細に分析してフォローアップしなくてはならない．

13. ページ上の位置の探索や保持における空間障害に起因する音読の障害は，項目が簡単なためにこの検査では明らかにならない．このような障害が疑われる場合，主に視覚−空間障害の徴候や音読の障害に関する訴えがあるなら，段落レベルの音読を見る検査（たとえば，ルリア・ネブラスカ神経心理学バッテリーでの音読尺度）を使ったより詳細な分析が必要である．

14. 鍵や十字に著しい空間的歪みを伴う呼称障害は，非優位半球後方の損傷を示唆していることがある．このような場合，障害は呼称にあるの

ではなく視覚認知過程にある．また，絵画完成は通常低成績であり，同様にWAIS-Ⅲの動作性検査も全般的に低成績である．しかし，絵画完成が好成績なら，一般にこのような障害は除外される．この障害が存在する時，患者は説明による呼称検査（たとえば，ルリア・ネブラスカ神経心理学バッテリーの表出性言語尺度），絵画なしに言語的な説明を求める検査（たとえば，WAIS-Ⅲの一般的理解，一般的知識，単語問題，類似問題）は好成績であることが多く，言語的流暢性の検査に関しても同様である（たとえば，統制発語連合検査）．

15. 簡単な指示に従えないことは受容性の言語障害を示唆し，もし患者が病前により高いレベルにあったのなら，脳卒中あるいは腫瘍と関係していることが多い．これらの項目に何らかの誤りがあれば，さらに詳しくフォローアップしなくてはならない．三角形のような図形を与えられて描画ができなければ，理解の誤りあるいは描画能力の障害が考えられる．このような場合，課題での結果を模写課題（十字形あるいは鍵）での結果と比較しなくてはならない．もし模写課題が上手くできるなら，今度は受容性言語の問題を検討しなくてはならない．ルリア・ネブラスカ神経心理学バッテリーの受容性言語尺度を使い，さらに詳しい分析を得ることができる．さらに，言語障害を想定する前に，末梢性あるいは中枢性の聴覚障害を除外しなくてはならない．より重篤な場合，受容性言語障害も一般的理解や単語問題の結果に表れるが，より微妙な障害ではそうはいかない．

16. 末梢性運動障害はこの検査では描画の拙劣さとして生じるが，非動作性視覚的能力の検査（たとえば，レーヴンマトリシスあるいは視覚形態識別検査）には障害を伴わない．

17. レイタン失語症検査はスクリーニング検査なので，別の検査あるいは手順によってすでに障害が同定された後に施行されることはほとんどない．なぜなら，非常に優れた簡易スクリーニング検査ではあるが，これらの状況の大半についての詳しい分析は得られないからである．

レイタン失語症検査の文献

Brooks, J., Fos, L. A., Greve, K. W., & Hammond, J. S. (1999). Assessment of executive function in patients with mild traumatic brain injury. *Journal of Trauma-Injury Infection and Critical Care*, 46(1), 159–163.

Heaton, R. K., Grant, I., & Matthews, C. G. (1991). *Comprehensive norms for an expanded Halstead-Reitan battery: Demographic corrections, research findings, and clinical applications*. Odessa, FL: Psychological Assessment Resources.
Jacobs, D. M., Sano, M., Albert, S., Schofiel, P., Dooneief, G., & Stern, Y. (1997). Cross-cultural neuropsychological assessment: A comparison of randomly selected, demographically matched cohorts of English- and Spanish-speaking older adults. *Journal of Clinical and Experimental Neuropsychology, 19*(3), 331–339.
Lezak, M. (1995). *Neuropsychological assessment* (3rd ed.). New York: Oxford University Press.
Reitan, R. M., & Wolfson, D. (1993). *The Halstead–Reitan neuropsychological test battery: Theory and clinical interpretation* (2nd ed.). S. Tucson, AZ: Neuropsychology Press.
Snyder, P. J., & Nussbaum, P. D. (1998). *Clinical neuropsychology: A pocket handbook for assessment*. Washington, D.C.: American Psychological Association.
Williams, J. M., & Shane, B. (1986). The Reitan–Indiana aphasia screening test: Scoring and factor analysis. *Journal of Clinical Psychology, 42*(1), 156–160.

(Charles J. Golden)

一般的知識（WAIS-III）
Information (WAIS-III)

　一般的知識はウェクスラー成人知能検査の下位検査の一つである．非常に簡単な検査の一つで，患者に主に学校で学ぶ事柄を表す基本的な質問をする．神経心理学的異常を検出するために一般には使われないが，病前の機能レベルを確認することに役立つことがある．

■解　釈■

1. 一般的知識は言語性知能（VIQ）と高い相関性があるが，単語問題や一般的理解のような検査よりも教育経験との関係が大きい．
2. 一般的知識の得点が単語問題や一般的理解よりも著しく低ければ，学校での学力が患者の知的潜在能力よりも低いことを示唆している．このパターンが脳損傷の徴候であることは稀で，むしろ在来の学校以外の場あるいは十分な教育を行っていない学校で学習した人であることを表している．
3. 言語障害がなければ，一般的知識は単語問題や一般的理解とともに平均的で，病前の言語機能の推定値になることがある（WAIS-III IQの項参照）．
4. 一般的知識が一般的理解や単語問題より評価点で4点ないしはそれ以下の時は，病前のIQを判断するためには単語問題と一般的理解のみを使うべきである．

5. 一般的知識が一般的理解や単語問題よりも評価点で4点を上回る時は，表出性言語に障害の疑いがあることを示唆している．一般的知識の項目に対する答えは比較的短く，一般には表出能力や内的な言語分析をそれほど必要としない．したがって，軽度から中等度の言語障害がある時には，省かれることがある．これらは往々にして"喚語"の障害であり，より言語に基盤を置く単語問題や一般的理解で求められる答えに影響を及ぼす．しかし，呼称のより強い障害は，やはり一般的知識にも影響を及ぼすことが多い．この下位検査で低成績なら，呼称検査（たとえば，ボストン呼称検査）の成績と比較するべきである．もし呼称が低成績なら，病前の機能を過小評価しがちなので，得点を病前の能力を表すものとして解釈すべきではない．
6. 一般的知識，単語問題，そして一般的理解が他の得点と比較して低得点なら，成人期発症の障害よりも，幼児期の脳損傷により深く結びついている．
7. WAIS-Ⅲの一般的知識と改訂版ピーボディー個人学力検査の一般的知識（General Information）は，互いに強く関係するはずである．標準得点が15点を上回るほど乖離するなら，注意や動機の浮動性を示している．
8. 一般的知識が高得点である一方，音読あるいは綴りが低得点なら，もし障害がこれまでずっと続いてきたものなら特異的な学習障害（あるいは学校に関係がある別の問題）を示唆していることがある．もし障害が最近のものなら，これらのパターンは優位半球の側頭-後頭領域の損傷を表し，損傷も限られた範囲のことが多い．なぜなら，もっと広範囲の損傷では一般的知識の成績も影響を受けるからである．
9. 流暢性の障害がある音読の得点よりも一般的知識の得点が著しく低いのなら，おそらく喚語困難を示唆しており，呼称課題を使いさらなる評価を行うべきである．場合によっては，これが全般的に知的得点が低いにもかかわらず，強力な機械的暗記能力を用いて単語音を記憶している人を示していることがある．これは，単語問題や一般的理解における低成績はもちろんのこと，読解の得点が低いことで確認することができる．
10. 一般的知識が綴りの得点よりも著しく低い（稀であるが）というの

は，その人が全般的に知的得点が低いにもかかわらず，強力な機械的暗記能力を用いて単語音を記憶していることを示唆している．これは読解，単語問題，そして一般的理解における低成績により確認できる．

一般的知識（WAIS-Ⅲ）の文献

Boone, D. E. (1998). Specificity of the WAIS-R subtests with psychiatric inpatients. *Assessment, 5*, 123–126.

Campbell, J. M., & McCord, D. M. (1996). The WAIS-R comprehension and picture arrangement subtests as measures of social intelligence: Testing traditional interpretations. *Journal of Psychoeducational Assessment, 14*, 240–249.

Golden, C. J., Zillmer, E., & Spiers, M. (1992). *Neuropsychological assessment and intervention.* Springfield, IL: Charles C Thomas.

Hawkins, K. A. (1998). Indicators of brain dysfunction derived from graphic representations of the WAIS-III/WMS-III Technical Manual clinical samples data: A preliminary approach to clinical utility. *Clinical Neuropsychologist, 12*(4), 535–555.

Kramer, J. H. (1990). Guidelines for interpreting the WAIS-R subtest scores. *Psychological Assessment, 2*, 202–205.

Matarazzo, J. D. (1972). *Wechsler's measurement and appraisal of adult intelligence* (5th ed.). New York: Oxford University Press.

Ryan, J. J., Lopez, S. J., & Werth, T. R. (1998). Administration time estimates for WAIS-III subtests, scales, and short forms in a clinical sample. *Journal of Psychoeducational Assessment, 16*(4), 315–323.

Sprandel, H. Z. (1995). *The psychoeducational use and interpretation of the Wechsler Adult Intelligence Scale-Revised* (2nd ed.). Springfield, IL: Charles C Thomas.

Wechsler, D. (1986). *WAIS-R administration and scoring manual.* San Antonio, TX: The Psychological Corporation.

Wechsler, D. (1997). *WAIS-III administration and scoring manual.* San Antonio, TX: The Psychological Corporation.

Wechsler, D. (1981). *WAIS-R manual.* New York: The Psychological Corporation.

(Charles J. Golden)

一般的理解（WAIS-Ⅲ）
Comprehension (WAIS-III)

　一般的理解はWAIS-Ⅲの6つある言語性下位検査のうちの一つである．遠隔記憶はもちろんのこと，社会的慣習あるいは実用的知識の理解を評価する．さらに，言語的論理性や抽象的論理性の検査でもある．一般的理解は18ヶの言語的項目を含み，口頭で呈示する．この課題は，患者に日常的問題に関する一連の質問に口頭で答えてもらう．

■ 解　釈 ■

1. 口頭で呈示された質問を理解する能力障害は，受容性失語あるいは重度の知的障害と関係がある．聴覚失認（発語を理解することができない）の場合，患者にもし質問を視覚的に呈示すればもっと良好である（ただし，このような手順はWAIS-Ⅲにおいては採点しない）．このタイプの失語は通常，左半球後方の損傷と関係がある．しかし，聴覚や音読の障害を伴いやすい．このような場合，障害は言語性検査の広い範囲にわたり見られる．

2. 質問に口頭で答えることができないのなら，表出性言語障害が関係していることがある．これは流暢性に全般的障害のある状況で見られることがあり，ルリア・ネブラスカ神経心理学バッテリーの表出性言語検査と，それに類似した検査手順で見ることができる．場合によっては，日常会話の中では出現しない吃音，早口，そして非流暢性の他の徴候を検査では呈することがあるが，これは患者が同時に思考に注意を向けなくてはならない時，適切に話すことが余計困難となるからである．ほとんどの場合，表出性言語（流暢性）の障害は，左半球前方あるいは左皮質下損傷と関係している．しかし，末梢性障害の中にも表出性言語障害を起こすものもあり得る．

3. 呼称障害は患者が迂言（想起できない単語にまつわることを話す）を用いようとする時に明らかとなることがある．場合によっては，迂言が逸脱として誤認されることもある．呼称障害が疑われる時は，ボストン呼称検査のような検査において確かめなくてはならない．呼称障害は，発語全般が流暢性（後方）あるいは非流暢性（前方）かにより，優位半球の前方あるいは後方の損傷を示している．一般的理解は視覚的イメージを使わないので，この検査において見られる呼称障害は視覚失認あるいは呼称障害をもたらし得る他の原因によって生じることはない．

4. 表出性あるいは受容性言語障害がない場合，一般的理解は一般的知識や単語問題とともに優れた"固定"検査であり，右半球損傷や頭部外傷のような病因には比較的感度が低い．このような下位検査を年齢補正した評価点の平均は，年齢補正した他の評価点と比較するための

ベースラインとなる．理論的には，他の得点はこの平均の3点以内（高くても低くても）に収まるはずである．もし他の得点の方が常に低い時は知的障害の存在を示唆し，痴呆，頭部外傷，そして他の疾患が見られることがある．算数，数唱，そして類似問題の平均を単純に比較すると，これらがベースラインの平均より3点ないしはそれ未満かどうかを明らかにすることができる．ベースラインの平均が他の得点より低い場合は，どのような障害も最近の損傷を示しているというより，患者の以前からの生活にさかのぼれそうである．

5. 一般的理解は，素材がすでに学習されていたことが確認できれば遠隔記憶の優れた尺度となる．それは本質的に文化的要因による影響を受ける．したがって，この検査を主流文化あるいは主流民族集団の出身ではない人（つまり，アメリカ合衆国の生まれや育ちではない人で，標準的な集団とは文化が著しく異なる，あるいは母国語が英語ではない場合）に施行する時には，十分な注意を払わなくてはならない．WAIS-Ⅲのマニュアルには記載されていないが，異文化からの患者の答えは単にアメリカ人の基準や答えに基づくのではなく，その患者の文化的背景から見てそれが正しいか間違っているかに基づいて，妥当性を検討しなくてはならない．

6. 言語性記憶に低下がある患者は，質問の繰り返しが必要になることがある．これは特にWMS-Ⅲのような検査で，言語性記憶指数（即時）が80未満の患者の障害である．患者が質問を忘れた時の誤りは，患者の実際の知識を表すものとして解釈することはできない．

7. 前頭葉患者は脈絡から外れたあるいは衝動的な答えをすることがある．質問を繰り返して患者を集中させることは，患者の実際の理解レベルを知るにあたり有用である．このことはウィスコンシンカード分類検査あるいはハルステッドカテゴリー検査で重篤なレベルの保続を見せる患者で最も頻繁に起こる．

8. この素材を過剰学習している知能の高い患者には，非失語性の損傷からの影響はほとんど見られないことが多い．しかし，IQの低い患者（素点が評価点で6点未満だった可能性がある）はたとえ言語障害がなくとも，全般的な脳損傷によっていっそうの低下を見せることが多い．このような患者では，これらの能力はそれほど過剰学習されてお

らず，びまん性損傷による障害をより受けやすい．

9. 一般的理解の得点は，正常な加齢による影響を比較的受けにくい（多くは年齢とともに向上する）．そのため，加齢で得点が低下するなら，ある種の病理学的過程を表している可能性が非常に高い．

10. 一般的理解は言語性IQ（VIQ）と高い相関性がある．教育による影響は受けるが一般的知識ほどは教育的経験との関連はなく，多くの場合，人生経験全般をより反映する．

11. 一般的理解の得点が単語問題や一般的知識よりも著しく低ければ，表出性発語の障害や神経学的あるいは心理学的な病因を伴うことがある錯乱の可能性を示唆している．非流暢性の証拠あるいは記憶検査にかなりの障害がある時，このパターンは脳損傷の徴候であろう．

12. 言語障害がなければ，一般的知識は単語問題や一般的理解とともに平均的で，病前の言語機能の推定値になるであろう（WAIS-Ⅲ IQ の項参照）．

13. 一般的理解が一般的知識や単語問題より評価点で4点ないしはそれ未満の時，病前のIQを判断するためには単語問題と一般的知識のみを使うべきである．

14. 一般的理解が一般的知識や単語問題より評価点で4点を上回る時，教育的経験に問題があり得ることを示唆している．これは，学校教育，動機，あるいは出席が不十分な結果の可能性があり得る．あるいは，幼児期の脳損傷，精神遅滞，あるいは言語の壁のせいで，学校教育の恩恵を受けられなかったことによる能力障害を表している可能性がある．

15. 一般的知識，単語問題，そして一般的理解が他の得点と比較して低得点なら，成人期発症の障害よりも，幼児期の脳損傷により深く結びついている．

16. 絵画配列の低成績に一般的理解の低成績を伴う場合は，社会的規範や予想の自覚の乏しさを表していることがある．これは，広範囲な認知障害あるいは重大な精神病と関係している可能性がある．これが（単に全般的な認知能力の低下を表すものとは対照的に）限局的な障害として同定されるには，これら両者の得点がそれぞれ言語性と動作性の評価点の平均より少なくとも3点は低くなくてはならない．

一般的理解（WAIS-Ⅲ）の文献

Boone, D. E. (1998). Specificity of the WAIS-R subtests with psychiatric inpatients. *Assessment, 5*, 123–126.
Campbell, J. M., & McCord, D. M. (1996). The WAIS-R comprehension and picture arrangement subtests as measures of social intelligence: Testing traditional interpretations. *Journal of Psychoeducational Assessment, 14*, 240–249.
Golden, C. J., Zillmer, E., & Spiers, M. (1992). *Neuropsychological assessment and intervention*. Springfield, IL: Charles C Thomas.
Hawkins, K. A. (1998). Indicators of brain dysfunction derived from graphic representations of the WAIS-Ⅲ/WMS-Ⅲ Technical Manual clinical samples data: A preliminary approach to clinical utility. *Clinical Neuropsychologist, 12*(4), 535–555.
Kramer, J. H. (1990). Guidelines for interpreting the WAIS-R subtest scores. *Psychological Assessment, 2*, 202–205.
Matarazzo, J. D. (1972). *Wechsler's measurement and appraisal of adult intelligence* (5th ed.). New York: Oxford University Press.
Ryan, J. J., Lopez, S. J., & Werth, T. R. (1998). Administration time estimates for WAIS-Ⅲ subtests, scales, and short forms in a clinical sample. *Journal of Psychoeducational Assessment, 16*(4), 315–323.
Sprandel, H. Z. (1995). *The psychoeducational use and interpretation of the Wechsler Adult Intelligence Scale-Revised* (2nd ed.). Springfield, IL: Charles C Thomas.
Wechsler, D. (1981). *WAIS-R manual*. New York: The Psychological Corporation.
Wechsler, D. (1986). *WAIS-R administration and scoring manual*. San Antonio, TX: The Psychological Corporation.
Wechsler, D. (1997). *WAIS-Ⅲ administration and scoring manual*. San Antonio, TX: The Psychological Corporation.

（Samantha Devaraju-Backhaus）

ボストン呼称検査（BNT）
Boston Naming Test (BNT)

　ボストン呼称検査は呼称能力を詳しく分析する．ボストン呼称検査で要求される課題を十分にこなすためには，患者が幾つかの神経心理学的条件を満たしていなくてはならない．第一に，患者は明らかに覚醒し，外界に注意を払い，注意や集中を持続させることができなくてはならない．検査を意味のあるものにするために，患者はよく聴いて教示や手がかりを知覚し，発語を十分に理解できなくてはならない．次に，患者に十分に鋭敏なレベルの視知覚と，絵画に関する個々の知覚を全体へ統合する能力が見られなくてはならない．患者は刺激を知覚したら，候補となる語彙から正確な名称を産出し，無関係で不正確な他の選択肢を抑制する必要がある．また，患者は答えるために表出性言語を使う能力がなくてはならない．

■解　釈■

1. ボストン呼称検査を上手くこなすために本質的に欠かせないものは，十分に明瞭な視知覚である．これは視覚形態識別検査や絵画完成のような，非運動性の視覚検査での結果を通して確かめることができる．視覚障害があるとボストン呼称検査は無効となることが多い．その場合，呼称は説明項目（たとえば，ルリア・ネブラスカ神経心理学バッテリーの表出性言語尺度）やWAIS-Ⅲにおける全般的な言語性の成績を通して最も適切に評価される．

2. もし一側半球だけが損傷されているなら，患者の一側視野が部分的に欠如することがある（暗点，四分盲，あるいは半盲）．ほとんどの場合，この部分的な視野欠損はボストン呼称検査の成績には影響を及ぼさない．一般にこのような障害は，網膜の機能的調節や眼球や頭の動きによってうまく補填される．

3. 一次視覚皮質を含む右半球の視覚経路における損傷は半側無視をもたらすことがあるが，患者は視野障害に気づかず，眼球あるいは頭の動きでそれらを補填しない．その結果，患者は刺激絵画の右側しか見ることができない．患者は半分しか見ることができないのでその項目を認識することができず，自分が認識できないことを呈示された素材に欠陥があるせいにすることが多い．このことはベントン視覚記銘検査，視覚形態識別検査，そしてマトリックスを含む多くの検査で明らかになる．場合によっては，もし刺激を完全に右視野に収まるように置けるなら，ボストン呼称検査を施行できるかもしれない．

4. 二次的後頭領域の損傷は視覚失認，つまり対象の全体あるいはそれらの絵画的表象を認識することができないことと関係がある．このような患者には，視知覚をまとめ上げることあるいは統合機能に障害がある．彼らには個々の特徴が見え，時には描写した対象の個々の部分部分すら見えるが，これら個々の特徴を完成された形へ組み合わせることができない．二次視覚皮質に損傷がある患者は断片化された部分部分のみを知覚し，これらの部分から全体のイメージの意味を推察しようとする．したがって，ハーモニカの絵を呈示された時，患者はそれが何であるのか分からず近づいて調べる．そして推測し始め，おそら

くこう言うだろう．「四角形と，もう一つ四角形，それと線が何本かあります．たぶん，壁じゃないかな．いや，ビルかな？」と．より限局した損傷の場合，このような徴候はそれほど明らかではなく，より複雑な絵画を見せられた時にのみ明らかになる．したがって，それほど重症ではない場合，患者は木を認識し呼称することはできるが算盤は無理であろう．右半球に損傷がある患者の中には，物品呼称は正常だが所有者に関する基本的な障害が見られることがある．したがって，このような患者は垣根の絵を同定することはできるが，自分の家の庭にあるものとして認識できないことがある．この障害は絵画配列だけではなく，絵画完成での結果にも表されることが多い．

5. ボストン呼称検査の低成績は，視覚的な同定を必要としない他の言語性同定課題（たとえば，単語問題，類似問題，そして一般的理解）と比較すると，この検査における障害の主な問題が視覚的同定であることを示唆していることがある．

6. 発語の運動表出に関係する損傷は，検査にきわめて壊滅的な影響を及ぼすことが多い．このような場合，患者は対象を使ってみせることあるいはその用途を説明することすらできるが，対象固有の名称を同定することができない．このような場合，発語はどのような構音検査でも通常は非流暢である．このような患者は，やはり一般的な発語も拙劣となることが多い．ほとんどの言語性尺度の得点で著しい障害を見せる．

7. 優位半球の大きな損傷では全失語になり，受容性言語と表出性言語どちらにも障害が見られる．このような場合，手がかりを使っても効果がなく，どのように呈示されるかに関わりなくあらゆる言語検査にわたって広範な障害が見られる．このような損傷は右側の運動や感覚の障害を伴い，さらに言語的内容に関わるすべての検査できわめて低成績となる．

8. 前頭葉に何らかの損傷がある患者は視野を探索できないことがあり，些細な部分に注意を向けるので同定を誤ることがある．このような患者は視覚分析それ自体には障害がないので視野全体を見るように促すと，よりうまく探索できるようになる．ただし，保続的で行動の遅鈍が見られる．視覚失認の患者―表面上は同じような様相を呈する―

は，一般的にこのような探索あるいは促しによる効果がない．さらに，このような障害は，言語性または運動性の要素を含まない他の絵画同定課題（ベントン視覚記銘検査，視覚形態識別検査，WAIS-Ⅲ絵画完成）でも見られる．
9. 健常者が対象を見て呼称するよう求められる時，彼はそれを視覚的に知覚してから言語的ラベルを付与する．ラベルは本質的に記号であり，その対象の本質的特徴と見なし，それを意味的カテゴリーに分類する．しかし，優位半球の頭頂－後頭に損傷のある患者では，同時に存在する意味的図式の統合が障害を受けている．したがって，対象の絵を呈示された時，健忘（失名詞）失語の患者は対象の一般的分類を行うことはできるが，それを名称と一致させられないことがある．健忘失語は意味的手がかりを呈示されても手助けにならないことがある．患者はすでに対象が属する基本的な分類を認識できている．その体系の中で適切な単語を見つけ，それを絵と一致させることができないのである．したがって，音韻的手がかりが呈示される時は，正確な名称を想起できることが多い．このような患者は一般に発語は（内容に問題はあっても）流暢だが，受容性言語の尺度（たとえば，ルリア・ネブラスカ神経心理学バッテリーの受容性言語尺度）には障害が見られる．患者がそれぞれの質問の基本的意図を理解でき利き手に運動障害がない限り，通常は純粋に非言語性で左側の運動性あるいは感覚性課題における反応を示している．
10. 基本的な言語過程を表すものとしてのボストン呼称検査における障害が，あらゆる言語性検査にわたり得点低下を招くことがある．このことで，知能や遂行能力の言語性検査の解釈が無効になることがある．

ボストン呼称検査（BNT）の文献

Brooks, J., Fos, L. A., Greve, K. W., & Hammond, J. S. (1999). Assessment of executive function in patients with mild traumatic brain injury. *Journal of Trauma-Injury Infection and Critical Care*, 46(1), 159–163.

Coen, R. F., Kidd, N., Denihan, A., Cunningham, C., Bruce, I., Buggy, F., O'Neill, D., Walsh, J. B., Coakley, D., & Lawlor, B. A. (1999). The utility of naming tests in the diagnosis of Alzheimer's disease. *Irish Journal of Psychological Medicine*, 1(2), 43–46.

Fastenau, P. S. (1998). Validity of regression-based norms: An empirical test of the comprehensive norms with older adults. *Journal of Clinical and Experimental Neuropsychology*, 20(6), 906–916.

Fastenau, P. S., Denburg, N. L., & Maue, B. A. (1998). Parallel short forms for the Boston Naming Test: Psychometric properties and norms for older adults. *Journal of Clinical and Experimental Neuropsychology, 20*(6), 828–834.
Ferman, T. J., Ivnik, R. J., & Lucas, J. A. (1998). Boston naming test discontinuation rule: Rigorous versus lenient interpretations. *Assessment, 5*(1), 13–18.
Goldman, W. P., Baty, J. D., Buckles, V. D., Sahrmann, S., & Morris, J. C. (1998). Cognitive and motor functioning in Parkinson's disease: Subjects with and without questionable dementia. *Archives of Neurology, 55*(5), 674–680.
Henderson, L. W., Frank, E. M., Pigatt, T., Abramson, R. K., & Houston, M. (1998). Race, gender, and educational level effects on Boston Naming Test scores. *Aphasiology, 12*(10), 901–911.
Kaplan, E. F., Goodglass, H., & Weintraub, S. (1983). *The Boston Naming Test* (2nd ed.). Philadelphia, PA: Lea & Febiger.
Kohnert, K. J., Hernandez, A. E., & Bates, E. (1998). Bilingual performance on the Boston Naming Test: Preliminary norms in Spanish and English. *Brain and Language, 65*(3), 422–440.
Larrain, C. M., & Cimino, C. R. (1998). Alternate forms of the Boston Naming Test in Alzheimer's disease. *Clinical Neuropsychologist, 12*(4), 525–530.
Lezak, M. D. (1995). *Neuropsychological assessment* (3rd ed.). New York: Oxford University Press.
Lukatel, K., Malloy, P., Jenkins, M., & Cohen, R. (1998). The naming deficit in early Alzheimer's and vascular dementia. *Neuropsychology, 12*(4), 565–572.
Ross, T. P., & Lichtenberg, P. A. (1998). Expanded normative data for the Boston Naming Test for use with urban, elderly medical patients. *Clinical Neuropsychologist, 12*(4), 475–481.
Snyder, P. J., & Nussbaum, P. D. (1998). *Clinical neuropsychology: A pocket handbook for assessment.* Washington, D.C.: American Psychological Association.

(Steven M. Essig)

類似問題（WAIS-III）

Similarities (WAIS-III)

　これはウェクスラー成人知能検査の下位検査である．原案は精神状態の検査の一部として使われている類似の検査から取り入れたものであった．この検査は，脳の高次皮質機能を表すと理論上考えられている抽象的な言語能力を見ようとするものである．

■ 解　釈 ■

1. 類似問題は健常母集団における一般的知能の優れた評価となる．しかし，脳損傷の患者では成績にかなりばらつきがあり，病前機能の優れた評価と考えることはできない．なぜなら，様々な損傷に対してこの検査は部分的な鋭敏性しかなく，単語問題のような検査よりも全般的知能との相関性が低いからである．
2. 類似検査における非常に低い得点が，3点ないしはそれ以上という最も低いウェクスラー言語性得点の所見として特徴づけられるなら（算

数は含まない),言語性の抽象的能力における障害を示唆している.このような患者は通常は非常に具体的に反応し,最初の簡単な項目の後には1点反応がたくさんでる.これは前頭前野の損傷を表している可能性があり,ストループ検査,トレイルメイキング検査試行B,そして統制発語連合検査のような言語性検査や,ウィスコンシンカード分類検査やハルステッドカテゴリー検査のような非言語性検査を通して確認することができる.もしこれらの得点が言語,運動,あるいは感覚の障害がない状況で生じるのなら,限局した前頭前野の損傷であるという解釈が強まる.

3. もし類似問題の低得点に,表出性言語は流暢だが全般的な言語障害(ボストン呼称検査,失語症スクリーニング検査,ルリア・ネブラスカ神経心理学バッテリーの受容性言語など)を伴うなら,角回周囲の頭頂葉への損傷を考慮しなくてはならない.

4. もし類似問題の低得点がボストン呼称検査の低成績を伴うなら,障害はそれほど抽象的思考に限定されているわけではなく,喚語障害を表していることがある.

5. 類似問題の得点がマトリックスよりも5点ないしはそれを上回る場合は,非優位半球あるいは皮質下の損傷を表す,非言語的論理性に特異的な障害を示唆していることがある.積み木問題もやはり通常これらの場合には低下し,ハルステッドカテゴリー検査やウィスコンシンカード分類検査も同様である.統制発語連合検査やストループ検査での成績は,この障害のある患者は一般に正常範囲にあることが多い.

6. 類似問題がマトリックスよりも5点ないしはそれを下回る時は,言語的論理性に特異的な障害を示唆していることがある.これは主として言語性の遂行検査(統制発語連合検査,ストループ検査,トレイルメイキング検査)の障害に見ることができるが,非言語性の遂行検査(ハルステッドカテゴリー検査,ウィスコンシンカード分類検査)は正常である.

7. 評価点が10点未満の時,類似問題ではそれほど抽象的能力を測れないことが多い.結果的に,IQの低い患者では脳損傷後に変化が見られなくても,抽象能力が正常のままであることを示さないことがある.同様に,より知的な患者には課題はあまりに易しく過剰学習され

ており，やはり抽象的障害があることを示す証拠を何も示すことができない．これらの弱点があるため，抽象的障害を同定するには，この下位検査は信頼性に欠ける．
8. この検査は優位半球の側頭葉機能の尺度として使われることがあるが，鋭敏性は課題の抽象的性質よりも言語あるいは衝動性の障害と関係することが多いようである．側頭葉機能とこの関係性は文献でも一貫性がなく，信頼性に欠けると考えるべきである．

類似問題（WAIS-Ⅲ）の文献

Boone, D. E. (1998). Specificity of the WAIS-R subtests with psychiatric inpatients. *Assessment, 5*, 123-126.

Campbell, J. M., & McCord, D. M. (1996). The WAIS-R comprehension and picture arrangement subtests as measures of social intelligence: Testing traditional interpretations. *Journal of Psychoeducational Assessment, 14*, 240-249.

Golden, C. J., Zillmer, E., & Spiers, M. (1992). *Neuropsychological assessment and intervention.* Springfield, IL: Charles C Thomas.

Hawkins, K. A. (1998). Indicators of brain dysfunction derived from graphic representations of the WAIS-III/WMS-III Technical Manual clinical samples data: A preliminary approach to clinical utility. *Clinical Neuropsychologist, 12*(4), 535-555.

Kramer, J. H. (1990). Guidelines for interpreting the WAIS-R subtest scores. *Psychological Assessment, 2*, 202-205.

Matarazzo, J. D. (1972). *Wechsler's measurement and appraisal of adult intelligence* (5th ed.). New York: Oxford University Press.

Ryan, J. J., Lopez, S. J., & Werth, T. R. (1998). Administration time estimates for WAIS-III subtests, scales, and short forms in a clinical sample. *Journal of Psychoeducational Assessment, 16*(4), 315-323.

Sprandel, H. Z. (1995). *The psychoeducational use and interpretation of the Wechsler Adult Intelligence Scale-Revised* (2nd ed.). Springfield, IL: Charles C Thomas.

Wechsler, D. (1981). *WAIS-R manual.* New York: The Psychological Corporation.

Wechsler, D. (1986). *WAIS-R administration and scoring manual.* San Antonio, TX: The Psychological Corporation.

Wechsler, D. (1997). *WAIS-III administration and scoring manual.* San Antonio, TX: The Psychological Corporation.

（Charles J. Golden）

語音知覚検査（SSPT）
Speech-Sounds Perception Test (SSPT)

　ハルステッド・レイタン神経心理学バッテリーの下位検査である語音知覚検査（SSPT）は，聴覚的知覚だけではなく，注意／集中も測定する．一般に，この検査は脳損傷に鋭敏な指標で，注意，集中，受容性言語，綴り，音読，そして意思決定を含む広範囲に及ぶ能力を測定する．Halsteadはもと

もとこの検査を前頭葉の能力の尺度と考えていたが，後の研究によって，この検査がより広い役割を担うことが確認されている．

■解　釈■

1. 語音知覚検査の得点は，解答用紙上の誤認した非語の数を表す．この得点はより大きな注意と集中の要素を必要とするシーショアリズム検査の結果と比較されることが多い．したがって，もし語音知覚検査の得点の方が低ければ，言語的要素が障害の原因である可能性がさらに高まる（左半球が影響を受けている）．もしシーショアリズム検査の得点の方が低ければ，注意／集中あるいは刺激の非言語的側面に原因があることを示し，右半球あるいは皮質下の損傷を示唆する．語音知覚検査は集中を要する他の検査と比較することができるが，シーショアリズム検査は語音知覚検査と同様の能力や検査手順を用いるので，ほとんど完全な比較検査になる．
2. 得点は学力検査における音読と綴りの得点と比較すべきである．もし綴りあるいは音読に著しい障害があるなら，語音知覚検査では音読または綴りの障害があることを示唆していること以上の解釈はできない．
3. 得点は言語理解の検査（失語症検査）とも比較しなくてはならない．音韻性障害があるのなら，この検査の他の側面は無効である．受容性失語も検査単語の綴りを同定させるよりも，復唱させることによって検査することができる．表出性言語（流暢性）障害がなければ，単語を復唱する能力障害は受容性言語あるいは聴覚障害を示唆している．
4. 毎回同じ答えをする（通常は最初あるいは最後の答え）傾向のある患者は，前頭葉性の保続障害を見せていることがある．これは，ハルステッドカテゴリー検査やウィスコンシンカード分類検査のような検査での保続反応に表されることがある．
5. 語末の子音あるいは語頭の子音だけを常に聞き逃す患者は，受容性言語障害を呈していることがあり，このため音韻の処理速度に障害を生じる．このような患者は，会話あるいは聞き慣れているか過剰学習されている単語を聞く時には障害を見せないことがある．このような場合，音韻能力のさらに詳しい分析には，ルリア・ネブラスカ神経心理

学バッテリーの受容性言語尺度における分析のような検査が妥当である.
6. 検査は文盲の患者や母国語が英語ではない患者には，標準が不適当なため使ってはならない.
7. 語音知覚検査における好成績は著しい音韻性障害の存在を除外し，十分な短期的注意と集中の能力がある証拠となる．このような患者は神経学的基盤のある衝動性あるいは保続の徴候をほとんど見せない傾向もある.
8. 注意の検査に障害が見られる場合，語音知覚検査の得点が単に注意の浮動性の表れに過ぎないことがある．検査の施行が一度に一項目の場合，通常は得点の大幅な向上をもたらすことが多い.

語音知覚検査 (SSPT) の文献

Charter, R. A., & Dobbs, S. M. (1998). Long and short forms of the speech-sounds perception test: Item analysis and age and education corrections. *Clinical Neuropsychologist*, *12*(2), 213–216.

Charter, R. A., & Dutra, R. L. (1998). Speech–Sounds Perception Test: Analysis of a randomized answer form. *Perceptual and Motor Skills*, *87*(1), 64–66.

Charter, R. A., Dutra, R. L., & Lopez, M. N. (1997). Speech–Sounds Perception Test: Analysis of error types in normal and diffusely brain damaged patients. *Perceptual and Motor Skills*, *84*, 1507–1510.

Golden, C. J., & Anderson, S. M. (1977). Short form of the Speech–Sounds Perception Test. *Perceptual and Motor Skills*, *45*, 485–486.

Keyser, D. J., & Sweetland, R. C. (1984). The Halstead–Reitan Neuropsychological Battery and Allied Procedures. In *Test Critiques*, Vol. I. Kansas City, MO: Test Corporation of America.

Lezak, M. (1995). Perception. In *Neuropsychological Assessment* (3rd ed.). New York: Oxford University Press.

Ryan, J. J., & Larsen, J. (1983). Comparison of three Speech Sounds Perception Test short forms. *Clinical Neuropsychology*, *5*(4), 173–175.

Stringer, A. Y., & Green, R. C. (1996). Stimulus Imperception. In *A guide to adult neuropsychological diagnosis*. Philadelphia, PA: F. A. Davis.

(Jennifer Selden)

表出性言語尺度 (C6, LNNB)
Expressive Speech Scale (C6, LNNB)

表出性言語尺度はルリア・ネブラスカ神経心理学バッテリーの下位検査の一つで，簡単な音韻や単語を復唱し，より複雑であるだけでなく自動的な言語性命題を産出する患者の能力を評価する意図で作成されている．この尺度は患者の発語の意味ではなく，流暢性や構音能力を評価する意図がある．一般に，この尺度は左半球，特に側頭－前頭領域と頭頂葉における損傷を検出

する．しかし，この尺度の個々の項目は，さらに特異的な解釈のために個別に分析することができる．全検査を行うこともあるし，あるいは他の検査施行での観察の結果，特定の機能（呼称，構音，復唱，自動言語，そして表出－知的能力）を選択して一部の検査を行うこともある．

■解　釈■

1. 表出性言語尺度における全般的な得点の上昇，特に偏差値70を上回る場合は，一般に左半球の損傷を示唆している．通常この損傷は側頭－前頭領域，特に前頭葉の後方を含む．このような障害は発語の流暢性の低下そしてWAIS-Ⅲ言語性検査やボストン呼称検査での成績低下により特徴づけられる．

2. 患者の障害に流暢性の問題がなく得点が偏差値70を上回る場合は，損傷が頭頂葉にある可能性が最も高い．これには通常，ボストン呼称検査，WAIS-Ⅲ言語性知能の尺度における得点の低下，そして学力障害を伴う．

3. 得点に障害は見られるが偏差値が70未満の時は，前頭前野への損傷あるいは右半球損傷を考慮しなくてはならない．一般に右半球損傷は検査のどの基本的項目にも影響を及ぼすことはないが，損傷で左顔面や舌の麻痺が生じているなら発語運動過程や発語が不明瞭あるいは緩慢となり得る．右半球損傷は，逆唱（項目161-163），絵画解釈（164-165），絵画同定（157-158），そして未完成文あるいは混乱文（170-174）を表す尺度の後半の項目にも影響を及ぼし得る．前頭前野の損傷（運動検査での正常反応によって判断される運動領域の前方）は同じ項目で障害を見せることが多いが，これは衝動性，柔軟性の欠如，そして保続があるせいである．

4. この尺度の第一，第二では，音読（145-153）の後あるいは聞き取り（133-144）の後，患者にその音韻や単語を復唱するよう求める．もし患者がこれらの項目のどちらか一方を処理できるなら，患者には著しい基本的な表出性言語障害はない．これらの項目は，失語症スクリーニング検査あるいはそれ以外での成績が，流暢性障害の可能性を示唆する時に施行するのに優れた項目である．

5. 音読の項目では正常な発語になるが聴覚的呈示ではそうではない場

合，流暢性よりも受容性言語あるいは復唱に障害があることを示唆している．このことは，語音知覚検査だけではなくルリア・ネブラスカ神経心理学バッテリーの受容性言語検査を用いた，より詳しい受容性言語評価を通じて評価すべきである．

6. 復唱項目が正常な発語になるが音読がそうではない場合，音読の復号化あるいは視覚的復号化の障害を示唆している．このことは，どのような学力検査を通しても評価することができる．

7. 全尺度を通して復唱のみに障害が見られる所見では，受容性と表出性の言語領域間の離断障害を調べるべきである．もし損傷がこの障害に限定されたものなら，一般に理解は影響を受けないので，他の言語性検査は正常に行えることがある．

8. もし患者が，絵を見たり，物語を聞いたり，あるいは論題を与えられた後に（164-169）自発的な発語はできないが尺度の他の項目を行うことに障害はないと見られるなら，知能低下や前頭葉損傷の可能性がある．知能低下の場合はWAIS-Ⅲあるいはピーボディー絵画語彙検査で見られる．前頭前野の損傷では，知能は一般に正常であるが，ハルステッドカテゴリー検査，トレイルメイキング検査試行B，あるいはウィスコンシンカード分類検査のような遂行検査を異常な方法で行う．

9. もし高得点が項目170-174のようなより複雑なバッテリー項目に限られているのなら，損傷は脳のより後方領域よりも前頭前野にある．

10. 視覚的イメージ（157-158）や言語的説明（159）からの呼称障害を検査する．これらは基本的な呼称障害を評価するが，ボストン呼称検査には及ばない．視覚的呈示だけでの障害は，呼称障害より視覚性の障害を示唆している．だが，説明項目だけの障害は，基本的な呼称障害よりも聴覚的理解障害に起因する発語を示唆している．

11. 項目160と162では曜日と数字を順方向に言うように求めるが，161と163はこれを逆方向に言うよう求める．より軽度の表出性障害がある場合には，逆方向への復唱が新たな負荷となり発語反応の劣化を来たす．このような場合，正常な発語は患者側にとって大変な努力の結果であることが推察される．この努力は知的課題の求めにより妨害を受け，その結果，表出性障害を再び出現させる原因となる．これは軽

度の障害の後に見られるかあるいはより重篤な損傷から改善はしたものの，後遺症となる障害を呈した患者に見られることがある．このような障害は，患者に課されている言語性課題においてのみ生じる．このような課題に必要とされる難易度は知能によって決まる．これらの微妙な障害は重篤な損傷を負ったものの，現在は改善している患者に多く見られる．このような場合は，より重篤な急性期の障害が軽度に残ったことを表している．

12. 157より後のすべての項目は，運動性発語だけではなく知的な要素を必要とする．これらの項目では誤りの性質を記録することが重要である．これらの項目での運動性発語／流暢性の障害はブローカ領野の損傷に一致するが，他の誤りは認知機能と運動性発語機能の相互作用に起因している．これらの誤りは患者の反応の質的観察を通して，できる限り正確に分類しなくてはならない．一般に運動性発語にのみ起因するこれらの障害は，発語障害に対してペナルティーを科さない他の検査には影響を及ぼさないが，コミュニケーションを制限してしまうほど障害が重度の場合は別である．このような場合は，口頭による答えを必要としないピーボディー絵画語彙検査や他の言語性検査が，認知障害を調べるために有用である．さらに患者に答えを書くことを認めることも有用である（書字障害がない時）．

表出性言語尺度（C6, LNNB）の文献

Chelune, G. J. (1982). A reexamination of the relationship between the Luria–Nebraska and Halstead-Reitan batteries: Overlap with the WAIS. *Journal of Consulting and Clinical Psychology, 59*, 578–580.

Golden, C. J., & Grier, C. A. (1998). Detecting malingering on the Luria–Nebraska Neuropsychological Battery (pp. 133–162). *Detection of malingering during head injury litigation.* New York: Plenum Press.

Golden, C. J., Purisch, A. D., & Hammeke, T. A. (1985). *Luria–Nebraska Neuropsychological Battery: Forms I and II Manual.* Los Angeles: Western Psychological Services.

Mayes, A. R. (1995). The assessment of memory disorders. In A. D. Baddeley, B. A. Wilson, et al. (Eds.), *Handbook of memory disorders* (pp. 367–391). Chichester, England: John Wiley & Sons.

McKinzey, R. K., Roecker, C. E., Puente, A. E., & Rogers, E. B. (1998). Performance of normal adults on the Luria–Nebraska Neuropsychological Battery, Form I. *Archives of Clinical Neuropsychology, 13*(4), 397–413.

Moses, J. A., & Pritchard, D. A. (1999). Performance scales for the Luria–Nebraska Neuropsychological Battery-Form I. *Archives of Clinical Neuropsychology, 14*(5), 285–302.

Moses, J. A., & Purisch, A. D. (1997). The evolution of the Luria–Nebraska Neuropsychological Battery-Form I (pp. 131–170). *Contemporary approaches to neuropsychological assessment.*

New York: Plenum Press.

(Judith Migoya)

受容性言語尺度（C5, LNNB）
Receptive Speech Scale (C5, LNNB)

　ルリア・ネブラスカ神経心理学バッテリーの受容性言語尺度（C5）は簡単な検査で，受容性言語の機能的体系の障害に関するスクリーニングに用いられる．受容性言語に関係があると考えられている特定の脳の解剖学に関する伝統的な見解と一致し，右利きで脳機能が典型的なタイプに側性化されている場合なら，受容性言語は左半球，特に左側頭葉への損傷を検出するための方法として一般に使われる．しかし，受容性言語の多くの項目は左側頭葉に留まらず，受容性言語の様々なレベルと関係がある広範囲な解剖学的部位を含む諸能力を必要とする．この本で論じた他のルリア・ネブラスカ神経心理学バッテリー尺度と同様，この尺度は広範囲にわたる障害に対するスクリーニングのために全体を行うこともあるし，あるいは所見を検証するために検査バッテリーの他の部分から特定の項目を行うこともある．

■ 解　釈 ■

1. 受容性言語検査の偏差値が上昇する場合，患者に受容性言語に関する障害があることを示唆している．左半球，特に左側頭葉への損傷が強く疑われるが，脳の他の領域への損傷は，まず項目分析を行ってみないことには完全には除外することはできない．偏差値70を上回る得点は優位半球の障害を強く示唆するが，非優位半球の損傷での得点上昇もそれよりは低いが見られることがある．
2. 項目100から105に関しては，患者は簡単な音韻を聴き，それらを復唱あるいは書き取らなくてはならない．検者は患者がそれらを言えるか，書けるか，あるいはその両方について記録する．音韻の復唱はできるが書き取りができないのなら，左角回における障害を示唆している．音韻を書き取ることはできるが復唱ができないのなら，受容性言語よりも復唱の障害を示唆し，運動前野下部（ブローカ野）への損傷あるいはこれらの部位と側頭葉をつなぐ領域の損傷に一致する．もし患者が書字あるいは発語形式のいずれかで正確に答えられないのなら

音韻弁別の障害が疑われ，左上側頭葉への損傷と一致する．項目100から107は，音韻性聴覚障害の可能性に対する優れたスクリーニングとしての役割を果たし，その障害は語音知覚検査により，あるいは検査バッテリー内にある何らかの言語的素材の誤解にて示唆されることがある．

3. 項目106は患者に言語性反応を通じてではなく，右か左の手を適切に挙げることで音韻を弁別させる．左側頭葉損傷と，場合によっては半球間損傷がこの項目の反応に影響を及ぼす可能性がある．もし患者がこれらの項目はできるが音韻の復唱あるいは書き取りができないのなら，全般的な運動障害の可能性を考慮しなくてはならない．これは発語による答えを必要としない他の言語性検査（たとえば，ピーボディー絵画語彙検査）を用いて行うことができる．

4. 項目107は異なるレベルの声の高さで言われた音韻を理解する能力を検査する．右側頭葉への損傷が，この項目の結果に影響を及ぼすことがある．単独で見られる時は，言語性検査に特別な障害がないのに，シーショアーリズム検査，積み木問題，マトリックス，そして線分定位検査のような非言語性検査で低成績となる状況にある時が，最も重要である．これらの障害は発語の非言語的（つまり情動的）側面に理解障害がある患者や，声調がコミュニケーションの本質的部分である言語（中国語のような）を話す患者に見られることがある．

5. 項目108から122にかけては，簡単な単語，文，そして教示の理解が含まれる．患者は呼称，指差し，同定，簡単な指示に従う．そして簡単な単語の定義といった比較的簡単な課題を行う．目的は患者が正確に聞いているかどうか，そして言われたことを正確に解釈しているかどうか確認することにある．これらの項目に障害が見られるなら患者は教示を理解していないことがあるので，他のどのような検査を解釈するにあたっても注意する必要があることを示唆している．他の検査で意味のある解釈を行うためには，教示の言い換えや単純化が必要となることがある．左側頭葉あるいは左側頭－後頭領域（角回）への損傷が，これらの項目の反応に影響を及ぼすことがある．

6. 項目118から132にかけては，患者側にある程度の論理的／空間的定位を要求するので，右半球への損傷によって影響を受けることもあり

得る．もし患者が文を理解してはいるようだが空間性の障害を見せるのであれば，右半球損傷が疑われる．比較を必要とする項目（たとえば，121，122，そして125から131まで）は左頭頂－後頭の損傷にも鋭敏だが，これらは左側頭葉あるいは角回への損傷に起因する理解の欠如による影響を受けることもある．これらの項目では障害が見られるが，これより前の項目が正常なら，通常はベンダーゲシュタルト検査，線分定位検査，積み木問題，そしてマトリックスのような検査において，空間障害のパターンを伴う．

7. 後の方の項目での障害は，ハルステッドカテゴリー検査やウィスコンシンカード分類検査のような遂行機能の検査に一般に見られる，より複雑な教示理解と関係がある．言語障害がある場合は，遂行検査において障害が見られるあらゆる反応を分析し，言語障害の潜在的な影響を検討しなくてはならない．

8. 122から132までのより複雑な項目における反応も，やはり重度の記憶障害による影響を受けることがある．これが疑われる時，分析のためには患者に項目の復唱を求めることが，患者が十分に情報を保持しているのかどうか見るための優れた方法である．もし患者が項目を復唱できなければ認知的分析のレベルを決めることは不可能である．

受容性言語尺度（C5, LNNB）の文献

Chelune, G. J. (1982). A reexamination of the relationship between the Luria–Nebraska and Halstead–Reitan batteries: Overlap with the WAIS. *Journal of Consulting and Clinical Psychology, 50*, 578–580.

Golden, C. J., Purisch, A. D., & Hammeke, T. A. (1985). *Luria–Nebraska Neuropsychological Battery: Forms I and II Manual.* Los Angeles: Western Psychological Services.

Mayes, A. R. (1995). The assessment of memory disorders. In A. D. Baddeley, B. A. Wilson, et al. (Eds.), *Handbook of memory disorders* (pp. 367–391). Chichester, England: John Wiley & Sons.

（Doyle Patton）

第4節：非言語性検査

絵画配列（WAIS-Ⅲ）
Picture Arrangement (WAIS-III)

　WAIS-Ⅲの絵画配列検査は，コマ漫画のような絵カード11セットからなる．カードは標準的に混ぜ合わされた順序で患者に呈示し，患者は決められた時間内にカードが論理的物語となるように並べ替える（Wechsler, 1997）．Matarazzo（1972）によれば，絵画配列検査は"効果的に全体の状況を理解し判断する患者の能力を測定する"タイプの検査である．検査は状況の全体あるいは"ゲシュタルト"を知覚する能力を必要とする．さらに，知覚構成，連続性，言語的理解，計画能力，そして社会的知識の能力を必要とすると考えられている．

■解　釈■

1. 絵画配列はWAIS-Ⅲの動作性検査の中に含まれているが，言語性検査とは非常に多くの相違点を分担し合っている．この検査には視覚的細部の注意と分析が重要だが，適切な物語を組み立て細部の論理性とパターンを把握するためには，言語的能力が必要である．結果として，この検査はどちらの半球の損傷にも鋭敏となり得る．
2. 絵画配列の成績は，より純粋な視覚－空間検査（積み木問題，マトリックス，絵画完成）の平均的な評価点と直接比較すべきである．もし絵画配列がこれらの得点より3点あるいはそれ以下ならば，言語性あるいは遂行／序列化能力の障害を考慮しなくてはならない．
3. もし序列化の障害が疑われる時は，視覚性記憶範囲の順向性と逆向性だけではなく，順唱と逆唱の違いを見ることにより最も正確に確認できる．絵画配列が絵画完成，積み木問題，そしてマトリックスの平均より3点あるいはそれ以下の場合や，逆唱あるいは視覚性記憶範囲の逆向性のいずれかに障害が見られる時（それぞれの順向性得点より4素点あるいはそれ以下）は，序列化の障害が大きく関係している可能性がある．

4. もし逆唱と視覚性記憶範囲の逆向性の両方が順向性得点に比べて障害が見られ，動作性検査の諸得点に比べて絵画配列の得点低下を伴うなら，全般的な序列化障害の可能性がある．もし逆唱のみに絵画配列とともに障害が見られるなら，より特異的な言語性序列化障害を考慮すべきである．逆に，もし視覚性記憶範囲の逆向性と絵画配列のみに障害が見られるなら，特異的な視覚性序列化障害が推察される．
5. もし視覚性記憶範囲の逆向性あるいは逆唱のいずれにも障害は見られないが，絵画配列が視覚性記憶範囲の得点に比べて低下しているなら，絵画配列での言語性障害を考慮しなくてはならない．このような場合，言語性IQが一般に動作性IQより少なくとも12は低く，あるいは言語理解指標が知覚構成指標より12は低い．
6. もし序列化あるいは言語性の障害を示す根拠がなく，絵画完成が積み木問題，絵画完成そしてマトリックスに比べ低下している時は，絵画配列における遂行／前頭葉機能の役割を考慮しなくてはならない．このような場合，言語性と動作性のIQは正常範囲にあるはずだが，ウィスコンシンカード分類検査，ハルステッドカテゴリー検査，そしてトレイルメイキング検査試行Bのような遂行機能の検査に障害が見られる．
7. 絵画配列がWAIS-IIIの所見で最低得点となる時は，右前方に損傷がある可能性を考慮すべきである．このような場合，基本的な後方の能力（言語性と空間性）は正常だが，非言語性の序列化／分析能力が障害を受けている．このことは何らかの左前方の損傷で生じることもある．それでも，このような障害がないからといって前方損傷が除外されるわけではない．
8. 患者がどのように反応するか分析することは大切である．このことは検査終了後に患者に絵画について説明してもらったり使った物語について話してもらうことで可能となる．こうすることで，検者は視覚的な細部が適切に見えていたかどうか，そして使われた物語の論理性を判断することができる．
9. 右後方損傷で生じる半側無視の場合，患者は横に並んだカードの左側あるいは個々のカードの左側を無視するであろう．この現象が生じていることが確認できれば，検査の他の側面を調べられるようにすべて

のカードを右へ移動することに役立つ．無視はこの他に構成課題（たとえば，ベントン視覚記銘検査），視覚－空間課題（たとえば，視覚形態識別検査），そしてWAIS-Ⅲマトリックスやレーヴンマトリシス検査においても明らかとなる．

10. 視覚失認の場合，患者は絵画全体へ注意を向けることができず，絵画の一対象あるいは一部しか見えていない．患者はたとえ促されても残りを知覚することができない．この所見は後方損傷を示している．一般に絵画完成とボストン呼称検査のような視覚呼称課題には著しい障害がある．

11. 上手くコミュニケーションは行えないが言語的に推論ができる失語の患者は絵画配列の得点が高いことがある．このことは，患者の言語的能力が見掛け以上に高いだけではなく，視覚的能力が正常であることを示している．

12. 重篤な前頭葉損傷がある患者は絵画の一部分だけに注意を向け，残りの部分を勝手に作ってしまうことがある．しかし，彼らは手がかりが与えられると，絵画の他の側面を認識することができる．

13. 絵画配列が低得点で一般的理解の低得点を伴うなら，社会的規範や予想への自覚の乏しさを表していることがある．これは広範囲な認知障害あるいは重大な精神病と関係している可能性がある．これらの得点がどちらも限局的障害（全般的な認知能力の低下を単に表しているのとは対照的に）であると診断するためには，それぞれ言語性と動作性の評価点の平均より少なくとも3点は低くなくてはならない．

14. 試行錯誤しながら絵画セットを解こうと試みる患者，つまりそれらが意味をなしているかどうか見るために様々な順に並べ替える患者は，知覚構成レベルの低下を示している．視覚障害がない場合，このことは前頭葉損傷を示唆している．他の得点は前述したように前頭葉障害のパターンを示すはずである．

15. 左前頭葉損傷がある患者の中には，絵画における情報を系統立てるために内的言語を使うことができない人もいる．このような患者はより内的な前頭葉能力を使うよりも，言語理解能力を用いて分析するために自発的に自ら声を出して絵画を説明することが多い．通常，これは言語性理解障害と前頭葉性遂行能力の徴候の両方と関係している．

16. 絵画配列では運動能力はわずかな役割しか果たさないので，符号問題と積み木問題に関連がある絵画配列，マトリックス，そして絵画完成が高得点なら，より基本的な運動尺度での分析をすべきである．これには利き手における指たたき検査あるいはパーデュー・ペグボード検査によって測定される基本的運動能力の障害と触覚動作性検査はもちろんのこと，ベントン視覚記銘検査やベンダーゲシュタルト検査のような視覚−運動性課題における障害が含まれるはずである．
17. 主に，シーショアーリズム検査，レイ複雑図形（あるいは他の複雑な描画検査），絵画配列，そして逆唱における得点に障害が見られる場合は，右半球前方の損傷を示唆していることがある．

絵画配列（WAIS-Ⅲ）の文献

Boone, D. E. (1998). Specificity of the WAIS-R subtests with psychiatric inpatients. *Assessment, 5,* 123–126.
Campbell, J. M., & McCord, D. M. (1996). The WAIS-R comprehension and picture arrangement subtests as measures of social intelligence: Testing traditional interpretations. *Journal of Psychoeducational Assessment, 14,* 240–249.
Golden, C. J., Zillmer, E., & Spiers, M. (1992). *Neuropsychological assessment and intervention.* Springfield, IL: Charles C Thomas.
Kramer, J. H. (1990). Guidelines for interpreting the WAIS-R subtest scores. *Psychological Assessment, 2,* 202–205.
Matarazzo, J. D. (1972). *Wechsler's measurement and appraisal of adult intelligence* (5th ed.). New York: Oxford University Press.
Sprandel, H. Z. (1995). *The psychoeducational use and interpretation of the Wechsler Adult Intelligence Scale-Revised* (2nd ed.). Springfield, IL: Charles C Thomas.
Wechsler, D. (1981). *WAIS-R manual.* New York: The Psychological Corporation.
Wechsler, D. (1986). *WAIS-R administration and scoring manual.* San Antonio, TX: The Psychological Corporation.
Wechsler, D. (1997). *WAIS-III administration and scoring manual.* San Antonio, TX: The Psychological Corporation.

(Derrick Blanton)

符号問題（WAIS-Ⅲ）

Digit Symbol (WAIS-III)

符号問題はウェクスラー成人知能検査の下位検査の一つである．複雑で時間を計測する巧緻な運動性検査であり，広範囲にわたる脳損傷と精神医学的障害，動機の障害，そして他の非神経学的障害に対しても鋭敏である．有用な検査ではあるが，何らかの結論を出すには慎重な分析が不可欠である．

■解　釈■

1. 符号問題は巧緻運動制御，速度，記憶，ストレス耐性，そして持続的注意を測定し，広範囲に及ぶ神経学的また精神医学的な障害に高い鋭敏性のある検査である．一般に病理に関しては優れたスクリーニング検査となるが，正確な病因を同定するために使うことはできない．

2. 符号問題の得点を評価する時は，検査に含まれる多くの要因を分離する必要がある．成績は指たたき検査のような，より純粋な運動機能の尺度と比較しなくてはならない．書字を行う利き手に指たたき検査の成績低下がある場合は，たとえ正常な非利き手を使ったとしても，符号問題は非常に影響を受けている可能性がある．

3. 絵画配列，マトリックス，そして絵画完成では運動能力はわずかな役割しか果たさないので，符号問題と積み木問題が高得点なら，より基本的な運動尺度で分析する必要がある．これには指たたき検査あるいはパーデュー・ペグボード検査によって測定される利き手での基本的な運動能力の欠如と，触覚動作性検査のみならずベントン視覚記銘検査やベンダーゲシュタルト検査のような視覚－運動性課題における障害が含まれるはずである．

4. WAIS-Ⅲには，刺激として符号問題の記号を使う模写課題が含まれている（補足的）．もしこれを正常な速度で行うなら，運動速度の関与については除外することができる．これは，ベンダーゲシュタルト検査やベントン視覚記銘検査のような他の模写課題における正常な反応とも関係があるはずである．

5. 符号問題で記憶が果たす役割も重要である．即時記憶あるいはワーキングメモリが組み込まれている場合は，やはり符号問題における障害が推測される．

6. もし符号問題が数唱より際立って良好なら（4評価点ないしはそれ以上），数の記憶あるいは"数学"に対する情動的反応が，数唱の成績に影響を及ぼす役割を果たしていることがある．このことは，WAIS-Ⅲにおける算数や，同様に学力検査（たとえば，改訂版ピーボディー個人学力検査，広域学力検査第三版，ルリア・ネブラスカ神経心理学バッテリー）における低成績とも関係している．

7. もし数唱と文字数字記憶が符号問題よりも4点ないしはそれ以上良好なら，運動障害あるいは視覚障害が障害の原因である可能性が高い．もし視覚的能力が符号問題に影響を及ぼすほどの障害を受けているなら，基本的な模写課題（たとえば，ベンダーゲシュタルト検査）だけではなく，視覚形態識別検査や絵画完成のような基本的な視覚性課題においても障害が見られるであろう．もしこのような視覚的徴候が見られず運動速度障害を示す証拠もなければ，比較的低い符号問題の得点はストレス耐性の障害を表していることがある．
8. WAIS-Ⅲの符号問題は記憶障害の除外に役立つ補足的で副次的な学習尺度を提供する．検査のこの補足的な部分での低成績は，どのような障害にも記憶要素があることを意味している．この課題で好成績なら，患者の障害における記憶の重大な役割は除外できることが多い．低成績は即時視覚記憶の低得点，視覚性記憶範囲の得点での障害，そしてベントン短期記憶課題の模写の低成績に表されるはずである．
9. 補足的な模写相での好成績は反応障害の原因としての視覚的障害を除外する．

符号問題（WAIS-Ⅲ）の文献

Boone, D. E. (1998). Specificity of the WAIS-R subtests with psychiatric inpatients. *Assessment, 5*, 123–126.
Campbell, J. M., & McCord, D. M. (1996). The WAIS-R comprehension and picture arrangement subtests as measures of social intelligence: Testing traditional interpretations. *Journal of Psychoeducational Assessment, 14*, 240–249.
Golden, C. J., Zillmer, E., & Spiers, M. (1992). *Neuropsychological assessment and intervention*. Springfield, IL: Charles C Thomas.
Kramer, J. H. (1990). Guidelines for interpreting the WAIS-R subtest scores. *Psychological Assessment, 2*, 202–205.
Matarazzo, J. D. (1972). *Wechsler's measurement and appraisal of adult intelligence* (5th ed.). New York: Oxford University Press.
Sprandel, H. Z. (1995). *The psychoeducational use and interpretation of the Wechsler Adult Intelligence Scale-Revised* (2nd ed.). Springfield, IL: Charles C Thomas.
Wechsler, D. (1981). *WAIS-R manual*. New York: The Psychological Corporation.
Wechsler, D. (1986). *WAIS-R administration and scoring manual*. San Antonio, TX: The Psychological Corporation.
Wechsler, D. (1997). *WAIS-III administration and scoring manual*. San Antonio, TX: The Psychological Corporation.

（Charles J. Golden）

絵画完成 (WAIS-Ⅲ)
Picture Completion Subtest (WAIS-III)

　絵画完成は簡単な検査で，患者に絵の中で欠けている重要な細部が何かを言語的あるいは非言語的に答えさせるものである．ウェクスラー成人知能検査に含まれているので頻繁に神経心理学的評価に使われる検査であるが，脳損傷の存在に特に鋭敏であると考えられているわけではない．

■解　釈■

1. WAIS-Rでは，絵画完成は病前の動作性IQの最も優れた推定値であった．このことはWAIS-Ⅲにおいても同様に言えそうである．重要な運動，空間，あるいは速度の要素がないので，脳損傷に対してはWAIS-Ⅲの動作性検査では最も鋭敏性が低い．

2. WAIS-Ⅲでは作成準備段階での結果が，絵画完成とマトリックスが病前の知能を示す最も優れた2つの推定値であることを示唆している．WAIS-Rでは，絵画完成と組み合わせ問題が，病前の知能を表す最も優れた2つの推定値となると考えられていた．

3. WAIS-Ⅲの尺度の中で病前のIQを最も物語るのは，一般的知識，一般的理解，単語問題，そして絵画配列である．このことは，これらの尺度が"固定"検査，つまり脳損傷や他の障害の後ですら理論的には得点が"固定"される尺度であるという仮定に基づいている．このような得点は個々の場合には役立つが，そうではない状況も多い．第一に，脳損傷の結果として言語障害を生じた患者は，これらの尺度でより得点が下がることが多い．第二に，視覚障害が絵画配列の成績に影響を及ぼす（ただし，WAIS-Ⅲの絵画は，以前のWAIS版よりはずっと見やすい）．

4. 全検査IQを推定する場合には，4つの下位検査（一般的理解，単語問題，一般的知識，絵画配列）すべての得点を合計しなくてはならない．そしてその得点を4で割り（平均をとるため），11を掛ける（得点を全検査IQの全11下位検査へ投影させるため）．これをWAIS-Ⅲマニュアルの中の全検査IQ表を用いて，全検査IQに換算することができる．

5. 絵画完成が他の動作性検査に比べて障害が強いことは（最も低い成績が評価点で2点ないしはそれ以下で，動作性評価点の平均より3点未満の低下）めったにない．低成績は注意，教示の理解，視覚失認，視野障害，あるいは動機の欠如に基づいて起こり得るが，このような要因は他の検査にも同様に影響を及ぼすはずである．そのため，絵画完成が動作性評価点の平均より4点ないしはそれ以下の低下のある所見は解釈が困難で，詐病あるいは努力の欠如を示唆していることもある．このような状況では，検査の再施行が有用となることが多い．
6. "わかりません"という答えが多く絵画完成が低成績の所見は誤解されやすく，努力の欠如を表していることがある．検者は患者に想像を働かすよう強く促さなくてはならない．
7. 前頭葉障害の患者は刺激の一部分に注意を払い他の部分を無視する傾向があり，課題を行うことがほとんど不可能になる．このような患者には絵画全体をよく見て説明するよう促さなくてはならない．一つの側面に対して保続となりそこから離れることができないのは，前頭葉障害の顕著な徴候である．このような患者は，描かれてはいないが無関係な部分を正確に同定してしまうことがあり，関連する細部を探すように強く促さなくてはならない．これは精神病患者にも同様に観察されることがある．
8. 視覚失認の患者は見えるものが何であるか，解釈あるいは説明するよう求められてもできないことがある．しかし，この検査が好成績ならば重篤で基本的な視覚識別障害は除外され，ボストン呼称検査のような視覚的呼称課題はもちろんのこと，他の視覚性検査に関する指標として用いることができる．
9. 欠けている対象を呼称できない患者は，他の状況でもし発語が流暢なら優位半球頭頂葉損傷の徴候を呈していることがある．これは呼称検査での低成績に表されることが多い．言語的流暢性がなければ前頭葉障害を十分考慮しなくてはならない．これはハルステッドカテゴリー検査やウィスコンシンカード分類検査のような前頭葉検査での低成績に表される．
10. 前頭葉障害と精神病の患者は，どちらも刺激の無関係な側面に関する保続を見せることがある．時として，カードを一枚飛ばし後でそこに

戻ることが保続反応を断ち切る方法として有用であるが，これもより中等度から重度の障害の場合には当てはまらない．
11. このレベルで簡単に観察される重度の注意障害があると，患者は適切な方法で検査を遂行できないことがある．したがって，患者の注意を再度引きつけなくてはならない．絵画完成に注意を向けることができなければ，一般に非常に重度の注意障害を示し，ほとんどすべての神経心理学的検査にわたり明らかとなる．
12. 前頭葉と皮質下に障害のある患者は，刺激全般に目を通さずに性急で衝動的に答えることがある．このような患者は，刺激絵画をもっと広く見るように要求される検査状況にあれば，一般にもっと良好な反応を見せる．

絵画完成（WAIS-Ⅲ）の文献

Boone, D. E. (1998). Specificity of the WAIS-R subtests with psychiatric inpatients. *Assessment, 5*, 123–126.
Campbell, J. M., & McCord, D. M. (1996). The WAIS-R comprehension and picture arrangement subtests as measures of social intelligence: Testing traditional interpretations. *Journal of Psychoeducational Assessment, 14*, 240–249.
Golden, C. J., Zillmer, E., & Spiers, M. (1992). *Neuropsychological assessment and intervention.* Springfield, IL: Charles C Thomas.
Kramer, J. H. (1990). Guidelines for interpreting the WAIS-R subtest scores. *Psychological Assessment, 2*, 202–205.
Matarazzo, J. D. (1972). *Wechsler's measurement and appraisal of adult intelligence* (5th ed.). New York: Oxford University Press.
Sprandel H. Z. (1995). *The psychoeducational use and interpretation of the Wechsler Adult Intelligence Scale-Revised* (2nd ed.). Springfield, IL: Charles C Thomas.
Wechsler, D. (1981). *WAIS-R manual.* New York: The Psychological Corporation.
Wechsler, D. (1986). *WAIS-R administration and scoring manual.* San Antonio, TX: The Psychological Corporation.
Wechsler, D. (1997). *WAIS-III administration and scoring manual.* San Antonio, TX: The Psychological Corporation.

(Charles J. Golden)

シーショアーリズム検査
Seashore Rhythm Test

シーショアーリズム検査は，もともと音楽的な才能を明らかにするための検査バッテリーの一部として考案されたが，後に Halstead により今日ハルステッド・レイタン神経心理学バッテリーと呼ばれるものに取り込まれた (Reitan & Wolfson, 1993). 非言語性の聴覚的知覚を測定するために使い，

約5分間の録音で標準化されたカセットテープを使って施行する．この検査ではリズムパターンの対を区別する能力を測定する．さらに，テープの呈示音を聴き取り，反応書式に答えを記録するためには持続的注意が必要である．

■解　釈■

1. 脳損傷のある患者（つまり，左，右，そして全般）の平均は正答で18から22の間（誤りで8から12の間）である　（Reitan & Wolfson, 1989）．
2. 検査は簡単な二者択一なので13から17周辺の得点は偶然の結果を示唆するが，13未満の得点は意図的な誤りを示唆していることがある．これは患者が混乱や拒否によりまったく質問に答えることができない時には該当しない．
3. 患者は一つの連続の中で，どの項目を行っている最中なのか混乱することが多い．このようなことは，リズム刺激を区別する能力障害，全般的混乱，あるいは注意障害により生じることがある．このようなことがあっても，詐病あるいは拒否の出現を避けるために，すべての質問に答えるよう患者を促さなくてはならない．このような反応は持続的注意の障害を明らかにするが，何か特異的なタイプの脳損傷を表しているわけではない．
4. シーショアーリズム検査の結果は，語音知覚検査と比較することができる．もし語音知覚検査は正常だがシーショアーリズム検査に障害があるのなら，これは右半球あるいは皮質下領域に関連する注意と非言語的処理に障害があることを示唆している．
5. もしシーショアーリズム検査が正常で語音知覚検査が異常なら，左半球の処理を示す言語処理（受容性言語，音読，綴り）における障害を示唆している．
6. もしシーショアーリズム検査と語音知覚検査の両方が異常なら，左半球あるいは両半球の機能障害を示唆している．
7. 軽度から中等度の頭部外傷ではシーショアーリズム検査に障害は見られないが語音知覚検査に障害が見られるなら，もともとの障害あるいは詐病の可能性を示唆している．

8. シーショアーリズム検査では好成績だが，ハルステッドカテゴリー検査，トレイルメイキング検査あるいはウィスコンシンカード分類検査に障害が見られるなら，比較的固定化したあるいは陳旧性の障害を示すか，あるいは軽度の前頭葉障害を示唆していることがある．
9. 主に，シーショアーリズム検査，レイ複雑図形（あるいは他の複雑な描画検査），絵画配列，そして逆唱の得点に障害が見られるなら，右半球前方の損傷を示唆していることがある．
10. シーショアーリズム検査は注意障害や持続的集中力の障害に非常に鋭敏だが，この検査ほどは，高度な持続的注意を一般に必要とはしない他の神経心理学的検査の結果とは高い関連性はない．前述したように，このような特徴では語音知覚検査と共通する部分があるが，その検査ですらシーショアーリズム検査ほどの注意を必要としない．注意変動検査のような持続的動作性検査のみが，同レベルの注意の集中を必要とする．結果として，他の検査結果との相関性は一般に低い．

シーショアーリズム検査の文献

Charter, R. A., & Webster, J. S. (1997). Psychometric structure of the Seashore Rhythm Test. *The Clinical Neuropsychologist, 11*(2), 167–173.
Gfeller, J. D., & Cradock, M. M. (1998). Detecting feigned neuropsychological impairment with the Seashore Rhythm Test. *Journal of Clinical Psychology, 54*(4), 431–443.
Reitan, R. M., & Wolfson, D. (1989). The Seashore Rhythm Test and brain functions. *The Clinical Neuropsychologist, 3*, 70–78.
Reitan, R. M., & Wolfson, D. (1993). *The Halstead–Reitan Neuropsychological Test Battery: Theory and Clinical Interpretation* (2nd ed.). Arizona: Neuropsychology Press.
Young, K. L., & Delay, E. R. (1993). Seashore Rhythm Test: Comparison of signal detection theory and standard scoring procedures. *Archives of Clinical Neuropsychology, 8*, 111–121.

(Mary L. Mahrou)

第5節：運動と感覚の検査

指たたき検査（FTT）
Finger Tapping Test (FTT)

指たたき検査（FTT：指振動検査とも言われる）はハルステッド・レイタン神経心理学バッテリーの一部で，最も広く使われている運動機能尺度の一

つである．簡単に短時間で行えるので，左右手間での運動速度と協調の反応比較ができる．より包括的なバッテリーの一部として他の検査と組み合わせて使われることが多いが，両手間の運動機能の違いを把握するために単独で使うこともできる．眼球－手の協調や巧緻運動能力をほとんど必要とせずに，素早く行える運動機能の基本的尺度の代表である．

■解　釈■

1. 動作性レベルの指標を用いて，指たたき検査における障害は利き手が50回未満で非利き手が45回未満の時に記録する．また，年齢，性，そして教育に関して補正した偏差値を，Heaton, Grant, & Matthews (1993) に見ることができる．
2. 女性と指の短い男性の得点は一般にこれらの標準より10％程度低く，利き手に関しては45回まで，非利き手に関しては40回までカットオフ値を下げる．
3. 利き手の指たたきは，非利き手の指たたきの得点より10％速くなることが多い．
4. もし非利き手の得点が利き手の指たたきの素点と同じかあるいはそれ以上なら，利き手の指たたきの障害を示している．これは優位半球に起因する運動障害あるいは利き手の末梢性障害を示唆している．
5. もし非利き手の得点が利き手の得点の80％未満なら，非利き手の指たたきの障害を示している．これは非優位半球に起因する運動障害あるいは非利き手の末梢性障害を示唆している．
6. 中枢性運動障害は末梢性運動障害を除外しないまま診断してはならない．側性化運動障害の出現は，皮質あるいは皮質下いずれかに起因していることがある．
7. 一側性損傷が見られ触覚動作性検査の成績より劣る指たたき検査の障害は，より前方に損傷の焦点があることを示唆している．
8. 優位半球側の障害が確かにある場合，指たたき検査 (FT) と触覚動作性検査 (TPT) での結果を次の計算式を使って比較することにより重要な情報を得られることがある (DOM：利き手，ND：非利き手)．(DOM [FT] × DOM [TPT]) ÷ (ND [FT] × ND [TPT])．ここで，指たたき検査の得点は10秒あたりの平均叩打数を表し，触覚動作性

検査の得点はブロックあたりの時間を表す（注：一回の試行でブロックを1つも置けない場合，我々は10分あるいは600秒の任意の得点を充てている）．

9. No.8で定められた利き手比（D-RATIO）が1.35と1.65の間にある場合，二つの検査で利き手に同程度の障害がある．
10. 利き手比が1.65より大きい場合は，利き手による触覚動作性検査ではさらに大きな障害を示唆し，優位半球のより後方が関与していることを示している．
11. 利き手比が1.35より小さい場合は，利き手による指たたき検査ではさらに大きな障害を示唆し，優位半球のより前方が関与していることを示している．
12. 指たたき検査と触覚動作性検査で非利き手の運動と感覚の障害が明らかな場合，非利き手比（ND-RATIO）を用いて障害がより前方と後方のどちらにあるかを算出することができる．これは利き手比の裏返しであり，（ND［TPT］× ND［FT］）÷（D［TPT］× D［FT］）で表される．
13. 非利き手比が1.5と1.8の間にある時は，これらの検査での相対的な障害は同程度である．
14. 非利き手比が1.8より大きい時は，触覚動作性検査でのより大きな障害を示し，より後方の損傷を示唆している．
15. 非利き手比が1.5より小さい時は，指たたき検査でより障害が大きく，より前方の損傷を示唆している．
16. 指たたき検査，触覚動作性検査，そして感覚検査での側性に一貫性がないのなら，注意か皮質下いずれかの過程を示唆している．これは，多発性硬化，抑うつ障害，あるいはびまん性頭部外傷後の障害で明らかになることがある．
17. 指たたき検査がパーデュー・ペグボード検査に比べて全般的に低成績であるなら，巧緻な協調運動障害がない速度障害を示している．パーデュー・ペグボード検査が指たたき検査に比べて全般的に低成績であるなら，速度障害はそれほどではないが巧緻運動制御により大きな障害があることを示している．低成績であることは，一方の検査の偏差値がもう一方の検査の偏差値より10ないしはそれ以下であることに

よって確認される.
18. 指たたき検査の側性化障害がパーデュー・ペグボード検査での側性化障害より大きいのなら，影響を受けている手は巧緻運動障害よりも速度障害を示している．同様に，指たたき検査よりもパーデュー・ペグボード検査での側性化障害が大きいのなら，基本的な速度とは対照的に巧緻な運動制御により大きな障害があることを示している．
19. より大きな側性化障害は次の比率に従って算出することができる．

$$\frac{FT\,(DOM)\,/\,FT\,(NON\text{-}DOM)}{PP\,(DOM)\,/\,PP\,(NON\text{-}DOM)}$$

　　指たたき検査 (FT) は10秒あたりの平均叩打数を表し，パーデュー・ペグボード検査 (PP) は30秒あたりに置かれたペグ数を表す．
20. 利き手の得点が非利き手の得点より高い場合は，比率が1.2ないしそれ以上なら指たたき検査における反応がより強い側性を示すが，0.83未満はパーデュー・ペグボード検査における反応がより強い側性を示す．
21. 両検査ともに非利き手の得点が利き手の得点より高い場合は，比率が1.2はパーデュー・ペグボード検査における反応がより強い側性を示すが，0.83未満は指たたき検査における反応がより強い側性を示す．
22. 指たたき検査での利き手の側性化障害あるいは全般的な緩慢は，検査バッテリーのすべての視覚－運動性課題に影響を及ぼす．運動障害があり，すべての障害が運動依存性の課題に見られる症例は，運動速度以外の障害に関して慎重に解釈しなくてはならない．
23. 指たたき検査が握力検査に比べ全般的に低成績であるなら，握力低下あるいは大きな筋肉障害をそれほど伴わない速度障害を示している．指たたき検査に比べ握力が全般的に低成績であるなら速度障害はそれほどでもなく，粗大な運動の力にもっと大きな障害があることを示唆している．低成績であることは，一方の検査の偏差値がもう一方の検査の偏差値より10ないしはそれ以下であることによって確認される．
24. 指たたき検査の側性化障害が握力の側性化障害より大きいなら，障害を受けている手の力の障害より速度の障害を示している．同様に，指たたき検査より握力にもっと大きな側性化障害があるなら，基本的な

速度とは対照的に力に関するより大きな障害があることを示している．
25. より大きな側性化障害は，次の比率に従って算出することができる．

$$\frac{\text{FT (DOM) / FT (NON-DOM)}}{\text{GS (DOM) / GS (NON-DOM)}}$$

指たたき検査（FT）は10秒あたりの平均叩打数を表し，握力検査（GS）は平均握力を表す．
26. 利き手の得点が非利き手の得点より高い場合，比率が1.2ないしはそれ以上は指たたき検査における反応がより側性化していることを示すが，0.8未満は握力検査における反応がより側性化していることを示す．
27. 両検査ともに非利き手の得点が利き手の得点より高い場合，比率1.2なら握力検査における反応がより側性化していることを示すが，0.83未満は指たたき検査における反応がより側性化していることを示す．

指たたき検査（FTT）の文献

Arnold, B. R., Montgomery, G. T., Castaneda, I., & Longoria, R. (1994). Acculturation and performance of Hispanics on selected Halstead–Reitan neuropsychological tests. *Assessment, 1*(3), 239–248.
Bigler, E. D., & Tucker, D. M. (1981). Comparison of verbal IQ, tactual performance, seashore rhythm and finger oscillation tests in the blind and brain-damaged. *Journal of Clinical Psychology, 37*(4), 849–851.
Bornstein, R. A. (1983). Relationship of age and education to neuropsychological performance in patients with symptomatic carotid artery disease. *Journal of Clinical Psychology, 39*(4), 470–478.
Bornstein, R. A. (1985). Normative data on selected neuropsychological measures from a nonclinical sample. *Journal of Clinical Psychology, 41*(5), 651–659.
Bornstein, R. A. (1986). Classification rates obtained with "standard" cut-off scores on selected neuropsychological measures. *Journal of Clinical and Experimental Neuropsychology, 8*(4), 413–420.
Cousins, M., Corrow, C., Finn, M., & Salamone, J. D. (1998). Temporal measures of human finger tapping: Effects of age. *Pharmacology, Biochemistry, and Behavior, 59*(2), 445–449.
Haaland, K. Y., & Delaney, H. D. (1981). Motor deficits after left or right hemisphere damage due to stroke or tumor. *Neuropsychologia, 19*, 17–27.
Haaland, K. Y., Temkin, N., Randahl, G., & Dikmen, S. (1994). Recovery of simple motor skills after head injury. *Journal of Clinical and Experimental Neuropsychology, 16*(3), 448–456.
Lezak, M. (1995). *Neuropsychological assessment* (3rd ed.). New York: Oxford University Press.
O'Donnell, J. P. (1983). Lateralized sensorimotor asymmetries in normal learning-disabled and brain-damaged young adults. *Perceptual and Motor Skills, 57*, 227–232.
Prigatono, G. P., & Parsons, O. A. (1976). Relationship of age and education to Halstead test performance in different patient populations. *Journal of Consulting and Clinical Psychology, 44*(4), 527–533.
Reitan, R. M., & Wolfson, D. (1993). The Halstead–Reitan Neuropsychological Test Battery: Theory

and clinical interpretations (2nd ed.). S. Tucson, AZ: Neuropsychology Press.
Schear, J. M., & Sato, S. D. (1989). Effects of visual acuity and visual motor speed and dexterity on cognitive test performance. *Archives of Clinical Neuropsychology*, *4*, 25-32.
Volkow, N. D., Gu, R. C., Wang, G. J., Fowler, J. S., Moberg, P. J., Ding, Y. S., Hitzemann, R., Smith, G., & Logan, J. (1998). Association between decline in brain dopamine activity with age and cognitive and motor impairment in healthy individuals. *American Journal of Psychiatry*, *155*(3), 344-349.

(Patricia Espe-Pfeifer)

パーデュー・ペグボード検査
Purdue Pegboard Test

　パーデュー・ペグボード検査は短時間で簡単に施行できる検査で，もともと人員を選択する際に手先の操作的な器用さを評価する尺度として作成されたものである．今日では，脳損傷の評価を補助するためにも使われており，特に局在的な脳損傷を同定する．単独で使われても重要な情報を提供してくれるが，一般には検査バッテリーの一部として使われることが多い．パーデュー・ペグボード検査は短時間で施行でき患者を疲れさせにくいので，脳損傷に対する優れたスクリーニング法である．一般に，指たたき検査よりも巧緻な運動制御を必要とすると考えられている．

■解　釈■

1. パーデュー・ペグボード検査の得点は，手指を使って小さな対象を，速く，適切に，上手く制御し操作する患者の手さばき能力を表している．これらはまた大きな対象を動かすための，腕－手の動作を協調させる患者の能力も表す．一般に，非利き手で行うより利き手で行う方が約10％良好である．パーデュー・ペグボード検査は30秒間に置かれたペグ（ピン）の数を得点とする．
2. 利き手が非利き手よりも遅れる反応パターンは，利き手に明らかに障害があることを示唆している．
3. 非利き手が利き手の80％にも満たない反応パターンは，非利き手の緩慢を示している．
4. 結果を，指たたき検査，触覚動作性検査，握力検査，そして他の一側性の運動や感覚の検査による得点と照合させなくてはならない．もし身体の一側に一貫性のある所見が見られるならば，対側大脳半球の損

傷を示唆している．一貫性がない所見は皮質下障害あるいは動機の障害を示唆し，解釈の際に考慮しなくてはならない．

5. 優位半球側の障害が明らかにある場合，パーデュー・ペグボード検査（PP）と触覚動作性検査（TPT）での結果を次の計算式を使って比較することにより重要な情報を得られることがある．(DOM [PP] × (DOM [TPT]) ÷ (ND [PP] × ND [TPT]).ここで，PP得点は30秒間の総ピン数を表し，TPT得点はブロックあたりの時間を表す（注：一回の試行で１つもブロックを置けない場合，我々は10分の恣意的な得点を充てている）．

6. No.5で定められた利き手比（D-RATIO）が1.35と1.65の間にある場合，二つの検査で利き手に同程度の障害がある．

7. 利き手比が1.65より大きい場合は，利き手による触覚動作性検査ではさらに大きな障害を示唆し，優位半球のより後方が関与していることを示している．

8. 利き手比が1.35より小さい場合は，利き手によるパーデュー・ペグボード検査では利き手によるさらに大きな障害を示唆し，優位半球のより前方が関与していることを示している．

9. パーデュー・ペグボード検査と触覚動作性検査で非利き手の運動と感覚の障害が明らかな場合，非利き手比（ND-RATIO）を用いて損傷がより前方と後方のどちらにあるかを算出することができる．これは利き手比（No.5）の裏返しであり，(ND [TPT] × ND [PP]) ÷ (D [TPT] × D [PP])で表される．

10. 非利き手比が1.5と1.8の間にある時は，これらの検査での相対的な障害は同程度である．

11. 非利き手比が1.8より大きい時は，触覚動作性検査でのより大きな障害を示し，より後方の損傷を示唆している．

12. 非利き手比が1.5より小さい時は，パーデュー・ペグボード検査でより障害が大きく，より前方の損傷を示唆している．

13. パーデュー・ペグボード検査に比べて指たたき検査が全般的に低成績なら，巧緻な協調運動障害がない速度障害を示している．パーデュー・ペグボード検査が指たたき検査に比べて全般的に低成績であるなら，速度障害はそれほどではないが巧緻な運動制御により大きな

障害があることを示唆している．低成績であることは，一方の検査の偏差値がもう一方の検査の偏差値より 10 ないしはそれ以下であることによって確認される．

14. パーデュー・ペグボード検査での側性化障害より指たたき検査での側性化障害が大きいのなら，影響を受けている手は精緻な運動障害よりも速度障害を示している．同様に，パーデュー・ペグボード検査での側性化障害が指たたき検査よりも大きいのならば，基本的速度とは対照的に巧緻な運動制御のより大きな障害を示している．

15. より大きな側性化障害は，次の比率に従って算出することができる．

$$\frac{FT\,(DOM)\,/\,FT\,(NON\text{-}DOM)}{PP\,(DOM)\,/\,PP\,(NON\text{-}DOM)}$$

指たたき検査（FT）は 10 秒あたりの平均叩打数を表し，パーデュー・ペグボード検査（PP）は 30 秒あたりに置かれたペグ数を表す．

16. 利き手の得点が非利き手の得点より高い場合は，比率が 1.2 ないしはそれ以上なら指たたき検査における反応がより強い側性を示すが，0.83 未満ではパーデュー・ペグボード検査における反応がより強い側性を示す．

17. 両検査で，非利き手の得点が利き手の得点より高い場合は，比率が 1.2 はパーデュー・ペグボード検査における反応がより強い側性を示すが，比率が 0.83 未満は指たたき検査における反応がより強い側性を示す．

18. パーデュー・ペグボード検査（および指たたき検査）での利き手の側性化障害あるいは全般的な緩慢は，検査バッテリーのすべての視覚-運動性課題に影響を及ぼす．運動障害があり，すべての障害が運動依存性の課題に見られる症例は，運動速度以外の障害に関して慎重に解釈しなくてはならない．

19. 障害の程度をこの尺度と感覚尺度とで比較しなくてはならない．もし感覚障害の方が運動障害より大きければ感覚系の損傷を示唆しているが，パーデュー・ペグボード検査における障害の方が大きければ運動系の損傷を示唆している．

20. すべての症例のいかなる障害に対しても，末梢性運動障害と他の末梢

性障害の原因を念頭に置かなくてはならない．場合によっては，ひどく肥厚した手をした患者は，関節炎や末梢性ニューロパチーのある患者がそうであるように，小さなペグを摘まみ上げることが困難なことがある．

21. それぞれの片手での試行の得点に障害が見られるだけではなく両手試行の得点にも障害が見られるなら，側性化されていないより広範囲な脳損傷を示している．小脳疾患，パーキンソン病，そしてハンチントン病の患者は，パーデュー・ペグボード検査で両手での運動産出が困難であるという研究結果が報告されている．

22. パーデュー・ペグボード検査が握力検査に比べて全般的に低成績であるなら，筋力や大きな筋肉の障害がない速度あるいは巧緻運動の障害を示している．パーデュー・ペグボード検査に比べて握力が全般的に低成績であるなら，速度あるいは巧緻運動の障害はそれほどでもないが，粗大な運動の力による大きな障害があることを示唆している．低成績であることは，一方の検査の偏差値がもう一方の検査の偏差値より10ないしはそれ以下であることによって確認される．

23. パーデュー・ペグボード検査での側性化障害が握力での側性化障害より大きいなら，影響を受けている手の力の障害より速度あるいは巧緻運動の障害を示している．同様に，パーデュー・ペグボード検査や指たたき検査より握力検査における側性化障害が大きければ，基本的な速度あるいは協調とは対照的に，力の障害がより大きいことを示している．

24. より大きな側性化障害は，次の比率に従って算出することができる．

$$\frac{\text{GS (DOM) / GS (NON-DOM)}}{\text{PP (DOM) / PP (NON-DOM)}}$$

握力検査（GS）は平均握力を表し，パーデュー・ペグボード検査（PP）は30秒あたりに置かれたペグ数を表す．

25. 利き手の得点が非利き手の得点より高い場合，比率が1.2ないしはそれ以上は，パーデュー・ペグボード検査の反応がより側性化していることを示すが，0.83未満は，握力検査の反応がより側性化していることを示す．

26. 両検査ともに非利き手の得点が利き手の得点より高い場合，比率1.2

は握力検査における反応がより側性化していることを示すが，0.83未満はパーデュー・ペグボード検査における反応がより側性化していることを示す．

パーデュー・ペグボード検査の文献

Axelrod, B. N., & Milner, I. B. (1997). Neuropsychological findings in a sample of operation desert storm veterans. *Journal of Neuropsychiatry, 9,* 23–28.
Brown, R. G., & Jahanshahi, M. (1998). An unusual enhancement of motor performance during bimanual movement in Parkinson's disease. *Journal of Neurology, Neurosurgery, and Psychiatry, 64*(6), 813–816.
Jodar, M., & Junque, C. (1998). Frontal functions in normal aging and the performance in Purdue Pegboard test. *Research and Practice in Alzheimer's Disease 1998,* 151–162.
Lezak, M. D. (1995). *Neuropsychological assessment* (2nd ed.). New York: Oxford University Press.
McCaffrey, R. J., Ortega, A., & Haase, R. F. (1993). Effects of repeated neuropsychological assessments. *Archives of Clinical Neuropsychology, 8,* 519–524.
Reddon, J. R., Gill, D. M., Gauk, S. E., & Maerz, M. D. (1988). Purdue pegboard: Test–retest estimates. *Perceptual and Motor Skills, 66,* 503–506.
Spreen, O., & Strauss, E. (1998). *A compendium of neuropsychological tests: Administration, norms, and commentary* (2nd ed.). New York: Oxford University Press.
Verdino, M., & Dingman, S. (1998). Two measures of laterality in handedness: The Edinburgh Handedness Inventory and the Purdue Pegboard test of manual dexterity. *Perceptual and Motor Skills, 86*(2), 476–478.
Yeudall, L. T., Fromm, D., Reddon, J. R., & Stefanyk, W. O. (1986). Normative data stratified by age and sex for 12 neuropsychological tests. *Journal of Clinical Psychology, 42*(6), 918–946.

(Sonal K. Pancholi)

握力検査
Grip Strength Test

握力検査は，ハルステッド・レイタン神経心理学バッテリーの一部であるだけでなく，多くの標準化された神経学的検査の一部であり，随意的運動の力の尺度として使われている．患者の両上肢の力を測定することが可能である．より包括的な検査バッテリーの一部として他の検査と組み合わせて使われることが多いが，左右手の力の違いを検出するために単独で使うこともできる．一側性の脳損傷は対側の手の力に影響を及ぼすという前提に基づいて使われている (Lezak, 1995)．

■ 解　釈 ■

1. 握力検査の解釈では，利き手と非利き手の間に乖離があるかないかに着目する．神経学的に健常者は利き手で高得点を得ることが想定され

る．同性グループ内や異性グループ間と同様に健常母集団での握力は非常に多様なので，一般に左右の手の比較を"反応レベル"以上に重要視することが勧められる．ただし，得点が少なくとも標準より2標準偏差低い場合は除く．
2. 握力検査に比べてパーデュー・ペグボード検査が全般的に低成績なら，力や大きな筋肉の障害を伴わない速度あるいは巧緻運動の障害を示している．握力検査の反応がパーデュー・ペグボード検査に比べて全般的に低成績であるならば，速度あるいは巧緻運動の障害はそれほどでもないが，粗大運動の力に大きな障害があることを示唆している．低成績であることは，一方の検査の偏差値がもう一方の検査の偏差値より10ないしはそれ以下であることによって確認される．
3. 握力検査での側性化障害よりパーデュー・ペグボード検査での側性化障害が大きいのなら，影響を受けている手の力の障害よりも，速度あるいは巧緻運動の障害を示している．同様に，握力検査での側性化障害がパーデュー・ペグボード検査や指たたき検査での側性化障害より大きいなら，基本的な速度あるいは協調とは対照的に力に関わるより大きな障害があることを示している．
4. より大きな側性化障害は，次の比率に従って算出することができる．

$$\frac{PP\,(DOM)\,/\,PP\,(NON\text{-}DOM)}{GS\,(DOM)\,/\,GS\,(NON\text{-}DOM)}$$

パーデュー・ペグボード検査（PP）は30秒あたりに置かれたペグ数を表し，握力検査（GS）は平均握力を表す．
5. 利き手の得点が非利き手の得点より高い場合は，比率1.2ないしそれ以上はパーデュー・ペグボード検査の反応がより強い側性化を示すが，0.83未満では握力検査の反応がより強い側性化を示す．
6. 両検査ともに，非利き手の得点が利き手の得点より高い場合，比率1.2は握力検査における反応がより側性化していることを示すが，0.83未満はパーデュー・ペグボード検査における反応がより側性化していることを示す．
7. 利き手は非利き手より10％強いと推定されている．非利き手が利き手と同程度ないしはそれ以上である場合は，利き手の障害を示唆している．

8. 非利き手は利き手の90％であることが多い．非利き手が利き手の80％に満たない場合は，非利き手の障害を示唆している．
9. 握力検査に障害が生じる時は，筋肉や骨あるいは皮膚の末梢性障害が末梢性の原因としてあり得ることを念頭に置かなくてはならない．さらにこのような障害は，脊髄あるいは関連する神経根への損傷からも頻繁に生じる．患者が慢性的に側性化した力の違いを見せる場合は，正常な腕に比べ障害を受けている腕の筋肉に大きな萎縮も観察されるはずである．
10. 握力検査に比べ指たたき検査の反応が全般的に低成績なら，粗大運動あるいは大きな筋肉障害がない速度障害を示している．握力検査が指たたき検査に比べて全般的に低成績なら，速度障害はそれほどではなく，粗大運動の力により大きな障害があることを示唆している．低成績であることは，一方の検査の偏差値が，もう一方の検査の偏差値より10ないしはそれ以下であることにより確認される．
11. 握力検査での側性化障害よりも指たたき検査での側性化障害が大きいなら，影響を受けている手の力より速度の障害を示している．同様に，握力検査が指たたき検査より大きな側性化障害があるなら，基本的な速度とは対照的に力に関わるより大きな障害を示している．
12. より大きな側性化障害は，次の比率に従って算出することができる．

$$\frac{\text{FT (DOM)} / \text{FT (NON-DOM)}}{\text{GS (DOM)} / \text{GS (NON-DOM)}}$$

　　指たたき検査（FT）は10秒あたりの平均叩打数を表し，握力検査（GS）は平均握力を表す．
13. 利き手の得点が非利き手の得点より高い場合は，比率1.2ないしはそれ以上なら指たたき検査での反応がより側性化していることを示すが，0.83未満なら握力検査での反応がより側性化していることを示している．
14. 両検査ともに，非利き手の得点が利き手の得点より高い場合は，比率1.2なら握力検査での反応がより側性化していることを示すが，0.83未満なら指たたき検査での反応がより側性化していることを示している．
15. 一般に，握力検査に限定された障害は，他の大半の神経心理学的検査

にはほとんど影響を及ぼさない．しかし，このような患者は疲れやすく検査の得点に影響を及ぼすことがあり得る．このような場合は，より短時間のセッションあるいはもっと頻繁に休憩をとる必要があるかもしれない．

握力検査の文献

Bornstein, R. A. (1983). Relationship of age and education to neuropsychological performance in patients with symptomatic carotid artery disease. *Journal of Clinical Psychology, 39*(4), 470–478.

Dee, H. L., & Van Allen, M. W. (1972). Psychomotor testing as an aid in the recognition of cerebral lesions. *Neurology, 22*, 845–848.

Dunwoody, L., Tittmar, H. G., & McClean, W. S. (1996). Grip strength and intertrial rest. *Perceptual and Motor Skills, 83*, 275–278.

Ernst, J. (1988). Language, grip strength, sensory-perceptual, and receptive skills in a normal elderly sample. *The Clinical Neuropsychologist, 2*(1), 30–40.

Haaland, K. Y., & Delaney, H. D. (1981). Motor deficits after left or right hemisphere damage due to stroke or tumor. *Neuropsychologia, 19*, 17–27.

Haaland, K. Y., Temkin, N., Randahl, G., & Dikmen, S. (1994). Recovery of simple motor skills after head injury. *Journal of Clinical and Experimental Neuropsychology, 16*(3), 448–456.

Lezak, M. D. (1995). *Neuropsychological Assessment* (2nd ed.). New York: Oxford University Press.

Montazer, M. A., & Thomas, J. G. (1991). Grip strength as a function of repetitive trials. *Perceptual and Motor Skills, 73*, 804–806.

O'Dennell, J. P. (1983). Lateralized sensorimotor asymmetries in normal learning-disabled and brain-damaged young adults. *Perceptual and Motor Skills, 57*, 227–232.

Reddon, J. R., Stefanyk, W. O., Gill, D. M., & Renney, C. (1985). Hand dynamometer: Effects of trials and sessions. *Perceptual and Motor Skills, 61*, 1195–1198.

Schwartz, F., Carr, A., Munich, R., Bartuch, E., Lesser, B., Rescigno, D., & Viegener, B. (1990). Voluntary motor performance in psychotic disorders: A replication study. *Psychological Reports, 66*, 1223–1234.

（Patricia Espe-Pfeifer）

運動機能尺度（LNNB）
Motor Functions Scale (LNNB)

　運動機能（尺度C1）はルリア・ネブラスカ神経心理学バッテリーの中で最も長く，最も役立つ検査の一つである．最初の尺度には，非常に易しくほとんどの患者にできる項目を置いている．同時にそれは，検査者が患者にアプローチする最良の方法を探り，患者の最も高い機能レベルを知る機会となる．

　この尺度は51の課題から構成され，患者は与えられた教示への反応となる動作を行わなくてはならない．すべての項目で，特定の教示に従って運動性課題を行う患者の能力に着目する．言語的教示に加え，尺度のうち7項目

(19, 20, 25, 26, 27, 34, 45) を除いて患者のために運動性行為はモデル化されている．この尺度では，検者は要求内容を患者に伝えるために必要なら言語的教示を変えることが許されているだけではなく，行為を行って見せることもできる．このような柔軟性があるので，検者は最適な検査結果を得るために，患者とコミュニケーションをとる最善の方法を素早く学ぶことができる．検者は患者を間近に観察することにより，注意と集中力の障害の程度を確認する．

　この尺度をルリア・ネブラスカ神経心理学バッテリーの全検査から独立して使う場合，特定の障害のスクリーニングあるいは他の検査手段で示唆された障害の存在を確認するために（もし偏差値が必要であれば），その尺度全体を行うこともできるし，あるいは項目を選択して行うこともできる．

■解　釈■

1. この尺度における全般的な障害は，手を使って運動を遂行する広範囲な障害を示唆している．しかし，この尺度を単独で施行する時は，より明確な診断を行うために各項目を詳しく分析する必要がある．指たたき検査やパーデュー・ペグボード検査で正常な反応が見られるのにこの尺度に障害が見られるのなら，障害はより複雑な運動活動において存在するが，基本的な運動速度と巧緻な協調運動は保たれていることを示唆している．このような場合，項目1から4は両手の協調項目（21から23）とともに正常であるが，この尺度での他の測定は比較的障害を受けている．ルリア・ネブラスカ神経心理学バッテリーの運動尺度の得点は正常でパーデュー・ペグボード検査や指たたき検査に障害が見られるなら，速度に全般的な障害はあるが速度を要しない巧緻であれ粗大であれ協調運動は正常であることを示している．このような場合，項目1から4に加えて両手による速度を要する項目（21から23）には緩慢が見られるが，他の項目は比較的正常である．

2. 項目1から4での障害は運動速度の障害を表している．それぞれの手（左と右）に関する結果は同じであるはずなので，素点で10％を上回る差は遅い方の手に障害があることを示唆している．20％を上回る差は中等度の障害，30％を上回る差は重度の障害を示唆している．

3. いずれの試行でも項目1から4の評価点が2点であるなら，運動速度

あるいは協調運動に重度の障害があることを示唆している．項目3や4では高得点であるが項目1や2が低得点であるなら協調運動の低下を示すが，項目を通じての低成績は緩慢を示唆している．

4. 項目5から8での障害は運動感覚性フィードバックの障害を示唆している．項目5は好成績だが項目7が低成績な場合は，半球交叉での転送障害を示唆していることがあり，同時に項目6は好成績だが項目8が低成績の場合のこともある．項目を通じて低成績な場合は，筋肉から脳への感覚性フィードバックの低下があることを示唆している．

5. 項目9から18における障害は動作の模倣障害を表している．課題遂行を完全に妨げてしまう運動麻痺がない場合，最も一般的な誤りは検者の鏡像動作の繰り返しである．このような場合，視覚－空間障害あるいは混乱が一般的に見られる．注意されても患者が鏡像反応を続ける時は保続を示している．

6. 項目19と20は左右に関する指示を理解する能力を測る．これらの項目における誤りは，左右の混乱あるいは重大な理解の障害を示している．

7. 項目24は視覚－空間障害の結果として見落とされることがあり，このような場合は一般に図形が歪んでいる．あるいは保続により見落とされることもあり，この場合は，その項目がページの全面にわたって繰り返されるが，時にはページにざっと目を通すことすらある．もしこの尺度の後の方に出てくるもっと簡単な描写項目が正常なら，保続を想定すべきである．

8. 項目21，22そして23は両手の速度と協調を測定する．項目1から4が正常な時にこれらの項目に障害が見られるなら，身体の両側を協調させることの障害を示唆している．項目21のみの障害はより複雑な運動構成要素の障害を示しているが，21の反応は正常だが22と23がそうではなければ，運動－リズムパターンの処理に障害があることを示唆している．障害が22に見られるが23には見られないのなら，右手の運動能力の軽度障害を示唆するが，23に見られるが22には見られない場合は，左手の運動能力の障害を示している．

9. 項目25から27は，言語指示による動作を具体的な手がかりなしで模倣する能力を見る．これらの項目のうち2つか3つに障害が見られ，

もし別の評価での協調運動自体が正常であるなら，観念失行を示唆している．
10. 項目28から35は発語運動能力を表している．これらの項目に3つを上回る障害があるなら発語運動能力の障害を示し，さらに運動性言語障害として表されることも多い．
11. 項目36から47は基本的な描画能力を表している．これらの項目は非常に基本的なので，描画の時間や正確さが低成績を示す2点は構成障害を示している．もし運動能力が概ね正常ならば，このことは視覚 − 空間障害を表している．項目36から41は言語性教示によって描画をさせ，42から47は同じ図形の模写をさせる．言語的項目のみの障害は教示に従うことあるいは開始の障害を示唆しているが，視覚 − 運動障害ではない．同様に，42から47のみの障害は視覚障害の可能性を示唆しているが，視覚 − 運動の協調障害ではない．
12. 視覚 − 空間障害が見られる患者は，項目47（緑の十字形）に障害が見られることが最も多い．中等度から重度の視覚 − 運動障害が見られる患者は，一般にすべての項目にわたり，質あるいは速度の障害を見せる．
13. 項目48から51は単純で自動的な動作を抑制する患者の能力を測る．これらの項目のうち2つあるいはそれ以上に障害が見られるなら抑制障害を示し，特に運動表出を調節するための内的言語の能力と関係がある．この領域の障害は一般に運動前野あるいは前頭前野に関係がある．これらの障害もやはり保続行動によって特徴づけられることがある．保続行動はハルステッドカテゴリー検査あるいはウィスコンシンカード分類検査のような遂行検査でも見られる．

運動機能尺度 (LNNB) の文献

Chelune, G. J. (1982). A reexamination of the relationship between the Luria–Nebraska and Halstead-Reitan batteries: Overlap with the WAIS. *Journal of Consulting and Clinical Psychology, 50*, 578–580.

Golden, C. J., Purisch, A. D., & Hammeke, T. A. (1985). *Luria–Nebraska Neuropsychological Battery: Forms I and II Manual*. Los Angeles: Western Psychological Services.

McKinney, R. K., Roecker, C. E., Puente, A. E., & Rogers, E. B. (1998). Performance of normal adults on the Luria–Nebraska Neuropsychological Battery, Form I. *Archives of Clinical Neuropsychology, 13*(4), 397–413.

Moses, J. A., & Pritchard, D. A. (1999). Performance scales for the Luria–Nebraska Neuropsychologi-

cal Battery-Form I. *Archives of Clinical Neuropsychology, 14*(5), 285–302.
(Tanya Pospisil & Patricia Espe-Pfeifer)

感覚－知覚検査（HRNB）
Sensory-Perceptual Examination (HRNB)

　これは伝統的な神経学的検査から翻案された，一連の感覚検査から構成されている．患者にはそれぞれの手に手指失認（触覚だけに基づいて，どの指が触れられているか同定する）と指先数字書字（それぞれの指先に書かれた数字を同定する）についての20試行を与える．また，検査には二点同時刺激も含まれ，患者は同時に二ヶ所に触れられる．これは触れられた部位を二ヶ所と感じるより，むしろ一ヶ所のみとして感じる能力を判断する．視覚と聴覚の二重刺激に対する消去もまた検査される．これらいずれの手順でも，得点は単に身体の左右側での誤りの数である．最後の手順では，患者に触覚（立体感覚）によって簡単な形（円形，四角形，三角形，十字形）を認識するよう求める．左右手とも，誤りの数と個々の課題を行うために要した総時間に関して採点する．この検査は偏差値を使った他の手順と直接比較することはできないが，側性化の存在は中枢性あるいは末梢性の障害の存在に関して重要である．

■解　釈■

1. これらの下位検査は集中力と注意の障害に非常に鋭敏である．したがってこのような要因は，特異的な感覚障害に起因する障害を解釈する前に除外しておかなくてはならない．この検査は身体の右側と左側の機能を比較することが最も有用である．両側障害がある状況では解釈は慎重に行い，注意の検査（注意変動検査）あるいはワーキングメモリ（数唱，視覚性記憶範囲，文字数字序列）の結果と照らし合わせて検討しなくてはならない．
2. 手指失認あるいは指先数字書字では，もし右手に左手を最低でも3試行を上回る数の誤りがあり，かつ左手の誤りが3試行を上回らなければ右手の障害を示している．もし左手に最低でも3試行を上回る数の誤りがあり，かつ右手の誤りが3試行を上回らなければ左手の障害を示している．

3. 手指失認あるいは指先数字書字では，右手の誤りが左手の誤りより6試行ないしはそれ以上なら例外なく障害を示している．
4. 手指失認あるいは指先数字書字においては，左手の誤りが右手の誤りより6試行ないしはそれ以上多いなら例外なく障害を示している．
5. 3つのモダリティーすべてに対する抑制検査は，一側性感覚刺激（視覚，聴覚，あるいは触覚）は正常であるという前提に基づいている．これは二点同時刺激で使われる，それぞれの刺激における一側性の4試行で検査する．もしこれらの検査で2試行ないしはそれ以上の誤りが生じるなら，二点同時抑制の結果には疑問の余地がある．
6. もしどのモダリティーでも，一側性の感覚刺激の最中に2試行あるいはそれ以上の誤りが生じるならば，対側大脳半球への損傷を示唆していることがある．このような障害は皮質損傷を表すが，損傷は感覚器官そのものにある場合あるいは感覚経路にある場合がある．このような障害は，障害の全体的なパターンと，このような障害をもたらす可能性のある感覚経路の分析に基づいて慎重に解釈しなくてはならない．
7. 当該モダリティーにおいて一側性感覚障害が1試行だけの時，二点同時刺激最中に一側における誤りが対側に比べて2試行ないしはそれ以上なら，損傷の存在を示唆している．左視野での二点同時刺激の誤りは右後頭あるいは左視野経路の損傷を示し，右視野の誤りは左後頭あるいは右視野経路の損傷を示している．
8. 左耳での二点同時刺激の誤りは右側頭葉の損傷を示し，右耳の誤りは左側頭葉の損傷を示している．
9. 身体左側の二点同時刺激の誤りは右頭頂葉の損傷を示すが，右側の誤りは左頭頂葉の損傷を示している．
10. 立体感覚は基本的な触覚情報の統合と分析を必要とするので，バッテリー内の他の課題よりもずっと鋭敏な触覚障害の評価である．立体感覚の障害が示唆されるのは，一側での誤りが対側より少なくとも2試行を上回る時，あるいは一側が対側より少なくとも20%遅れて反応する時である（しかし，課題を通して両者の時間得点が，形状認知課題で20秒未満，対象認知で30秒未満のどちらの時も，このことは該当しない）．立体感覚の反応は呼称障害の影響を受けるが，解釈の問

題として側性に着目するならこの影響は無視する．しかし，どちらの手にも立体感覚における誤りはないが，ボストン呼称検査あるいは他の呼称検査で誤りを生じる場合は，呼称障害よりも視覚障害が呼称障害の原因となっていることがある．しかし稀に，視覚的呼称が障害を受けているのに他の形式での呼称が正常な場合がある．

11. 一側性の立体感覚の障害は対側の頭頂葉の損傷を表している．しかし，もし手指失認と指先数字書字が正常なら，これらの損傷は後頭－頭頂領域の後方に存在する場合があり，あるいは右頭頂葉損傷で生じる深刻な空間障害を表していることもあり得る．しかし，後者の障害は一側性よりも両側性である．

12. 両側性の障害は注意過程あるいは課題理解障害を表していることがある．このような要因の影響を評価するためには，注意と受容性言語の課題での反応を見ると良い．呼称障害も両側性の誤りとして生じる．

13. 一貫した一側性の抑制は，対側半球の特定の領域に破壊的損傷があることを示唆している．視覚的抑制は，後頭葉の基本的な視覚領域への損傷を示唆している．聴覚的抑制は側頭葉にある聴覚領域の中核への損傷を示唆している．触覚的抑制は頭頂葉の前部領域の損傷を示唆している．このような障害は急性のこともあるが，場合によっては重篤な破壊的損傷による後遺症の可能性もある．

14. 触覚障害は運動性課題に障害を及ぼすことがあり，特に速度を要する課題あるいは視覚能力によって代償することができない課題（触覚動作性検査）がそうである．著しい運動障害は触覚障害に直接関係することがあるが，より重度の障害は運動障害と感覚障害が組み合わされていることが多い．運動と感覚の障害は同時に見られることがあるが，損傷が非常に限局したものなら比較的独立して見られることがある．

15. 視覚障害は視覚刺激と構成能力に関するすべての検査に影響を及ぼすが，多くの視覚障害は単に頭部を回転させるだけで補填することができる（半側無視の場合は例外である）．このような場合，障害が部分的な視覚障害に起因することはあまりない．多くの場合，矯正の効かない末梢性視覚障害が細部を見ることや読むことに重大な障害を引き起こし，これらの能力を必要とするどのような検査にも影響を及ぼす

(眼鏡を忘れた患者は，多くの検査で大きな障害となる).
16. 聴覚障害は，もし障害が一側性でありさらに損傷が皮質に及んでいなければ，やはり補塡されることがある．このような場合，患者は片方の耳を他方より好んで使うことがある．検者は患者が教示や情報を適切に理解しているかを確認することが明らかに重要である．

感覚－知覚検査（HRNB）の文献

Henton, R. K., Grant, I., & Matthews, C. G. (1991). *Comprehensive norms for an expanded Halstead-Reitan battery: Demographic corrections, research findings, and clinical applications*. Odessa, FL: Psychological Assessment Resources.
Lezak, M. (1995). *Neuropsychological assessment* (3rd ed.). New York: Oxford University Press.
Reitan, R. M., & Wolfson, D. (1993). *The Halstead-Reitan neuropsychological test battery: Theory and clinical interpretation* (2nd ed.). S. Tucson, AZ: Neuropsychology Press.
Snyder, P. J., & Nussbaum, P. D. (1998). *Clinical neuropsychology: A pocket handbook for assessment*. Washington, D.C.: American Psychological Association.
Wood, D. G., & Bigler, E. D. (1995). Diencephalic changes in traumatic brain injury: Relationship to sensory perceptual function. *Brain Research Bulletin*, *38*(6), 545–549.

(Charles J. Golden)

第6節：学力検査

改訂版ピーボディー個人学力検査（PIAT-R）
Peabody Individual Achievement Test-Revised (PIAT-R)

初版（PIAT; Dunn & Markwardt, 1970）に基づく改訂版ピーボディー個人学力検査（PIAT-R; Markwardt, 1989）は，全般的な学業成績の広範囲に及ぶスクリーニング検査であるだけでなく，6つの特定学業領域の機能検査である．施行時間はおよそ1時間である．標準化は，幼稚園から12学年（高校3年），年齢にすると5歳0ヶ月から18歳11ヶ月までの全国の子供を無作為に抽出したサンプルを基に行われた．このような標準化作業により，学齢期にあるすべての子供やティーンエージャーを評価する際に，この検査が有用なものとなった．しかし，成人に18歳11ヶ月の標準を使うにあたっては，注意して解釈しなくてはならない．

■ 解 釈 ■

1. 学力検査の所見の解釈にあたっては，常に患者の知的能力を念頭に置いておかなくてはならない．というのは，知的能力は学習の潜在能力の尺度として見られてきたが，学力検査は何を学習したかを測ることを目的としているからである．したがって，知的能力の評価なしに学力検査得点を解釈しようとしても，検者は学習過程に関する情報はほとんど得られない．一般に，改訂版ピーボディー個人学力検査の標準得点は，患者のWAIS-Ⅲ言語性IQの15点以内でなくてはならない．得点がIQより大幅に低い時は学習の失敗を示すが，その病因を同定することはできない．

2. さらにそれぞれの尺度の標準得点は，WAIS-Ⅲ全検査の標準得点の15点以内でなくてはならない．得点がこの平均より15点を下回るなら，該当する領域の著しい障害を示唆しているが，逆に得点がこのレベルより15点を上回るのなら能力の高さを示唆している．また，最低得点と最高得点の得点幅が30点を上回るのなら，一つないしはそれ以上の領域に障害があるかもしれない指標ともなる．

3. 改訂版ピーボディー個人学力検査の得点が知的得点よりも高い場合は，知的能力の障害の可能性を示唆している（特に，失語症が見られる時）．これは重度の頭部外傷だけではなく，脳卒中やかなり進行した痴呆の場合に生じることがあるが，軽度の頭部外傷では稀である．一般に音読の得点は，この検査による他の得点よりも病前の機能を非常によく表していると考えられている．

4. 綴りと算数の得点は，一般にこれらの能力をもともと苦手（IQが100未満）とする患者では脳損傷に対して非常に鋭敏である．しかし，これらの得点の低下は健常者でも頻繁に見られる．そのため，低下があったという結論に至る前に，教育歴と学業成績の相関性を通常示しておく．

5. 書字の得点もやはり脳損傷に鋭敏である．書字言語の障害は運動障害と関係することがあり，患者は書きたくてもそれができないことを知っている，あるいは優位半球の運動感覚の障害によって似たような形（たとえば，oとa，hとkなど）に書かれる文字同士を互いに書き

違えてしまう．

6. いずれかの半球の頭頂葉の損傷で文法や文構造の障害が生じることがあり，障害がさらに重度の場合は優位半球の機能と関係している．これらの障害は病前の機能からの変化を示すために記録しなくてはならない．

7. 空間的単語（上か下）あるいは書字や理解の尺度における言語的関係を使って理解することの障害は，他に失語の徴候がない時，非優位半球の損傷を示唆することがある．

8. 高度なレベルの機能から低下している初歩的な音読能力の障害は，ほとんど常に優位半球後方の機能と関係している．しかし，より小さな活字やぎっしりと文字が詰まったページの音読においてのみ明らかになる障害は，空間あるいは視覚の障害を表していることがあり，この場合いずれの半球でも後頭−頭頂損傷で生じることがある．

9. 文の左側が読めないあるいはページの左側に書けないのなら，右後方損傷の最大の特徴である無視症候群を示していることがある．

10. 算数能力の低下は前方あるいは後方の損傷により生じることがある．しかし，数記号の意味の障害は，ほとんど常に左半球後方に関係している．数字の空間的特徴（たとえば，10の位と100の位の役割）を理解することが困難なら，いずれかの半球の頭頂−後頭領域の損傷を表しているかもしれない．より複雑な算数能力のみの低下は前頭葉損傷を表していることがある．

11. 読解の障害は，他のすべての学力と知的領域が正常なら優位半球の前頭葉損傷を表している（より厳密な前頭葉検査でも認められるはずである）．この下位検査は視覚的性質を帯びているので，絵画完成や視覚形態識別検査のような検査で認められる何らかのタイプの重篤な視覚障害がある時，特異的な障害を生じる．半側無視は読解の得点に深刻な影響を及ぼすことが多い．認知の低下はあるが読解が良好なら強力な（前頭葉の）適応能力を示唆し，後方領域の障害を代償していることがある．

12. 改訂版ピーボディー個人学力検査における全検査の得点は，広範な学力の総合的指標を提供することを意図している．これは，患者が学校教育の間に身につけた多くの能力を，学習し，想起し，使用する全般

的な能力の評価として使うことができる．この指標で低得点であることは（全般的であれ特異的なことであれ）学習困難を表し，学習障害あるいは認知能力低下によるものであり，知能得点の文脈においてのみ解釈されることがある．

13. 改訂版ピーボディー個人学力検査の全検査得点は低いが，患者の知的能力のレベルと一致している場合（WAIS-Ⅲ全検査IQの15点以内），今ある学習困難が患者の認知能力と一致していると考えられる．

14. 脳卒中患者を対象とした研究（Heaton, Schmitz, Avitable, et al., 1987）では，損傷が左半球に局在する患者は，健常統制群と比較すると読解と綴りの下位検査の得点に著しい低下が見られる．このパターンは右半球に損傷を負った脳卒中患者では目立たない．さらなる分析により，これらの下位検査での反応は左側頭葉と左後頭葉の損傷に特に鋭敏であることが明らかにされた．

15. 音読は音韻を弁別し認識する能力に非常に強く根ざしている．読解の下位検査もやはりこのような基本的な能力に頼るが，一連の単語から意味をつかむ能力のような，もっと高いレベルの能力をより詳しく評価する．同様に，論理－文法構造や内在する関係性の理解についてより詳しく評価する．したがって，音読と比べて読解の得点がより劇的に低下しているなら，前述のより高度なレベルの領域の障害を示唆している．一方，読みに関する両方の下位検査に低下があるなら，読みのより基本的側面（すなわち音韻処理）での障害を示唆している．

16. 表出性言語の主な障害は，他の得点より音読と知識に障害を及ぼすことが多い．言語障害は見られるが多項選択式の下位検査が正常な場合，これらの得点は正確さに欠けるものとして無視されることが多いはずである．

17. 知識は患者が学校で学んだことの優れた評価となるが，障害はほとんどの場合，低学歴あるいは長期記憶ないしは稀にしか使われない記憶へのアクセス障害に関係することが多く，失語がなければ前頭葉障害の最大の特徴となる．もし失語があるなら，この得点は表出性言語か受容性言語いずれかの言語障害を表していることがある．

18. 学力検査の得点が知的得点，特に音読や綴りより15点ないしはそれを上回っているのなら，IQの低下よりも課題における高度なレベル

の系統化作業を表していることがある．このような場合，読解は一般にその時点での IQ レベルにより近いが，これはある種の脳損傷でも同時に見られることがある．さらに，病前の成績と知識の相関性も重要である．

19. ピーボディー個人学力検査と広域学力検査における同様の検査の比較は，特定の障害を把握する際に非常に有用となり得る．2つの検査の音読尺度は本質的に同じなので，ほとんどの場合，得点は互いに15点以内になるであろう．もっと大きな乖離がある時は動機の浮動性あるいは疲労を示していることがある．

20. 2つの綴りの下位検査はかなり異なっている．広域学力検査では患者はそれぞれの単語の綴りを書かなくてはならない．ピーボディー個人学力検査では患者は4つの選択肢から1つを選ぶ．

21. もしピーボディー個人学力検査の綴り検査の方が15標準得点ないしはそれ以上なら，患者が正しい綴りを産出するより，認識することの方が良好であることを示している．これは患者が正確な綴りに慣れ親しんではいるが，それほど書く機会がないことを示唆している．あるいは，患者には正確に綴ることを妨げる書字障害があるのかもしれない．このような場合，患者は正確な綴りを書き取ることはできる．もし書字障害が見られなければ，この障害は脳損傷よりも患者の読み書きの教育歴を表していることが多い．

22. もし広域学力検査の綴り検査の方が15標準得点ないしはそれ以上なら，これは患者が多項選択式に混乱しやすいことを示している．これは衝動性あるいは保続の存在を示していることがあり，レーヴンマトリシス検査や視覚形態識別検査のような検査と同様に，多項選択式を使うピーボディー個人学力検査の下位検査全般に見られる．あるいは，もしこのような徴候が見られなければ，患者の綴りは"理解した"というより，もっと自動的で過剰学習されたものであり，項目の選択が患者を混乱させる原因となっていることがある．

23. ピーボディー個人学力検査と広域学力検査の算数尺度は類似した他の下位検査のいずれとも異なる．広域学力検査は一連の算数問題であり，患者は自らの方法でそれぞれの問題を書きながら解く．多くは暗算で解けない問題である．ピーボディー個人学力検査は，"暗算"で

解くことができるもっと言語的基盤のある項目からなり，多項選択式で異なる4択の答えを呈示する．項目はすべてを一度にではなく検者が1つずつ呈示する．

24. もし広域学力検査の算数の方が良好なら，患者はより純粋な数学的問題に強いことになる．これが言語的な数学的問題が弱いことを表していることがある．このような場合は，WAIS-Ⅲにおける算数もまた成績は不良である．もしそうでなければ衝動性あるいは保続があることを示し，レーヴンマトリシス検査や視覚形態識別検査のような検査と同様に，多項選択式を用いるピーボディー個人学力検査の下位検査全般に見られるはずである．もしどちらの仮定も支持されなければ動機あるいは疲労の変動を検討しなくてはならない．

25. もしピーボディー個人学力検査の算数の方が良好なら，障害は正確な数学的計算の障害を表していることがあり，通常は広域学力検査の伝統的な検査形式によっていっそう明らかにされる不注意あるいは算数への不安に関係していることが多い．しかし場合によっては，広域学力検査のより複雑な問題は主に，掛け算，足し算，そして引き算における繰り下げ繰り上げや，数字の縦の列を揃える算数の"空間的"側面が原因で障害となることがある．このような誤りは広域学力検査における患者の作業を念入りに見ることにより確認することができ，ルリア・ネブラスカ神経心理学バッテリーの算数尺度を通して明らかにすることができる．

改訂版ピーボディー個人学力検査（PIAT-R）の文献

Cole, J. C., Muenz, T. A., Ouchi, B. Y., Kaufman, N. L., & Kaufman, A. S. (1997). The impact of pictorial stimulus on written expression output of adolescents and adults. *Psychology in the Schools*, *34*(1), 1–9.

Dunn, L. M., & Markwardt, F. C. (1970). *Peabody Individual Achievement Test*. Circle Pines, MN: American Guidance Service.

Heaton, R. K., Schmitz, S. P., Avitable, N., & Lehman, R. A. (1987). Effects of lateralized cerebral lesions on oral reading, reading comprehension, and spelling. *Journal of Clinical & Experimental Neuropsychology*, *9*(6), 711–722.

Mandes, E., & Gessner, T. (1989). The principle of additivity and it's relation to clinical decision making. *The Journal of Psychology*, *123*(5), 485–490.

Markwardt, F. C. (1989). *Peabody Individual Achievement Test-Revised*. Circle Pines, MN: American Guidance Service.

Muenz, T. A., Ouchi, B. Y., & Cole, J. C. (1999). Item analysis of written expression scoring systems from the PIAT-R and WIAT. *Psychology in the Schools*, *36*(1), 31–40.

Salvia, J., & Ysseldyke, J. E. (1988). *Assessment in special and remedial education* (4th ed.). Boston: Houghton Mifflin.

〔James D.D. Bradley〕

広域学力検査（WRAT）
Wide Range Achievement Test (WRAT)

　これは頻繁に使われる短時間の学力尺度である．ピーボディー個人学力検査で見られるような徹底したあるいは詳しい分析は見られないが，わずかな時間で信頼の置ける評価を提供する．そのため，成人患者を短時間で評価するのに非常に有用である．解釈手順はピーボディー個人学力検査で使われるものに非常に似ている．

■解　釈■

1. 学力検査での所見の解釈にあたっては，常に患者の知的能力を念頭に置いておかなくてはならない．というのは，知的能力は学習の潜在能力の尺度として見られるが，学力検査は何を学習したかを測ることを目的としているからである．したがって，知的能力の評価なしに学力検査得点を解釈しようとしても，検者は学習過程に関する情報はほとんど得られない．一般に，広域学力検査の標準得点は，患者のWAIS-Ⅲ言語性IQの15点以内でなくてはならない．得点がIQより大幅に低い時は学習の失敗を示すが，病因をはっきりと特定できないので自動的に学習障害と診断することはできない．

    さらにそれぞれの尺度の標準得点は，WAIS-Ⅲ全検査の標準得点の15点以内でなくてはならない．得点がこの平均より15点を下回るなら重篤な能力障害を示唆しているが，逆にこのレベルを上回る得点は能力の高さを示唆している．得点幅が30点を上回って伸びるなら，一つないしはそれ以上の領域に障害が存在しているかもしれない指標にもなる．

2. 広域学力検査の得点が知的得点より高い場合は，知的能力の障害の可能性を示唆している（特に失語症が見られる時）．これは重度の頭部外傷だけではなく，脳卒中やかなり進行した痴呆の場合に生じることがあるが，軽度から中等度の頭部外傷では稀である．一般に音読の得

点は，この検査による他の得点よりも病前の機能を非常によく表していると考えられている．

3. 綴りと算数の得点は，一般にこれらの能力をもともと苦手（IQが100未満）とする患者では脳損傷に対して非常に鋭敏である．しかし，これらの得点の低下は健常者でも頻繁に見られる．そのため，通常は教育歴と学業成績との相関性が示される．

4. 書字は正式に評価されてはいないが，綴りの下位検査は基本的な運動性書字能力の良いサンプルをもたらす．書字言語の障害は運動障害と関係していることがあり，患者は書きたくてもそれができないことを知っている，あるいは優位半球の運動感覚の障害により，似たような形に書かれる文字（たとえば，oとa，hとk）を互いに書き違えてしまう．書字に対する綴りの領域は，患者に書かせるよりも誤った単語の綴りを声に出させることで区別することができる．書字は誤るが発語を誤らないのなら運動性の書字障害を示唆しているが，発語は誤るが書字を誤らなければ運動性の発語障害あるいは受容性と表出性の言語領域間の離断症候群を示唆している．

5. 高度なレベルの機能から低下している初歩的な音読能力の障害は，ほとんど常に優位半球後方の機能に関係している．しかし，小さな活字あるいはぎっしりと文字が詰まったページの音読においてのみ明らかになる障害は，空間あるいは視覚障害を表していることがあり，この場合いずれの半球でも後頭葉損傷で生じることがある．

6. 単語の左側を無視あるいは算数ページの左側の無視は，右後方損傷の最も特徴的な無視症候群を示している．

7. 算数能力の低下は前方あるいは後方損傷により生じることがある．しかし，数記号の意味の障害はほとんど常に左半球後方に関係している．数字の空間的特徴（たとえば，10の位と100の位の役割）を理解することが困難なら，いずれかの半球の頭頂 – 後頭領域の損傷を表していることがある．より複雑な算数能力のみの低下は前頭葉損傷を表していることがある．

8. 表出性言語における大きな障害は，他の得点よりも音読でより障害を生じる．

9. ピーボディー個人学力検査と広域学力検査における同様の検査の比較

は，特定の障害を把握する際に非常に有用となり得る．2つの検査の音読尺度は本質的に同じなので，ほとんどの場合，得点はお互いに15点以内になるであろう．もっと大きな乖離がある時は動機の浮動性あるいは疲労を示していることがある．

10. 2つの綴り下位検査はかなり異なっている．広域学力検査では，患者はそれぞれの単語の綴りを書かなくてはならない．ピーボディー個人学力検査では，患者は4つの選択肢から1つを選ぶ．

11. もしピーボディー個人学力検査の綴り検査の方が15標準得点ないしはそれ以上なら，このことは患者が正しい綴りを産出するより，それを認識することの方が良好であることを示している．これは患者が正確な綴りに慣れ親しんではいるが，それほど書く機会がないことを示唆している．あるいは，患者に正確に綴ることを妨げる書字障害があるのかもしれない．このような場合，患者は正確な綴りを書き取れることがある．もし書字障害が見られなければ，この障害は脳損傷よりも患者の読み書きの教育歴を表すことが多い．

12. もし広域学力検査の綴り検査の方が15標準得点ないしはそれ以上なら，これは患者が多項選択式に混乱しやすいことを示している．これは衝動性あるいは保続の存在を示していることがあり，レーヴンマトリシス検査や視覚形態識別検査のような検査と同様に多項選択式を使うピーボディー個人学力検査の下位検査全般に見られる．あるいは，もしこれらの徴候が見られなければ，患者の綴りは"理解した"というよりもっと自動的で過剰学習されたものであり，項目の選択が患者を混乱させる原因となっていることがある．

13. ピーボディー個人学力検査と広域学力検査の算数尺度は，他の類似した下位検査のいずれとも異なる．広域学力検査は一連の算数問題であり，患者は問題を書きながら自らの方法でそれぞれの問題を解く．多くは暗算で解けない問題である．ピーボディー個人学力検査は"暗算"で解くことができるもっと言語的基盤のある項目からなり，多項選択式で異なる4つの答えを呈示する．項目はすべてを一度にではなく検者が1つずつ呈示する．

14. もし広域学力検査の算数の方が良好なら，患者はより純粋な数学的問題が強いことになる．これは言語的な数学的問題が弱いことを表して

いることがある．このような場合は，WAIS-Ⅲにおける算数もまた成績不良である．もしそうでなければ衝動性あるいは保続があることを示し，レーヴンマトリシス検査や視覚形態識別検査のような検査と同様に，多項選択式を用いるピーボディー個人学力検査の下位検査全般に見られるはずである．もしどちらの仮定も支持されなければ，動機あるいは疲労の浮動性を検討しなくてはならない．
15. もしピーボディー個人学力検査の算数の方が良好ならば，障害は正確な数学的計算の障害を表していることがあり，通常は広域学力検査の伝統的な検査形式によっていっそう明らかにされる不注意あるいは算数への不安に関係していることが多い．しかし，広域学力検査のより複雑な問題は主に，掛け算，足し算，そして引き算における繰り下げ繰り上げや，数字の縦の列を揃える算数の"空間的"側面が原因で障害となることがある．このような誤りは広域学力検査における患者の作業を念入りに見ることにより確認することができ，ルリア・ネブラスカ神経心理学バッテリーの算数尺度を通して明らかにすることができる．

広域学力検査（WRAT）の文献

Groth-Marnet, G. (1997). *Handbook of psychological assessment* (3rd ed.). New York: John Wiley & Sons.
Sattler, J. M. (1992). *Assessment of children: Revised and updated third edition.* San Diego, CA: Jerome M. Sattler.
Snyder, P. J., & Nussbaum, P. D. (1998). *Clinical neuropsychology: A pocket handbook for assessment.* Washington, D.C.: American Psychological Association.
Wilkinson, G. S. (1993). *Wide Range Achievement Test (WRAT3): Administration manual.* Wilmington, DE: Wide Range.

(Charles J. Golden)

音読尺度（C8, LNNB）
Reading Scale (C8, LNNB)

ルリア・ネブラスカ神経心理学バッテリーの音読尺度（C8）は，患者が単語を復号化する能力を測る．この検査が他の学力検査と異なるのは，これが学力の段階レベルを測ろうとするのではなく，脳への損傷で障害されているかもしれない，音読に必要な神経学的基盤をもつ基本的な能力を測ろうとすることである．単語の発音能力は測らないが，その代わりに文字や文字の組

み合わせを音韻に変換する能力を測る．主に左半球損傷を検出するために使うが，もちろん他のタイプの脳機能障害を確認するためにも使える．しかし，音読は"固定"能力なので，この得点が病前の機能レベルをより良く表していることがある．障害は脳卒中あるいは後方の側頭－頭頂－後頭領域に局在する，その他の脳の破壊的損傷で見られることが最も多い．音読の障害のある患者に特異的な基本的原因を明らかにするために，フォローアップとして一般的なバッテリー内で使われるのが最も良い．

■解　釈■

1. 項目188と189は一般に，口頭呈示された素材から文字と聴覚的分析を統合する患者の能力を測定する．視覚的に呈示された文字を同定できない患者では，これが視覚的要素を伴わない音読に重要となる統合能力の検査を可能にする．これらの項目で好成績だが尺度の残りの項目が低成績の時，音読障害は音の統合に関することよりも，主に視覚性であることを示唆している．

2. 項目190から192に見られる障害は基本的な音韻の復号化であり，これらは過剰学習された音読が正常と思われる時ですら障害を受けていることがある．これらの項目における障害は基本的な復号化の障害を示唆し，左半球の側頭－後頭領域あるいは側頭－頭頂領域の損傷を表している（この尺度におけるほとんどの項目と同様に）．患者が単語を読める場合でも通常は過剰学習しているので，これらの障害は存在し得る．このような障害は，通常，患者が過剰学習していない単語を読むことが必要になるまで明らかにならないかもしれない（これは病前のレベルと音読の流暢性に関係している）．

3. もし患者が項目193から196における簡単な単語が読めるのに，197から199における文あるいはパラグラフが読めないのなら，疑われる障害は患者が一度に1単語以上を捉えることを困難にしている視覚性探索の障害であることを示している．このような障害は，通常，後頭葉の二次視覚野における損傷の結果である．これらの損傷はトレイルメイキング検査試行A，積み木問題，そしてレイ複雑図形のような検査における視覚－空間障害に関係している．

4. 項目193から196までは，徐々に難しさを増してゆく単語の音読能力

を見る．読み書きのできる患者では一般に，素材に対する以前からの親近性の結果として，簡単な再認により読める項目もあるが，それ以外の単語は復号化を必要とする．その境界点は病前の学力次第で異なる．復号化が必要な項目は，誤りの有無だけではなく，それらの誤りの性質についても注意深く評価しなくてはならない．与えられた文字の組み合わせに対し英語にはあり得ない発音の誤りを示している時はもっと深刻で，左半球の側頭-後頭領域の損傷を示している．英語としてあり得る誤りはもっと軽度で，単に病前の学力レベルを表していることがある．

5. 発症前には読むことができた患者がこの下位検査で困難な時は，ほとんどの場合，左半球損傷，通常は後方に関係がある．しかし，左前頭葉損傷を負った高学歴者には複雑な単語にわずかな障害が見られることがある．これに対する例外が，空間性の崩壊（線をなぞることができず，パラグラフを読む際に最も明らかに見られる）あるいは半側無視のために生じる障害である．これら後者の障害のどちらも右半球機能障害を示唆している．

6. この下位検査の成績は病前の学力レベルと注意深く比較しなくてはならない．多くの場合，新たな脳損傷より以前からあった障害（たとえば学習障害あるいは低学歴）を示している．

音読尺度（C8, LNNB）の文献

Chelune, G. J. (1982). A reexamination of the relationship between the Luria–Nebraska and Halstead–Reitan batteries: Overlap with the WAIS. *Journal of Consulting and Clinical Psychology, 50*, 578–580.

Golden, C. J., Purisch, A. D., & Hammeke, T. A. (1985). *Luria–Nebraska Neuropsychological Battery-Forms I and II Manual*. Los Angeles: Western Psychological Services.

Nagel, J. A., Harrell, E., & Gray, S. G. (1997). Prediction of achievement scores using the Luria–Nebraska Neuropsychological Battery Form II. *Psychology, 34*(1), 41–47.

(Sarah Zimmerman)

書字尺度（C7, LNNB）
Writing Scale (C7, LNNB)

ルリア・ネブラスカ神経心理学バッテリーの書字尺度（C7）は，患者の綴りと運動性書字能力を測る．英語における単語の音声学的な分析能力を評価

し，次に徐々に難度の増す模写能力を評価する．一般にこの下位検査は，書字障害が側頭－頭頂－後頭領域，特に角回やその周辺に局在する傾向があることから，左半球の機能障害を検出する．しかしこの尺度は，他の障害領域を同定するためにも使うことができる．この尺度の目的は，書字や綴りの障害に関連する特異的な障害を同定することにある．神経学的基盤がある障害の可能性を明らかにする，全般的学力検査へのフォローアップとして非常に有用である．

■ 解　釈 ■

1. もし患者が模写（項目177から179）はできるが書き取り（181から185）ができないのなら，側頭葉に特異的な損傷があることを示唆している．一方もし患者が書き取りはできるが模写ができないのなら，大脳皮質の後頭葉あるいは後頭－頭頂領域に損傷がある可能性がある．これらの損傷は通常は左半球に存在するが，左利き者では損傷が右半球に存在することもある．
2. もし患者が書くことができるにもかかわらず，ある文字を別の文字に置換するため文字を形作ることが困難なら，運動感覚性フィードバックの障害が考えられる．このために患者は同じような動作で形作られる文字を混同する．一例としては，"k"を"h"，あるいは"a"を"o"に置換するであろう．
3. もし患者が麻痺の結果として書くことができないのなら，これは前頭葉後部の運動野の損傷を示唆している．このような場合に運動性要因が疑われる時は，患者に口頭で単語の綴りを言ってもらったり，アルファベットが書かれたページ上の文字を指差してもらうこともあり，こうすると運動と認知の要因をある程度区別することができる．
4. もし患者がページに対してある角度をつけて書くが他に書字障害がないのならば，これは右半球の機能障害に関連しがちな，何らかの空間障害を示唆していることがある．これはやはり描画や構成課題でも明らかに見られるはずである．
5. 自分の名前を書くことあるいは読むことができないのなら，全般的な痴呆を示唆していることが多い．場合によっては，両半球損傷で生じる自動書字の障害を示すことがある．

6. この尺度は綴りと書字の下位検査に分けることができる．綴りの障害は右あるいは左半球の機能障害のいずれかと見なせるだろう．綴りの概念が完全に失われている時（たとえば，"CAT" を "DBG" と綴る）は，左半球の損傷，特に頭頂または側頭領域の損傷が関係していることが非常に多い．正確な文字は保たれているが誤った順序に配列してしまう障害が，様々な損傷の患者に見られている．綴りの障害は低学歴を含む病前の問題に起因することもある．
7. 運動性の書字の誤りは一般に患者の書字手とは対側の大脳半球に関係しているが，損傷の結果として書字手を切り替えている患者には注意を払わなくてはならない．このような場合，書字障害は同側の機能障害の表れである．運動性の書字障害は単に脳の運動野の問題で生じているかもしれない．
8. 空間的な崩壊が存在する運動性の書字障害（水平に対し大きな角度がある，あるいは単語同士が重なり合っている）は，右半球の機能障害を示唆していることがある．
9. 音読の障害を伴わない書字障害は，中心前回周辺の感覚運動野に運動性または運動感覚性の損傷があることを示している．
10. 書字障害を伴わない音読の障害は，後頭－側頭領域近隣に最も見られがちな視覚分析の障害を示唆している．

書字尺度（C7, LNNB）の文献

Chelune, G. J. (1982). A reexamination of the relationship between the Luria–Nebraska and Halstead–Reitan batteries: Overlap with the WAIS. *Journal of Consulting and Clinical Psychology, 50*, 578–580.
Golden, C. J., Purisch, A. D., & Hammeke, T. A. (1985). *Luria–Nebraska Neuropsychological Battery: Forms I and II Manual*. Los Angeles: Western Psychological Services.
Nagel, J. A., Harrell, E., & Gray, S. G. (1997). Prediction of achievement scores using the Luria–Nebraska Neuropsychological Battery Form II. *Psychology, 34*(1), 41–47.

(Sarah Zimmerman)

算数尺度（C9, LNNB）
Arithmetic Scale (C9, LNNB)

　算数尺度（C9）は，ルリア・ネブラスカ神経心理学バッテリーすべての尺度の中で，脳損傷に対して最も鋭敏な尺度である．しかし，これはまた教育

の低さや多くの健常者で算数項目が引き起こす強い不安反応に対しても，最も鋭敏な尺度である．したがって，患者の最高の反応を確保するために，検者はこの問題点を自覚し尺度全体をゆっくりと進めなくてはならないが，一方では必要に応じて患者を落ちつかせ，あるいは穏やかに患者を後押ししなくてはならない．単体としてのこの尺度は脳の機能障害の局在を見通すものではないが，この目的のために個々に項目を分析することはできる．ピーボディー個人学力検査や広域学力検査とは違い，この尺度は成績レベルを同定しようとするものではなく，脳損傷の結果として生じ，算数能力の学習や遂行に影響を与えると考えられる基本的な能力障害を同定しようとするものである．より総合的な学力検査で障害の可能性が明らかな時は，優れたフォローアップとして使うことができる．

■解　釈■

1. 算数尺度の解釈は注意深く行わなくてはならない．というのは，標準サンプルにおける健常者のおよそ20％ないしはそれ以上でこの領域に障害が見られるからであるが，低学歴が背景にあるかあるいは課題に対する否定的な態度が関係する．このことを考慮しても，この尺度は脳のあらゆる部位における損傷を検出するためには，非常に有用と考えられている．
2. 算数項目における誤りは，誤りの厳密な質的特性次第で脳の異なる部位の障害を表すことがある．したがって，患者を観察し，なぜ誤ったのか確認することは非常に重要であり，必要なら限界試験の手法をとる．
3. 項目201から209までで簡単な数字の読み書きができないなら，左半球の損傷を示唆している．これは特に，個々の数字を数字や記号として認識できない場合に該当する．
4. もし患者が個々の数字は認識できるが数列の意味を認識できないのなら，優位半球の後頭-頭頂領域の損傷を表していることがある．
5. 数列を反転させる傾向として現れる空間的な機能障害が，これらの同じ項目においてやはり見られることがある．重度の空間障害のある患者は，最も基本的な項目ですら反転させてしまうことが多い．反対に，非常に微細な障害の患者はアラビア数字よりもローマ数字を反転

させることが多く，これはローマ数字になじみがないせいである．同様に，微細な空間障害もやはり項目が複雑さのレベルを増すにつれ見られ始める．この領域の障害は右半球あるいは左半球の後頭－頭頂の機能障害を示唆している．

6. 項目210と211では，患者に数字を他の数字と比較してもらう．この操作を正確に行えないなら左後頭－頭頂領域の機能障害があり，その数列を一つの数として認識する重要性すら理解できないことを示唆している．

7. 項目212から214までは簡単な算数問題の計算である．この領域における障害は，言われたことを理解することに重大な障害があり，したがって重度の左半球機能障害，主に頭頂葉の障害を示唆している．

8. 項目215から220までは複雑な数学の操作を伴い，この作業は左頭頂領域に基盤を置いている．これらのタイプの問題はある程度の難しさがあり，低学歴の患者は誤りを犯す．したがって，これらの項目での誤りは，この尺度の他のもっと基本的な項目での障害ほどは深刻には考えられない．しかし，より高度な教育レベルの患者は，これらの基本的な項目を完璧に行うことが予想される．結果的に，左頭頂葉に機能障害のある高学歴者では，この項目を行うまで障害が露呈しないことが多い．

9. 項目221と222（7シリーズと13シリーズ）での低得点は健常者間でもよく見られる．それでも，これらの項目での極端な低成績は脳の機能障害に関係していることが多く，特に他の尺度が比較的良好で，患者が正常な基本的算数能力を保持しているように見える時はそうである．正常な数学的能力がありながらこの項目に障害があるなら注意／集中の障害と関係し，左前頭葉の機能障害を示唆している．

10. 書字あるいは音読の障害がないのに算数障害が見られるなら，左半球の後頭－頭頂損傷，右半球機能障害，あるいは単に病前から算数を学習することが苦手だったことのいずれかを示唆している．

11. 基本的な数字や数学記号が何であるか理解できないなら，優位半球機能の表れである視覚障害を示唆している．これは他のどのような障害からも独立して出現する可能性があり，あるいは優位半球の頭頂－後頭領域の障害のより一般的なパターンを表していることがある．

12. 2つ以上の数字を視覚呈示する項目に対して，刺激の片側にある数字を見落とすなら半側無視を示している．これらの障害は非優位半球後方への損傷を表し，書字能力や視覚－空間能力を検査する他の検査（たとえば，ベントン視覚記銘検査）で確認しなくてはならない．
13. 空間的な算数障害は多くの異なる状況で見られる．たとえば答えにアラビア数字あるいはローマ数字の反転を呈するだけではなく，1の位，10の位，100の位の空間的意味に注意を払わないことがある．項目209で求められるように，複数の数字をひとまとまり，つまり単一の数として読むことができないこともやはり空間障害の証拠となる．これは，項目215から217における数学的問題を解こうとする時，患者が数の繰り上げや数字の配列を誤ることにも見られる．このような誤りは後頭－頭頂領域の損傷に関係しており大半は優位半球である．しかし，非優位半球損傷を表していることもやはりあり，特に算数能力を十分に身につけていない患者に見られる．

算数尺度（C9, LNNB）の文献

Chelune, G. J. (1982). A reexamination of the relationship between the Luria–Nebraska and Halstead-Reitan batteries: Overlap with the WAIS. *Journal of Consulting and Clinical Psychology, 50,* 578–580.

Golden, C. J., Purisch, A. D., & Hammeke, T. A. (1985). *Luria–Nebraska Neuropsychological Battery: Forms I and II Manual.* Los Angeles: Western Psychological Services.

Nagel, J. A., Harrell, E., & Gray, S. G. (1997). Prediction of achievement scores using the Luria–Nebraska Neuropsychological Battery Form II. *Psychology, 34*(1), 41–47.

(Judith Migoya)

第7節：遂行能力

統制発語連合検査（COWAT）
Controlled Oral Word Association Test (COWAT)

統制発語連合検査（COWAT）の目的は，限られた時間内に与えられた文字で始まる単語，あるいは与えられたカテゴリーに属する単語の自発的な産出を評価することである．簡単に言えば，この検査の施行では与えられたアルファベット文字で始まる単語を，1分間で可能な限りたくさん想起するよ

う患者に教示をする．ただし，固有名詞や同じ単語で接尾辞だけが異なるものは除く．最も一般的に使われる文字はFASであるが，CLSとPRWも代わりに使われる．通常，文字に加えて与えられるが文字の代わりとして使うこともできるもう一つの方法は概念カテゴリーを使うことで，そのカテゴリーに属する単語を想起しなくてはならない．たとえば，患者に1分間でできるだけ多くの果物や野菜あるいは動物の名前を挙げるよう教示することができる．しかし，カテゴリーによる代替は文字のバージョンとはやや異なると考えられている．なぜなら，患者に概念カテゴリーを利用させると，概念カテゴリーに固有の手がかりによって流暢性が増強させられてしまうことがあるからである．この考え方の基本は，概念カテゴリーが言語性連合を一段と活性化させ，そのために適切な反応へよりアクセスし易くしてしまうということである．

■解　釈■

1. 言語の理解や言語の運動性表出における障害は，抽象性や柔軟性の障害がある可能性とは関係なく，この検査の完遂に深い影響を及ぼす．もし基本的な受容性や表出性の言語障害（失語症スクリーニング検査，ルリア・ネブラスカ神経心理学バッテリーの受容性言語と表出性言語），あるいは全般的な言語性知能障害（WAIS-Ⅲ）を示す根拠が何かあるのなら，解釈には限界がある．

2. 統制発語連合検査において，反応の認知的産出に伴う前言語性表出段階での神経心理学的能力には，内言語の産生，自己意識，不適切な反応の抑制，そして心的柔軟性がある．内言語は患者が可能な反応を生成し，それらの妥当性を熟考する程度に関わってくる．これは聴覚的理解に関わる過程と単語の検索に関わる過程間の相互作用と関係している．受容性と表出性能力の検査が正常得点なら，統制発語連合検査を柔軟性，抑制，保続など前頭葉能力の観点から分析することが可能となる．

3. 適切な反応のために必要な主要な能力として，その場の課題に不適切な言語的表出反応を抑制する能力がある．一般にこの領域に障害のある患者は，選択されたカテゴリーには不適切な反応や，保続的な反応を数多く産出する．このような場合，より非言語的性質を持つウィス

コンシンカード分類検査やハルステッドカテゴリー検査，そして多くの言語的内容を含むトレイルメイキング検査試行Ｂのような様々な検査において，同様の脱抑制や保続的な反応が見られると予測される．

4. 心的柔軟性の障害（と保続）は，同じか非常に似た反応の繰り返しとして現れることが多い．重度の場合は，同じ単語や単語形式が何回も繰り返されることがある．

5. 反応の乏しさは，IQの低さや言語能力の低さを表していることがある．しかし，もしこの反応の乏しさが正常な知能と正常な言語能力があるにもかかわらず見られるのなら，複雑な言語性課題を実行する能力障害に関する前頭葉障害を考慮しなくてはならない．もし障害が言語性課題に限定されているのなら，類似の非言語性課題（ウィスコンシンカード分類検査やハルステッドカテゴリー検査）での反応の乏しさとは関係はないであろうが，トレイルメイキング検査試行Ｂでの反応の乏しさとは関係があるはずである．

6. 反応について言語性の障害の有無を調べなくてはならない．つまり，錯語，新造語，吃，とつとつとした（切れ切れの）発語，そして不明瞭な構音である．この課題の進行の速さという特性と知的な要求が，これらの領域でのより軽度の障害をいっそう明らかにすることが多い．一般に，運動性発語の障害は左前方損傷と関係しており，錯語と新造語はより後方の側頭－頭頂損傷と関係している．

7. 概念形成は左側頭－頭頂葉への損傷で影響を受けることが多いので，このような損傷がある患者は発語連合の複雑な体系を操作できないことがある．したがって，分類に障害があれば特定の分類（たとえば，"F"で始まる単語あるいは"動物"）に従って適切に単語を産出する能力に障害を呈するので，統制発語連合検査の反応は不良となる．

8. 左前頭葉に損傷のある患者は，統制発語連合検査で多くの障害を呈することが多い．患者は教示を受けても，与えられた情報に注意を持続させることができず，無関係な連合を容易に形成することがある．この事実は，教示や検査の反応として何が求められているかという最初の理解の程度を意味するだけではなく，患者の内言語で生じているかもしれない信号の葛藤（あるいは，おそらく逸脱すらある）をも意味

していることがある．前者では，患者は教示のうちの一つまたは数個の要素に反応して連合攻めに遭っており，それが適切な教示の理解から患者を遠ざけてしまうことがある．たとえば，"できるだけたくさんの単語を想い出して下さい…"と求められた時，(想い出すという意味で使われたproduceという単語に対して) 無関係な野菜の連合を生じることがある．(訳注：英語ではproduceという単語が「農産物」と「産出」の意味を合わせ持つので，このような連合が生じる)．このことが，患者をメッセージの根本的な意味から逸脱させてしまう．後者では，患者は無関係な連合に逸脱されてしまうが代わりのものを産出しようとする．この場合，患者はSで始まる単語を産出することから始めることはあるものの，"スーツ"という単語を産出した後に構えを維持するどころか，すぐに"ネクタイ"の連合にとらわれてしまう，などである．

9. 前頭葉患者のもう一つの可能性は患者が課題で保続を見せるということである．この状況では，患者はひとたび単語を産出すると繰り返し同じ単語を産出し，他の適切な反応へ移ることができない．患者の口から異なる反応が連続して自然に出てこないため，これは言語的流暢性に強い影響を与える．総じて，左前頭葉への損傷がある統制発語連合検査での反応は，無関係な反応の抑制，保続，そして言語的流暢性の低下によって特徴づけられる．

10. 深部皮質下領域への損傷がある患者が，皮質活動の低下を呈する傾向にある．統制発語連合検査における反応はゆっくりとした反応により特徴づけられ，与えられた時間内に産出する単語数が非常に少ない．この反応の障害は，速度は平均かそれ以上だが多くの保続を伴うタイプの前頭葉損傷の患者の反応と，おそらく最も対照的であろう．深部皮質下領域に重度の損傷がある場合，患者は失見当識，作話，そして多くが意識の移ろいやすさを経験している．

11. 統制発語連合検査が好成績なことは，言語的流暢性や柔軟性の障害だけではなく知能低下とも矛盾する (他の検査で非言語性の障害が存在しても)．優位半球を含む場合，どのような種類の著しい脳損傷であっても好成績はめったに見られない．

12. ウィスコンシンカード分類検査では障害が見られるが，ハルステッド

カテゴリー検査，統制発語連合検査，ストループ検査，そしてトレイルメイキング検査試行Bが正常な所見は，患者が検査の意図を理解することに障害があることを示している（詳細はウィスコンシンカード分類検査の解釈の部分を参照）．

13. ハルステッドカテゴリー検査と触覚動作性検査には障害が見られるが，ウィスコンシンカード分類検査，統制発語連合検査，トレイルメイキング検査試行B，そしてストループ検査が正常な所見は，障害がこれらの検査の視覚−空間要素にあることを示唆している．ウィスコンシンカード分類検査には視覚的要素があるが，ほとんどの患者にとってはハルステッドカテゴリー検査や触覚動作性検査と比較できる空間的要素がない．

14. ウィスコンシンカード分類検査，統制発語連合検査，ストループ検査，そしてトレイルメイキング検査試行Bには障害が見られるが，ハルステッドカテゴリー検査と触覚動作性検査（前頭葉徴候）が正常な所見は，言語性遂行能力を扱うことの障害を示し，通常は左（優位）半球前方の損傷を示している．

15. ハルステッドカテゴリー検査，ウィスコンシンカード分類検査，そして触覚動作性検査（前頭葉徴候）には障害が見られるが，統制発語連合検査，ストループ検査，そしてトレイルメイキング検査試行Bが正常な所見は，視覚性遂行能力の障害を示し，右（非優位）半球前方の損傷を示唆している．このような場合，患者は非言語的方法でウィスコンシンカード分類検査を解こうとする．

16. ストループ検査，統制発語連合検査，そしてトレイルメイキング検査試行Bには障害が見られるが，ハルステッドカテゴリー検査，ウィスコンシンカード分類検査，そして触覚動作性検査が正常な所見は，言語的素材に対する柔軟性の低下に関連する特異的な言語的分析の障害を示している．

統制発語連合検査（COWAT）の文献

Lezak, M. D. (1995). *Neuropsychological assessment* (2nd ed.). New York: Oxford University Press.
Luria, A. R. (1980). *Higher cortical functions in man* (2nd ed.). New York: Consultants Bureau.
Spreen, O., & Stauss, E. (1998). *A compendium of neuropsychological tests: Administration, norms, and commentary* (2nd ed.). New York: Oxford University Press.

(Doyle Patton)

ウィスコンシンカード分類検査（WCST）
Wisconsin Card Sorting Test (WCST)

　問題解決や抽象概念として言及されることの多い遂行機能は，適切な反応の構えを開始し，反応を維持し，そして必要に応じて反応を転じる能力に関係している．このような機能は主に前頭葉が仲介している．このような機能を評価する最も一般的な神経心理学的手段の一つが，ウィスコンシンカード分類検査（WCST）である．

■解　釈■

1. ウィスコンシンカード分類検査は複雑なので，特定の原因や損傷に関する解釈が難しい．この検査は前頭葉機能の検査であると報告されてきたが，教示の理解，言語的記憶，視覚的分析，視覚的記憶，注意，集中，そしてフラストレーション分析を含む多くの非前頭葉機能にも関係することが解ってきた．さらなる前頭葉機能として，順序性，経験からの学習，仮説形成，行動評価，計画性，そして概念化も加えられてきた．前頭葉障害の解釈は，言語理解の検査（ルリア・ネブラスカ神経心理学バッテリーの受容性言語，一般的理解），積み木問題，数唱，視覚性記憶検査，そして絵画完成における反応が正常であるにもかかわらず障害が見られる時，いっそう確固たるものになる．

2. カテゴリーに従って分類することの障害は，抽象的概念形成のための能力が障害を受けていることを示唆する．このタイプの障害は，前頭葉機能障害のある患者（特に左半球損傷）できわめて頻繁に生じるのが見られる．しかし検者は患者が何をするべきかを理解しているか確認しなくてはならない．このような場合，トレイルメイキング検査試行Bだけではなくハルステッドカテゴリー検査も障害を受けていることが多い．

3. 前頭葉患者は他の脳損傷患者よりも達成する分類カテゴリーが少なく，保続の誤りが多い．過剰な保続反応は，脳損傷がありかつ前頭葉領域に及んでいることの両方を含むことを示す，最も強い指標である．保続反応得点のカットオフが19を上回るなら障害を示唆している．

4. アルツハイマー病，ピック病，そしてパーキンソン病のある患者も，やはりウィスコンシンカード分類検査では著しく多くの障害を呈する．
5. ウィスコンシンカード分類検査での保続と混乱と持続性欠如により説明される突飛な誤りのパターンは，長期アルコール中毒患者の反応の特徴である．患者は簡単にカテゴリーを形成するが，すぐに何度も構えを変えることがある．しかし，結局はその時点でのカテゴリーの流れを失ってしまい，完全に混乱してしまう．
6. 局在的な前頭葉損傷のある患者は，局在的だが前頭葉以外に損傷のある患者よりウィスコンシンカード分類検査で見られる保続が著しく多い．前頭葉以外に局在損傷のある患者は，単に保続尺度だけを使うと正常であるという誤った分類をしてしまうことがある．
7. 高齢の患者は神経学的状態とは関係なく，より多くの保続が見られるようである．保続反応のカットオフを35あたりまで上げることが，60歳以上の患者には適切なことがある．Heaton, Grant, & Matthews (1991) の標準は，高齢者のこのような反応の分類に役立つ．
8. びまん性脳損傷のある患者は前頭葉患者と同じように反応することがある．
9. 構えを維持できないことは前頭葉機能障害の一つの指標と考えられたが，因子研究においては他の指標からは独立した負荷がかかるようである．誤りが2つを上回るなら，記憶障害あるいは注意の易転導性のいずれかを示唆している．ただ，このような所見がなくても意味はないらしい．
10. 失語（特に言語理解に関わる）や重篤な視覚性空間障害があるなら，どのような患者も解釈は非常に慎重に行わなくてはならない．いずれの場合にも，前方の損傷よりもさらに後方の損傷を表す前頭葉様の行動が見られることがある．これらの障害がなければ，きわめて確信を持った解釈をすることができる．
11. 痴呆や記憶障害を伴う場合は，往々にして患者の誤りは教示や患者自身が行っていたことを忘れてしまうためである．このような場合，患者に現在の状況を忘れていないかどうか確認するために，自分の行っていることを説明してもらうべきである．

12. 知的な患者の中には，課題を余計難しく考えてしまうせいで上手くできない人もいる．このような場合，彼らは色と形あるいは形と数を使った組み合わせを作ろうとすることがある．誤りに直面するとさらに難しい図式を取り入れるので，これが反応をいっそう混乱させてしまう．これが脳損傷を示すことは稀で，患者に自分の反応を説明してもらうことによってのみ検出できる．

13. 検査が不完全に終わった場合，検者は検査をどのように行うか直接説明し，患者にもう一度やってもらうよう求める．著しい前頭葉損傷のある患者では，このような条件のもとですら課題が不可能であることが分かる．

14. 得点は不安，抑うつ，そして低フラストレーション耐性による影響を受ける．これらが見られる時，得点は慎重に解釈しなくてはならない．

15. ウィスコンシンカード分類検査では障害が見られるが，ハルステッドカテゴリー検査，統制発語連合検査，ストループ検査，そしてトレイルメイキング検査試行Bが正常な所見は，検査意図の理解に関わる障害を示している．他のいかなる検査でも，検査中に変更を要求するという事実は教示の中で明言されるものだが，ウィスコンシンカード分類検査では，患者は最初のカテゴリーを完成した後に誤り始めたら，このことを自ら推測しなくてはならない．より軽度の前頭葉障害の患者は，他の検査は処理できるがウィスコンシンカード分類検査におけるフィードバックの突然の変化に対する反応が悪く，ある項目が2つ以上のカテゴリーとマッチする場合に古いカテゴリーに従って偶然何らかの正答を得る場合はますます混乱してしまう．

16. ハルステッドカテゴリー検査と触覚動作性検査に障害が見られるが，ウィスコンシンカード分類検査，統制発語連合検査，トレイルメイキング検査試行B，そしてストループ検査が正常な所見は，障害がこれらの検査の視覚−空間要素にあることを示唆している．ウィスコンシンカード分類検査には視覚的要素があるが，ハルステッドカテゴリー検査や触覚動作性検査には，ほとんどの患者にとっては比較できる空間的要素がない．

17. ウィスコンシンカード分類検査，統制発語連合検査，ストループ検

査，そしてトレイルメイキング検査試行Bには障害が見られるが，ハルステッドカテゴリー検査と触覚動作性検査（前頭葉徴候）が正常な所見は言語性遂行能力を扱うことの障害を示し，通常は左（優位）半球前方の損傷を示している．

18. ハルステッドカテゴリー検査，ウィスコンシンカード分類検査，そして触覚動作性検査（前頭葉徴候）には障害が見られるが，統制発語連合検査，ストループ検査，そしてトレイルメイキング検査試行Bが正常な所見は，視覚性遂行能力の障害を示し右（非優位）半球前方の損傷を示唆している．このような場合，患者は非言語的方法でウィスコンシンカード分類検査を解こうとする．

19. ストループ検査，統制発語連合検査，そしてトレイルメイキング検査試行Bに障害が見られるが，ハルステッドカテゴリー検査，ウィスコンシンカード分類検査，そして触覚動作性検査が正常な所見は，言語的素材に対する柔軟性の低下に関連する，特異的な言語的分析の障害を示している．

20. ウィスコンシンカード分類検査における好成績は，言語性知能が低くても起こり得る．

21. ウィスコンシンカード分類検査は長いので，一般に他の記憶検査よりも持続的注意を必要とする．したがって，視聴覚媒介連続動作性検査や注意変動検査（特に，視覚性の部分で）の低成績にも表されるような，持続的注意における障害が成績の低下に関わっていることがある．このような場合，WMS-Ⅲ顔検査，触覚動作性検査，ハルステッドカテゴリー検査，そしてレイ複雑図形にも障害が見られ，好成績を得るためにはやはり持続的注意を必要とする．持続的注意をそれほど必要とはしない同類の検査（たとえば，ベントン視覚記銘検査，ストループ検査，統制発語連合検査，トレイルメイキング検査試行B，ワーキングメモリ）は，これが主な障害であれば一般には正常である．ただし，どんな検査にも影響を及ぼす可能性のあるもっと重度の障害の場合は別である．

ウィスコンシンカード分類検査（WCST）の文献

Elliot, R., McKenna, P. J., Robbins, T. W., & Sahakian, B. J. (1995). Neuropsychological evidence for

frontostriatal dysfunction in schizophrenia. *Psychological Medicine, 25*, 619–630.
Gansler, D. A., Covall, S., McGratil, N., & Oscar-Berman, M. (1996). Measures of prefrontal dysfunction after closed head injury. *Brain and Cognition, 30*, 194–204.
Greve, K. W., Ingram, F., & Bianchini, K. J. (1998). Latent structure of the Wisconsin Card Sorting Test in a clinical sample. *Archives of Clinical Neuropsychology, 1*(7), 597–609.
Heaton, R. K., Grant, I., & Matthews, C. G. (1991). *Comprehensive norms for an expanded Halstead–Reitan battery: Demographic corrections, research findings, and clinical applications.* Odessa, FL: Psychological Assessment Resources.
Merello, M., Sabe, L., Teson, A., Migliorelli, R., Petracchi, M., Leiguarda, R., & Starkstein, S. (1994). Extrapyramidalism in Alzheimer's disease: Prevalence, psychiatric, and neuropsychological correlates. *Journal of Neurology, Neurosurgery, and Psychiatry, 57*, 1503–1509.
Seidenberg, M., Hermann, B., Noe, A., & Wyler, A. R. (1995). Depression in temporal lobe epilepsy: Interaction between laterality of lesion and Wisconsin Card Sort performance. *Neuropsychiatry, Neuropsychology, and Behavioral Neurology, 8*(2), 81–87.
Wiegner, S., & Donders, J. (1999). Performance on the Wisconsin Card Sorting Test after traumatic brain injury. *Assessment, 6*(2), 179–187.

(Rhiannon Thomas)

ハルステッドカテゴリー検査
Halstead Category Test

　ハルステッドカテゴリー検査は，非言語的性質の高次認知機能と，特定の刺激項目のセットから一般的原則を同定する能力を測るもので，抽象的概念形成，認知的柔軟性，そして視覚－空間機能と記憶の側面の活用を必要とする，複雑な視覚性の抽象的概念形成の評価手段である．脳損傷と神経学的に正常なグループ間の優れた識別検査と考えられている．

　この検査の成人版は，抽象的原則によりグループ化された7つの下位検査に分けられ，様々な数字，形，大きさ，色，濃度，そして位置の208ヶの刺激図形からなる．この検査は冊子版を使い手作業で行うこともできるが，コンピューター版で行うこともできる．はじめの6つの下位検査は単一の原則を持つ．7つ目の下位検査には一つも統一的な原則がなく，患者は先に呈示された刺激項目の正答を想起する必要がある．患者は反応パターンを調節するために，仮説をたて検者のフィードバックを利用しなくてはならない．時間制限はなく施行時間は平均40から60分である．検査終了後，誤答を合計する．年齢と教育はハルステッドカテゴリー検査に強い影響を与える．ハルステッド・レイタン神経心理学バッテリーの下位検査における年齢，教育，そして性による影響の問題を扱うために，Heaton, Grant, & Matthews (1991) は年齢，教育，そして性の補正標準を作成した．この検査はもともと前頭葉機能の指標として紹介された．このような機能は検査によって明ら

かに引き出せるが，同時に別の能力も明らかに測定しており，多様な脳損傷に対する鋭敏な尺度になっている．

■ 解　釈 ■

1. ハルステッドカテゴリー検査は単体でも健常者から脳損傷を識別するにあたり90％有効であることがわかっており，ハルステッド・レイタン神経心理学バッテリーの中でも，単体では脳損傷に最も鋭敏な検査であると考えられている．Reitanのカットオフはもともとは50ヶ以上の誤りであったが，最近の標準化データ（Heaton et al., 1993）が年齢と教育を補正した標準を提供している．ハルステッドカテゴリー検査は非常に多くの異なる損傷の患者を同定するので，単独では前頭葉機能だけの検査と考えることはできない．

2. 前頭葉障害を示すものとしてのこの検査の解釈は，視覚的同定（絵画完成，ボストン呼称検査，ピーボディー絵画語彙検査），視覚−空間能力（WAIS-Ⅲ組み合わせ問題，WAIS-Ⅲマトリックス，ベントン視覚記銘検査），疲労，フラストレーション耐性，教示の理解（失語症スクリーニング検査，ルリア・ネブラスカ神経心理学バッテリーの受容性言語），抑うつ，不安など，他に考えられるあらゆる原因を除外してはじめて可能となる．積み木問題，数唱，トレイルメイキング検査試行A，言語理解検査，そしてレーヴンマトリシスが好成績であれば，ハルステッドカテゴリー検査の低成績は前頭葉障害を示すものであるという解釈が強まる．

3. IQが平均あるいは平均以上の患者では，ハルステッドカテゴリー検査の低得点が高次機能全体の中で機能低下を示していることがある．ハルステッドカテゴリー検査における誤りの数はIQと負の相関性がある．ハルステッドカテゴリー検査は，脳損傷者と健常者の両方でWAISとWAIS-Rにおける動作性IQ尺度と有意な相関性があるが，言語性IQとの相関性に関しては一致しないことが示されてきた．

4. 健常者のハルステッドカテゴリー検査の成績は高齢になるにつれ低下し，脳損傷を示唆するレベルに至ることも多い．

5. ハルステッドカテゴリー検査中の誤りのパターンは慎重に検討する．誤りのパターンは，はじめの6つの下位検査内で異なることがある．

重度の障害でなければ大多数の患者は最初の2つの下位検査では誤りを犯さない．中等度の障害のある患者が3番目か4番目の下位検査で通常誤りを犯しはじめる．患者の誤りのほとんどが3番目の下位検査にある時は，その所見が脳損傷を示すとは限らない．なぜなら，この下位検査は多くの健常者にとっても非常に難しいからである．

6. 患者は試行錯誤を通して基準原則を学ぼうとするので，各下位検査の最初には不正確な反応がでるのが一般的である．一つの下位検査内での誤りの比率が大きい時は，学習能力の不足，問題解決時の非効果的な方法論の使用，保続様式，あるいは構えを転じることができないことを示している．一貫性に欠ける誤りのパターンは，注意障害や構えを維持する能力の障害を示唆している．保続反応が優勢，あるいは構えを転じることができないのなら（このため，間違った原則に基づいた別の答えを導くことがある），前頭葉性のパターンを示唆している．

7. もし誤りが最低でも15%までは最初の6つの下位検査で得点が低く，記憶の下位検査で高ければ，記憶に関する推論が可能である．

8. 患者の行った論理付けを理解するために彼らに尋ねることは，患者の障害の性質を理解することに役立つ．

9. 検査終了後，最も成績の悪かった下位検査に関する原則を患者に説明して，"限界試験"を行うことがある．前頭葉患者は，それぞれの下位検査内で項目のタイプの移行があるために上手く続けられないが，不安を抱えた健常者や軽度の損傷のある患者では正常な反応を見せる．

10. この検査は"文化的制約を受けない"ものとして呈示されてきたが，これが事実とは言えないという証拠が幾つか蓄積されている．したがって本著における他の検査と同様に，標準サンプルと著しく異なる文化的あるいは民族的集団に対しては，この検査を使わないよう強く勧める．

11. 脳損傷の急性期であるか慢性期であるかは，この検査得点の結果とは関係がないようである．

12. ハルステッドカテゴリー検査で，皮質性と皮質下性の痴呆を識別できるとする指摘が幾つかある．皮質性痴呆の患者の得点は，重度の障害

の範囲にあることが見出されている．皮質下痴呆の患者の得点は，一般に軽度の障害の範囲内にある．

13. ハルステッドカテゴリー検査は，慢性的なアルコールの過剰摂取に対して非常に鋭敏である．知的尺度で正常得点であっても，ハルステッドカテゴリー検査では通常は低得点となる．この能力の低下は，若年性の老化現象のそれに似ていると報告されている．障害は原則の学習あるいは構えを移すことの障害よりも，構えを維持することの障害として現れる．

14. 統合失調症の患者はハルステッドカテゴリー検査での得点があまりに低いので，器質性損傷の患者と彼らを区別することは困難である．このことは，多くの統合失調症患者には脳損傷があり，それが慢性的な統合失調症を引き起こしているからであると論じられてきた．統合失調症が急性増悪中は結果が疑わしいので検査を施行してはならない．

15. 時間をかけず非常に早く（30分未満）行った検査から得られる低得点は，通常は衝動性や動機の欠如を示している．

16. ハルステッドカテゴリー検査の下位検査は，それぞれの下位検査を達成するために必要な論理的能力が異なるので，誤りの分布から分析を行うことができる．下位検査1と2，つまり符号再認（symbol recognition），そして計算（counting）は，他の下位検査とはほとんど関係性はなく，主に患者を検査全体に導入する役割を持つ．空間的論理性要因は下位検査3で同定され，行の位置を再認することが必要とされる．下位検査4は直線や四分割の配置を扱うが，最初の数項目は患者の練習用となっている．健常者の中にもこの下位検査で誤りを犯すものはいる．なぜなら彼らは四角の周りを時計周り方向より，それぞれの行で左から右へ進みたがり，四分割のⅢとⅣの配置を逆にしてしまうからである．下位検査5と6は，四分位数に基づくパーセンテージの決定に関する，釣り合いのとれた論理性要因として示される．下位検査7は記憶の下位検査である．

17. ウィスコンシンカード分類検査では障害が見られるが，ハルステッドカテゴリー検査，統制発語連合検査，ストループ検査，そしてトレイルメイキング検査試行Bが正常な所見は，患者の検査の意図理解に関わる障害を示している（詳細はウィスコンシンカード分類検査の解

釈の節を参照).

18. ハルステッドカテゴリー検査と触覚動作性検査には障害が見られるが，ウィスコンシンカード分類検査，統制発語連合検査，トレイルメイキング検査試行B，そしてストループ検査が正常な所見は，障害がこれらの検査の視覚−空間要素にあることを示唆している．ウィスコンシンカード分類検査には視覚的要素があるが，ほとんどの患者にとってはハルステッドカテゴリー検査や触覚動作性検査と比較できる空間的要素がない．

19. ウィスコンシンカード分類検査，統制発語連合検査，ストループ検査，そしてトレイルメイキング検査試行Bでは障害が見られるが，ハルステッドカテゴリー検査と触覚動作性検査（前頭葉徴候）が正常な所見は，言語性の遂行能力を扱うことの障害を示しており，通常は左（優位）半球前方への損傷を示している．

20. ハルステッドカテゴリー検査，ウィスコンシンカード分類検査，そして触覚動作性検査（前頭葉徴候）には障害が見られるが，統制発語連合検査，ストループ検査，そしてトレイルメイキング検査試行Bが正常な所見は，視覚性遂行能力の障害を示し右（非優位）半球前方の損傷を示唆している．このような場合，患者は非言語的方法でウィスコンシンカード分類検査を解こうとする．

21. ストループ検査，統制発語連合検査，そしてトレイルメイキング検査試行Bでは障害が見られるが，ハルステッドカテゴリー検査，ウィスコンシンカード分類検査そして触覚動作性検査が正常な所見は，言語的素材に対する柔軟性の低下に関連する特異的な言語的分析の障害を示している．

22. ハルステッドカテゴリー検査の反応は年齢に非常に鋭敏である．60歳以上では正常な老化による障害と既知の病理学的変化による障害とを識別することは困難である．

23. ハルステッドカテゴリー検査は長いので，一般に他の記憶検査よりも持続的注意を必要とする．したがって，視聴覚媒介連続動作性検査や注意変動検査（特に，視覚的部分で）での低成績にも表されるような持続的注意の障害が成績低下に関係していることがある．このような場合，ウィスコンシンカード分類検査，触覚動作性検査，WMS-Ⅲの

顔検査，そしてレイ複雑図形にも障害が見られ，好成績を得るためにはやはり持続的注意を必要とする．それほど持続的注意を必要としない同類の検査（たとえば，ベントン視覚記銘検査，ストループ検査，統制発語連合検査，トレイルメイキング検査試行B，ワーキングメモリ）は，これが主な障害であるなら一般に正常である．ただし，どのような検査にも影響を及ぼし得る重度の障害の場合は別である．

ハルステッドカテゴリー検査の文献

Berger, S. G., Chibnall, J. T., & Gfeller, J. D. (1997). Construct validity of the computerized version of the category test. *Journal of Clinical Psychology, 53*(7), 723–726.

Choca, J. P., Laatsch, L., Wetzel, L., & Agresti, A. (1997). The Halstead category test: A fifty year perspective. *Neuropsychology Review, 7*(2), 61–75.

Golden, C. J., Zillmer, E., & Spiers, M. (1992). *Neuropsychological assessment and intervention.* Springfield, IL: Charles C Thomas.

Heaton, R. K., Grant, I., & Matthews, C. G. (1991). *Comprehensive norms for an expanded Halstead–Reitan battery: Demographic corrections, research findings, and clinical applications.* Odessa, FL: Psychological Assessment Resources.

Johnstone, B., Holland, D., & Hewett, J. E. (1997). The construct validity of the category test: Is it a measure of reasoning or intelligence? *Psychological Assessment, 9*(1), 28–33.

Mercer, W. N., Harrell, E. H., Miller, D. C., Childs, H. W., & Rockers, D. M. (1997). Performance of brain-injured versus healthy adults on three versions of the category test. *The Clinical Neuropsychologist, 11*(2), 174–179.

Wiegner, S., & Donders, J. (1999). Performance on the Wisconsin Card Sorting Test after traumatic brain injury. *Assessment, 6*(2), 179–187.

(Rhiannon Thomas)

トレイルメイキング検査（TMT）
Trail Making Test (TMT)

トレイルメイキング検査（TMT）は簡単に施行でき，視覚的概念能力，認知的柔軟性，構え転換，序列化能力，視覚‐運動の連続性，そして視覚‐空間機能の検査として使われてきた．重要な注意要素を含み，一般に脳損傷による影響に非常に鋭敏であることが証明されているが，損傷の局在に関しては役立たない．試行Aと試行Bの2部門からなる．試行Bは大脳機能障害の最も優れた一般的指標の一つと考えられている．

■ 解 釈 ■

1. 試行Aにおける正常反応は40秒以下でなくてはならないが，施行Bは91秒以下である．両部門の遂行に要する時間は，合計で110秒未

満でなくてはならない．これらの標準は高齢者では障害を過大診断することが多く，このようなグループには年齢に合わせた標準を使わなくてはならない．
2. 試行Aの時間に対する試行Bの時間比率（試行B/試行A）は，2つの下位検査の相対的な反応を表す有用な指標である．
3. 比率が2未満は試行Bにおける好成績を示唆している．
4. 比率が1.5未満は試行Aの反応に障害が見られることを示唆している．これは運動性障害あるいは緩慢な視覚走査によるところが非常に多い．しかし，もし試行Aが30秒未満ならば，比率は試行Bにおける大変優れた結果として解釈されることがある．
5. もし比率が3を上回るなら試行Bにおける反応の障害を示唆している．このことは，ほとんど常に試行Bの言語的内容（アルファベットをよく知らない患者の場合）あるいは数字と文字の切り替えのいずれかによるものである．
6. アルファベットを十分習得していないことに起因する試行Bでの障害は，優位半球機能に関係するずっと以前からの障害（既往歴に記録されていることがある）を示唆していることがある．
7. 絶対標準（absolute norm）の観点から考えて試行Aでの好成績が過剰学習されたアルファベット能力を伴う時に，B/A比率が3.0ないしはそれ以上の場合は，試行Aの別の要求（課題切り替え）のためであることを示唆している．このような障害は，特に優位半球脳の前頭領域前方の機能障害を示している．
8. 試行Aにおける低成績はカットオフを超える時間と1.5未満の比率により示されるが，これは一般に運動速度の障害によるものである．これは指たたき検査や他の基本的な運動速度検査と比較することで確認できる．もし運動速度が正常なら，視覚走査が障害を受けていることが多い．このような走査は右半球後方の空間障害あるいは前頭葉障害に見られることのある視野の分析に制約があることを表していることがある．
9. 数字への気づきや簡単な計算が不良な場合は，試行AとBの両方の得点が実質的に上昇するか，あるいは検査を遂行できない．これは，優位半球後方への損傷の結果である可能性があり，患者の障害が比較

的最近のことであるか，あるいは中等度から重度の精神遅滞のような長期的な認知障害を表している可能性がある．

10. 試行 A と B (Heaton et al., 1993) 両方の平均から 2 標準偏差離れている結果は，数字への気づきの低下，全般的な認知障害，重度の運動障害，視覚走査障害，記憶障害，あるいは課題の理解障害を示している．このような場合は，障害の存在を同定する上では正確だが，質的観察を行わない限り原因に対する手がかりを提供することはほとんどない．

11. 試行 A の絶対的時間が 20 秒未満の時は，大きな A/B 比率があてにならないことがある．非常に聡明な患者ではこの比率が微細な前頭葉障害を示すことがあるが，患者の知性がゆえに他の検査では明らかな障害が見られないこともある．IQ が 100 未満の患者の場合，比率は視覚性に対する言語性能力が相対的に弱いことを示していることがある．しかし，脳損傷の有無は確信をもって指摘はできない．

12. トレイルメイキング検査は脳損傷に関する優れたスクリーニングである．特に，より複雑な試行 B が好成績なら，実質的な脳損傷とは矛盾するが，非常に微細な障害（特に知的な人で）が見落とされることはあるかもしれない．

13. 軽度の頭部損傷の患者は非脳損傷の患者より緩慢で，トレイルメイキング検査における緩慢は損傷の重症度により増大する．

14. 試行 A と B の両方とも痴呆における進行性の認知低下に鋭敏である．試行 A だけは健常群から痴呆患者を識別することが示されてきた．

15. トレイルメイキング検査を遂行中に犯した誤りのタイプは有用な情報を提供する．試行 B における衝動的な誤り（たとえば，最も一般的なものは試行 B の 12 から 13 への飛躍であり，別の場所では正しい反応となっているのに"L"を省略する）と保続（数字から文字への移行ができない）は頭部外傷患者間で共通している．

16. 情動的に障害の見られる患者は健常者より成績が低下する傾向がある．抑うつでは試行 B で緩慢効果を生じる．これは老化に伴う緩慢と相互に影響する可能性があり，初老期の抑うつ患者は情動的に安定している初老期の患者や若い抑うつ患者より，試行 B を達成するためには不釣合いなほどの長い時間を必要とする．しかし，一般に試行

Bは伝統的な心的状態の検査よりも，初老期の人々に対する鋭敏なスクリーニング検査である．

17. 精神病患者（そう診断されていない患者も含め）から脳損傷患者を区別するにあたり，トレイルメイキング検査の鑑別効果は一貫性に欠ける．このような場合，結論をトレイルメイキング検査だけを基に出すべきではないが，精神病患者が好成績であるなら，ほとんどの場合には著しい脳損傷は除外される．

18. ウィスコンシンカード分類検査では障害が見られるが，ハルステッドカテゴリー検査，統制発語連合検査，ストループ検査，そしてトレイルメイキング検査試行Bが正常な所見は，患者が検査の意図を理解することに障害があることを示している（詳細はウィスコンシカード分類検査の解釈の部分を参照）．

19. ハルステッドカテゴリー検査と触覚動作性検査には障害が見られるが，ウィスコンシンカード分類検査，統制発語連合検査，トレイルメイキング検査試行B，そしてストループ検査が正常な所見は，障害がこれらの検査の視覚 - 空間要素にあることを示唆している．ウィスコンシンカード分類検査には視覚的要素があるが，ほとんどの患者にとってはハルステッドカテゴリー検査と触覚動作性検査とを比較できる空間的要素がない．

20. ウィスコンシンカード分類検査，統制発語連合検査，ストループ検査，そしてトレイルメイキング検査試行Bには障害が見られるが，ハルステッドカテゴリー検査と触覚動作性検査（前頭葉徴候）が正常な所見は，言語性遂行能力を扱うことの障害を示しており，通常は左（優位）半球前方への損傷を表している．

21. ハルステッドカテゴリー検査，ウィスコンシンカード分類検査，そして触覚動作性検査（前頭葉徴候）には障害が見られるが，統制発語連合検査，ストループ検査，そしてトレイルメイキング検査試行Bが正常な所見は，視覚性遂行能力の障害を示唆し右（非優位）半球前方の損傷を示している．このような場合，患者は非言語的方法でウィスコンシンカード分類検査を解こうとする．

22. ストループ検査，統制発語連合検査，そしてトレイルメイキング検査試行Bには障害が見られるが，ハルステッドカテゴリー検査，ウィ

スコンシンカード分類検査，そして触覚動作性検査が正常な所見は，言語的素材に対する柔軟性の低下に関連する特異的な言語的分析の障害を示している．

トレイルメイキング検査 (TMT) の文献

Arnold, B. R., Montgomery, G. T., Castaneda, I., & Longoria, R. (1994). Acculturation and performance of Hispanics on selected Halstead–Reitan neuropsychological tests. *Assessment, 1*(3), 239–248.

Bornstein, R. A. (1983). Relationship of age and education to neuropsychological performance in patients with symptomatic carotid artery disease. *Journal of Clinical Psychology, 39*(4), 470–478.

Bornstein, R. A. (1985). Normative data on selected neuropsychological measures from a nonclinical sample. *Journal of Clinical Psychology, 41*(5), 651–659.

Bornstein, R. A. (1986). Classification rates obtained with "standard" cut-off scores on selected neuropsychological measures. *Journal of Clinical and Experimental Neuropsychology, 8*(4), 413–420.

Choca, J. P., Laatsch, L., Wetzel, L., & Agresti, A. (1997). The Halstead category test: A fifty year perspective. *Neuropsychology Review, 7*(2), 61–75.

Cicerone, K. D. (1997). Clinical sensitivity of four measures of attention to mild traumatic brain injury. *Clinical Neuropsychologist, 11*(3), 266–272.

Ernst, J. (1987). Neuropsychological problem-solving skills in the elderly. *Psychology and Aging, 2*(4), 363–365.

Golden, C. J., Zillmer, E., & Spiers, M. (1992). *Neuropsychological assessment and intervention.* Springfield, IL: Charles C Thomas.

Hays, J. R. (1995). Trail making test norms for psychiatric patients. *Perceptual and Motor Skills, 80*, 187–194.

Heaton, R. K., Grant, I., & Matthews, C. G. (1991). Comprehensive norms for an expanded Halstead–Reitan battery: Demographic corrections, research findings, and clinical applications. Odessa, FL: Psychological Assessment Resources.

Heilbronner, R. L., Henry, G. K., Buck, P., & Adams, R. L. (1991). Lateralized brain damage and performance on trail making A and B, digit span forward and backward, and TPT memory and location. *Archives of Clinical Neuropsychology, 6*(4), 251–258.

Keyser, D. J., & Sweetland, R. C. (1984). The Halstead–Reitan Neuropsychological Battery and Allied Procedures. In *Test Critiques*, Vol. I. Kansas City, MO: Test Corporation of America.

Leon, J., Pearlman, O., Doonan, R., & Simpson, G. M. (1996). A study of bedside screening procedures for cognitive deficits in chronic psychiatric inpatients. *Comprehensive Psychiatry, 37*(5), 328–335.

Prigatono, G. P., & Parsons, O. A. (1976). Relationship of age and education to Halstead test performance in different patient populations. *Journal of Consulting and Clinical Psychology, 44*(4), 527–533.

Reitan, R. M., & Wolfson, D. (1993). *The Halstead-Reitan neuropsychological test battery: Theory and clinical interpretation* (2nd ed.). S. Tucson, AZ: Neuropsychology Press.

Russell, E. W., Neuringer, C., & Goldstein, G. (1971). *Assessment of brain damage: A neuropsychological key approach.* New York: Wiley-Interscience.

Searight, H. R., Dunn, E. J., Grisso, T., & Margolis, R. B. (1992). The relation of the Halstead–Reitan neuropsychological battery to ratings of everyday functioning in a geriatric sample: Clarification. *Neuropsychology, 6*(4), 394.

Snyder, P. J., & Nussbaum, P. D. (1998). *Clinical neuropsychology: A pocket handbook for assessment.* Washington, D.C.: American Psychological Association.

Stringer, A. Y., & Green, R. C. (1996). Stimulus Imperception. In *A guide to adult neuropsychological diagnosis*. Philadelphia, PA: F. A. Davis.

Thompson, L. L., & Heaton, R. K. (1991). Pattern of performance on the tactual performance test. *Clinical Neuropsychologist, 5*(4), 322–328.

Welch, L. W., Cunningham, A. T., Eckardt, M. J., & Martin, P. R. (1997). Fine motor speed deficits in alcoholic Korsakoff's syndrome. *Alcoholism: Clinical & Experimental Research, 21*(1), 134–139.

(Rhiannon Thomas)

ストループ色彩単語検査
Stroop Color and Word Test

　ストループ色彩単語検査は5分で簡単に行える検査で，脳損傷のスクリーニングだけではなく，さらに詳しい神経心理学的バッテリーの一部としても使われる．前頭葉損傷の検査として最も頻繁に使われてきたが，他の損傷タイプの検出にも同様に使える．これ自体はスクリーニング検査として使うことができるが，他の検査と組み合わせてより包括的な検査バッテリーの一部として使うことが最も好ましい．きわめて施行時間が短いので，どのような検査バッテリーに加えるものとしても理想的である．

■解　釈■

1. 単語検査得点（Word score）は10歳前の成人レベルに近い基本的な音読の速度と理解力を表している．この尺度での低成績が運動速度の障害を表していることがある（この場合，検者は患者に項目を音読ではなく黙読させることもある）．このような場合，患者の単語は検査場面だけではなく，一般にすべての発語でとつとつとして，不明瞭で，発音を誤り，滑らかさがない．低成績はまた音読の能力の習得不足をも表していることがある．このような場合，発語自体は流暢だが単語の復号化が遅く，検査を通じて緩慢である．このような場合，発達性の学習障害あるいは単に読みを学習する機会がなかったことを示唆している．これはさらに学習障害あるいは誰かを第二言語で検査する時に見られることがある音読能力の相対的な弱さとも一致する．単語の音読障害は左半球後方の後天的な脳損傷による機能障害と一致する．

2. 単語検査得点は正常だが色彩検査で緩慢となる低得点なら，色名を同定する能力障害（この場合，患者は類似した色を指摘できるが，それらの色名を言えない）あるいは色盲を示唆している可能性がある．時

折，色彩検査の低得点は精神病患者に見られ，彼等は色に対して認知反応よりもむしろ情動反応を引き起こすことがある．単語検査の低成績を伴う色彩検査の低成績は，発語障害あるいは知能低下と一致する．知能が正常の人の場合，両検査が低得点なら詐病あるいは努力の欠如が関係している．色彩検査の低得点それ自体は（色盲がなければ），優位半球の側頭 – 後頭領域あるいは右半球後方の障害を示している．

3. 色彩検査と単語検査の得点は正常だが色彩 – 単語検査で緩慢となる低得点なら，干渉があることを示唆している．このような得点は，前頭前野の病理（この場合，主要な単語呼称は妨げられない）あるいは情動的動揺（ヒステリーあるいは急性の興奮状態にある患者で）が存在する可能性を示している．色彩 – 単語検査の偏差値が，色彩検査あるいは単語検査の偏差値よりはるかに良好なことと，色彩 – 単語検査の素点が色彩検査の素点より少なくとも20%低く，単語検査の素点より30%低いことが組み合わさった場合，拮抗する反応を抑制する能力が優れていることを示唆している．

4. 色彩検査と単語検査は正常（偏差値が40を上回る）だが色彩 – 単語検査の素点が色彩検査の素点の80%を上回る所見は，単語がはっきりと見えないように単語の最初の文字以外はすべて指で隠す，あるいは横目で見る"ごまかし"の手法を見出した患者であることを表していることがある．このような患者には再度検査を行わなくてはならない．

5. 色彩検査が正常で単語検査が低く，色彩 – 単語検査の素点が色彩の素点の80%を上回る得点パターンは，後天性あるいは発達性の難読症のいずれかであることを示唆している．このパターンは音読の障害と左半球頭頂 – 側頭領域の脳損傷では非常に一般的である．しかし，このような障害が幼児期に生じる時は，損傷よりも単なる発達の遅れを示していることがある．

6. 単語検査が低く，色彩検査が正常，そして色彩 – 単語検査が低い得点パターンは，詐病あるいは単語検査や色彩 – 単語検査における動機の欠如を示唆していることがある．このような所見は，単語検査が低い時には生じるはずがない著しい干渉を見せる．

7. 単語検査と色彩検査が低く，色彩－単語検査の素点が少なくとも色彩検査の素点の80％になる得点パターンは，成人では全般的障害（知能低下と関係し得る）あるいは子供では非優位半球障害やびまん性障害の存在を示唆している．
8. 色彩－単語検査の素点が色彩検査の素点より高い得点パターンは無効であり，再度検査を行わなくてはならない．
9. 色彩検査と単語検査の得点は正常だが干渉得点が低ければ（陰性得点，特に－7未満），前頭前野障害の存在を示唆している．
10. 色彩検査と単語検査の得点が正常で干渉得点も正常なら，要求課題に反応するための柔軟性と能力が良好であることを示唆している．場合によっては，音読はするが自動的ではない患者では，色名呼称体系より単語呼称体系の大きな低下を表していることがある．たとえばこれは1年生から3年生の生徒の多くに発達上見られるものだが，もっと上級の子供で音読能力は向上していても言語体系に障害を持つ学習障害の子供には見られることがある．これは干渉得点が平均以上である時に，特にあり得る解釈である．
11. 色彩得点あるいは単語得点が平均より1標準偏差を下回る時には，干渉得点は一般に意味をなさない．ただし，単語検査が低得点で色彩検査が正常得点である時の著しい干渉は例外である（No.6を参照）．
12. スクリーニング検査として使う時，3つの基本的得点あるいは干渉得点のいずれかが平均より1標準偏差低い成績なら，さらに詳しい検査の必要性を示唆している．一つ以上の得点で低下が見られるなら認知障害の可能性が高まる．
13. ウィスコンシンカード分類検査では障害が見られるがハルステッドカテゴリー検査，統制発語連合検査，ストループ検査，そしてトレイルメイキング検査試行Bが正常な所見は，患者が検査の意図を理解することに障害があることを示している（詳細はウィスコンシンカード分類検査の解釈の部分を参照）．
14. ハルステッドカテゴリー検査と触覚動作性検査には障害が見られるがウィスコンシンカード分類検査，統制発語連合検査，トレイルメイキング検査試行B，そしてストループ検査が正常な所見は，障害がこれらの検査の視覚－空間要素にあることを示唆している．ウィスコンシ

ンカード分類検査には視覚的要素があるが，ほとんどの患者にとってはハルステッドカテゴリー検査や触覚動作性検査と比較できる空間的要素がない．
15. ウィスコンシンカード分類検査，統制発語連合検査，ストループ検査，そしてトレイルメイキング検査試行Bには障害が見られるがハルステッドカテゴリー検査と触覚動作性検査（前頭葉徴候）が正常な場合は，言語性遂行能力を扱うことに障害を示しており，通常は左（優位）半球前方への損傷を表している．
16. ハルステッドカテゴリー検査，ウィスコンシンカード分類検査，そして触覚動作性検査（前頭葉徴候）には障害が見られるが，統制発語連合検査，ストループ検査，そしてトレイルメイキング検査試行Bが正常な所見は視覚性遂行能力の障害を示唆し，右（非優位）半球前方の損傷を示している．このような場合，患者は非言語的方法でウィスコンシンカード分類検査を解こうとする．
17. ストループ検査，統制発語連合検査，そしてトレイルメイキング検査試行Bでは障害が見られるが，ハルステッドカテゴリー検査，ウィスコンシンカード分類検査，そして触覚動作性検査が正常な所見は，言語的素材に対する柔軟性の低下に関連する特異的な言語的分析の障害を示している．

ストループ色彩単語検査の文献

Corbett, B., & Stanczak, D. E. (1999). Neuropsychological performance of adults evidencing attention-deficit hyperactivity disorder. *Archives of Clinical Neuropsychology*, *14*(4), 373–387.

Degl'Innocenti, A., Agren, H., & Bäckman, L. (1998). Executive deficits in major depression. *Acta Psychiatrica Scandinavica*, *97*(3), 182–188.

Golden, C. J. (1978). *Stroop Color and Word Test*. Chicago, IL: Stoelting.

Klein, M., Ponds, R W. H., Houx, P. J., & Jolles, J. (1997). Effect of test duration on age-related differences in stroop interference. *Journal of Clinical and Experimental Neuropsychology*, *19*(1), 77–82.

Lannoo, E., & Vingerhoets, G. (1997). Flemish normative data on common neuropsychological tests. Influence of age, education, and gender. *Psychologica Belgica*, *37*(3), 141–155.

Leahy, B. J., & Lam, C. S. (1998). Neuropsychological testing and functional outcome for individuals with traumatic brain injury. *Brain Injury*, *12*(12), 1025–1035.

Lezak, M. D. (1995). *Neuropsychological assessment* (3rd ed.). New York: Oxford University Press.

Snyder, P. J., & Nussbaum, P. D. (1998). *Clinical neuropsychology: A pocket handbook for assessment*. Washington, D.C.: American Psychological Association.

(Charles J. Golden)

第8節：記憶検査

ウェクスラー記憶検査-Ⅲ（WMS-Ⅲ）
Wechsler Memory Scale-III (WMS-III)

　ウェクスラー知能検査の人気とWAIS-Ⅲとの密接な関連により，WMS-Ⅲはまたたく間にこの領域における最も一般的な記憶検査バッテリーの一つになった．批判がないわけではないが，検査の心理測定特徴と臨床的特徴は明らかに前の検査バージョン（WMSとWMS-R）より優れている．この節では，検査によって形成される基本的指標の解釈に焦点をあてるが，主要かつ非常に有用な個々の下位検査の節では，それら個々の得点の解釈に焦点をあてる．

■解　釈■

1. WMS-Ⅲでは8つの主要指標得点が得られる．ワーキングメモリ指標（Working Memory）は文字数字序列と視覚性記憶範囲を組み合わせて算出する（WAIS-Ⅲにもやはりワーキングメモリ指標があり，これは算数，数唱，文字数字序列により構成されている）．聴覚性即時指標（Auditory Immediate）は，論理的記憶の即時再生と対語連合を組み合わせることにより決まる．視覚性即時指標（Visual Immediate）は，顔と家族写真の即時再生を組み合わせることにより決まる．即時記憶指標（Immediate Memory）は，これら両者の指標の組み合わせにより決まる．

　聴覚性遅延指標（Auditory Delayed）は，論理的記憶と対語連合で使う同じ検査の30分遅延版を組み合わせて算出する．同様に，視覚性遅延指標（Visual Delayed）は，顔と家族写真で使う同じ検査の遅延版を組み合わせて算出する．さらに，聴覚性再認遅延指標（Auditory Recognition Delayed）があり，論理的記憶と対語連合における検査の遅延再認版を組み合わせた得点を基にしている．最後に，一般的記憶指標（General Memory）は，視覚性遅延指標，聴覚性遅延指標，そして聴覚性再認遅延指標における得点の組み合わせである．

2. WMS-Rの一般的記憶指標（General Memory）は即時記憶と遅延記憶の両方を網羅していたが，WMS-Ⅲ一般的記憶指標の得点は遅延反応のみを表している．遅延記憶は即時記憶あるいはワーキングメモリより脳損傷に対しはるかに鋭敏なことが認められている．一般的記憶指標が即時記憶指標と比較して15点ないしはそれ以下なら，学習した素材保持の障害を示している．これは軽度の脳損傷を含む広範囲にわたる脳損傷による影響と関係している可能性がある．得点の直接的な比較は，即時記憶指標には同様の検査得点がないため，一般的記憶指標に遅延再認得点を加えると妨げられてしまう．聴覚性遅延再認の得点が聴覚性遅延と視覚性遅延の得点と20評価点ないしはそれ以上（高くても低くても）の差がある場合は，どのような差も聴覚性再認遅延の得点のみに起因している．

3. もし一般的記憶指標が即時記憶指標より著しく良好で，聴覚性再認遅延指標が視覚性遅延指標と聴覚性遅延指標の両者から20点を上回るほど良好ならば，患者は一貫性のある再生得点を見せがちだが，比較的，再認能力の方が高い．このことは，患者が再認課題を通して引き出せる再生に関する事実よりも，もっと多くの情報を保持していることを示唆している．これは記憶障害を表すというよりは，むしろ情報を体系化すること，自由形式の質問に答えること，あるいは知識を伝えることの障害を表している．このような障害は脳の言語あるいは遂行領域における障害を示している．

4. もし一般的記憶指標が即時記憶指標より不良で，聴覚性再認遅延指標が視覚性遅延指標と聴覚性遅延指標の両者の得点から20点を下回るほど不良なら，患者は一貫性のある再生得点も見せがちだが，再認能力では期待されるほどの改善は見られない．このことは，患者が明らかにどのレベルでも情報を学習していないことを示唆している．これは，注意過程に起因し（情報がまったく処理されなかった），不注意あるいは最初か最後の情報だけに注意を向けて，他の素材を無視するという特徴のせいである可能性がある．このような障害は，他の記憶障害を伴っているかもしれない遂行障害を表している．他に，このようなパターンが協調性の欠如あるいは詐病すら示唆していることがある．

5. 一般的記憶指標と即時記憶指標のより直接的な比較は，遅延得点の影響を除外することにより得られる．このためには，4つの遅延再生下位検査（論理的記憶Ⅱ，対語連合Ⅱ，顔Ⅱ，そして家族写真Ⅱ）の評価点を加えることにより一般的記憶指標を再計算する必要がある．この合計に1.25を掛け合わせると一般的記憶指標に関する評価点の合計を得られる．それを検査マニュアルにある一般的記憶表を使って標準得点へ換算することができる．
6. 再認の影響を除くことが得点間で何らかの差異を消すことになる場合，上述の解釈を考慮すべきである．この手順が即時記憶に有利な差を生み出す場合，これは遅延再生に障害があることを示唆している．
7. 再認の影響を除くことが一般的記憶指標に有利な差を生み出す場合，これは遂行障害あるいは最初に学習したことが平均的保持よりはるかに良好であることのいずれかを示唆している．素点を見ることにより，患者がそれぞれの検査の遅延面でより多く再生したのか，それとも最初の反応がただ単に非常に高いパーセンテージ（通常90％ないしはそれ以上）だったのかを確認することができる．保持がより良好な場合は，遂行障害あるいは場合によっては動機の障害であることが多い．保持が最初の得点より低いか同じである場合は，優れた保持能力がある証拠である．このような所見は，得点がもともと非常に低い（70評価点以下）場合を除いて，主となる記憶障害と矛盾する．
8. 聴覚性即時指標と聴覚性遅延指標の間でも直接的な比較をすることがある．これらには同じ検査を使うので比較は複雑ではない．即時記憶指標が遅延記憶指標より15評価点ないしはそれ以上なら遅延記憶指標の障害と一致し，脳損傷後に最も頻繁に見られる所見である．このような患者は簡単な日常会話をこなすことはできるが，長時間あるいは過度の干渉がある時には情報を保持することができない．
9. 聴覚性遅延指標が聴覚性即時指標より15点ないしはそれ以上に良好な所見は，きわめて稀である．遅延記憶指標における反応は最初の段階で覚えたことに依存するので，これは矛盾のある所見である．場合によってはこのようなことが，患者が素材の100％を保持するほどの優れた保持力を持つために生じる．論理的記憶の場合，遅延素点は最初の物語での素点と2番目の物語での2回目の音読における素点の合

計とを比較しなくてはならない．対語連合の場合，遅延素点は即時再生におけるいずれか一試行での最高素点と比較しなくてはならない．もしこのような比較で，遅延素点が100％ないしはそれ未満ならば，その反応は優れた保持を表している．この所見は，記憶障害はないが集中や即時課題を体系化することに障害があることを示唆している．

10. 保持が100％を上回る場合，これもやはり記憶障害はないが，混乱，詐病の可能性，あるいは初期協力の欠如を示唆している．

11. 視覚性即時指標と視覚性遅延指標の間でも，やはり直接的な比較をすることがある．これらは同じ検査を使うので比較は複雑ではない．即時記憶指標が遅延記憶指標より15評価点ないしはそれ以上なら遅延記憶指標の障害と一致し，脳損傷後にもっとも頻繁に見られる所見である．このような患者は簡単な日常会話をこなすことはできるが，長時間あるいは過度の干渉がある時には情報を保持することができない．

12. 保持が100％を上回る場合，これもやはり記憶障害はないが，混乱，詐病の可能性，あるいは初期協力の欠如を示している．

13. 聴覚性即時指標と視覚性即時指標の間でもやはり比較できる．視覚性即時指標が聴覚性即時指標より20評価点は上回る高い所見は，視覚性記憶の強さを示唆しているが，それとは反対の所見は聴覚性記憶の強さを示唆している．しかし，視覚性と聴覚性の遅延記憶も比較し，やはり20点の差を見出さない限り結果はでないはずである．聴覚性あるいは視覚性記憶が相対的に強いという結論は，片方だけではなく両方を比較した所見に基づかなくてはならない．

14. 聴覚性あるいは視覚性記憶の優位性に関して所見に矛盾がある場合，解釈は慎重に行わなくてはならない．場合によっては，両方の得点セットが一つのモダリティーを有利にする明らかな傾向があるが，得点は20点のカットオフに届かない．もし一方が，20点に届き，他方がそれを少なくとも15点は上回るなら，これは明らかな優位性として解釈できる．もしこの基準に達しないなら，一つのモダリティーにより強い能力の傾向があると解釈することができる．

15. 遅延と即時の比較で反対の結果がでる場合，これは集中，注意，協調，検査条件，あるいは他の記憶外の条件といった問題と関係してい

ることが多い．

16. 視覚性検査の解釈には視覚能力が適切であるという前提が必要とされる．次のいずれにおいても正常得点なら視覚能力は確実にある．絵画完成，視覚形態識別検査，絵画配列，ボストン呼称検査，あるいはベントン視覚記銘検査である．唯一の例外は顔記憶であり，患者は顔を同定するにあたり相貌失認と呼ばれる特殊な局在的障害を負っていることがある．しかしこのような場合，得点は顔検査の両方の試行（Ⅰ・Ⅱ）でランダムなレベルになる．

17. 聴覚性検査の解釈には言語能力が適切であるという前提が必要である．次のいずれにおいても正常得点なら基本的言語能力は確実にある．一般的理解，単語問題，あるいはルリア・ネブラスカ神経心理学バッテリーの受容性言語である．

18. ワーキングメモリ指標は，注意の指標で，即時的な作動記憶過程である．この得点は一般的記憶指標の15点以内になくてはならない．頭部外傷やほとんどの脳障害のある状況では，この得点は一般に他の記憶得点と比較した時に予測範囲内に収まる．他の指標と比較して，ワーキングメモリ指標の得点が低い場合は脳損傷より情動あるいは動機の過程を示唆していることが多い．というのは，この得点は他の得点より脳損傷による影響を受けないはずだからである．

19. WAIS-Ⅲのワーキングメモリ指標をWMS-Ⅲのワーキングメモリ指標と比較することがある．二つの指標には共通する部分があり，WAIS-Ⅲの指標では算数，数唱，そして文字数字序列に基づく．WMS-Ⅲでは，指標は視覚性記憶範囲と文字数字序列に基づく．その結果，WAIS-Ⅲの方が低得点なら一般に数字に関する働きの障害を示唆するが，一方でWMS-Ⅲの方が低得点なら短期的な視覚−空間保持の障害を示唆している．

20. WMS-Ⅲは文字数字序列を含むために，ワーキングメモリ指標はWAIS-RとWMS-Rのそれとは同じ尺度でありながらは非常に異なる．この課題は患者に課される要求という点で逆唱と似ているが，広範囲に及ぶ障害のある患者にとっては非常に難しい．その結果，WAIS-RあるいはWMS-Rを使った早期の検査からは臨床的に確かな低下の徴候が何も見られない患者に，新しいワーキングメモリ指標

は古い尺度より1標準偏差程度，たびたび低くなると推定されるであろう．結果として，低下を確定するには2標準偏差を上回る差（非常に稀だが）が必要となるであろう．

21. 視覚性記憶障害は右半球損傷に関係があり，反対に聴覚性記憶障害は左半球損傷と関係があるとしばしば示唆されてきた．これは障害がこのような主張を裏付ける局在的損傷の明白な徴候が他にある時には該当するが，記憶障害だけが存在する時や記憶障害が主な障害である時には該当しない．記憶の所見のみからの局在化の試みは，我々の最新の知識事情によっていてもせいぜい仮説として慎重にならなくてはならない．

ウェクスラー記憶検査-Ⅲ（WHS-Ⅲ）の文献

Bernard, L. C., Houston, W., & Natoli, L. (1993). Malingering on neuropsychological memory tests: Potential objective indicators. *Journal of Clinical Psychology*, *49*(1), 45–53.

Brooker, A. E. (1995). Performance on the Wechsler Memory Scale-Revised for patients with mild traumatic injury and mild dementia. *Perceptual and Motor Skills*, *84*(1), 131–138.

Chelune, G. J., & Bornstein, R. A. (1988). WMS-R patterns among patients with unilateral brain lesions. *Clinical Neuropsychologist*, *2*(2), 121–132.

Guilmette, T. J., & Rasile, D. (1995). Sensitivity, specificity, and diagnostic accuracy of three verbal memory measures in the assessment of mild brain injury. *Neuropsychology*, *9*(3), 338–344.

Hawkins, K. A. (1998). Indicators of brain dysfunction derived from graphic representations of the WAIS-III/WMS-III Technical Manual clinical samples data: A preliminary approach to clinical utility. *Clinical Neuropsychologist*, *12*(4), 535–555.

Larrabee, G. J., & Crook, T. H. (1989). Dimensions of everyday memory in age-associated memory impairment. *Psychological Assessment: A Journal of Consulting and Clinical Psychology*, *1*(2), 92–97.

Lezak, M. D. (1995). *Neuropsychological assessment* (3rd ed.). New York: Oxford University Press.

Luria, A. R. (1962). *Higher cortical functions in man*. New York: Consultants Bureau.

Luria, A. R. (1980). *Higher cortical functions in man* (2nd ed.). New York: Consultants Bureau.

Mutchnick, M. G., Ross, L. K., & Long, C. J. (1991). Decision strategies for cerebral dysfunction IV: Determination of cerebral dysfunction. *Archives of Clinical Neuropsychology*, *6*, 259–270.

Ryan, J. J., & Ward, L. C. (1999). Validity, reliability, and standard error of measurement for seven-subtest short forms on the Wechsler Adult Intelligence Scale-III. *Psychological Assessment*, *11*(2), 207–211.

Vangel, S. J., Lichtenberg, P. A., & Ross, T. P. (1995). Clinical utility of the logical memory subtests and the relationship of demographic factors to test performance. *Journal of Clinical Geropsychology*, *1*(1), 67–77.

Webster, J. S., Godlewski, M. C., Hanley, G. L., & Sowa, M. V. (1992). A scoring method for logical memory that is sensitive to right-hemisphere dysfunction. *Journal of Clinical & Experimental Neuropsychology*, *14*(2), 222–238.

Wechsler, D. (1945). *Wechsler Memory Scale*. New York: Psychological Corporation.

Wechsler, D. (1955). *Manual for the Wechsler Adult Intelligence Scale*. New York: Psychological Corporation.

Wechsler, D. (1987). *Wechsler Memory Scale-Revised manual*. San Antonio, TX: The Psychological

Corporation.
Wechsler, D. (1997). *Wechsler Memory Scale-Third Edition*. San Antonio, TX: The Psychological Corporation.

(Charles J. Golden)

数唱（WAIS-Ⅲ）

Digit Span (WAIS-III)

数唱は Wechsler-Bellevue 知能検査（Wechsler, 1939）に端を発して以来，知能と記憶の評価のためのウェクスラーバッテリーの下位検査をなしてきた．形式は変わらないままだが，ランダム化された数列はウェクスラー成人知能検査の各版によって様々である（Wechsler; WAIS-R, 1981; WAIS-Ⅲ, 1997）．当初の尺度は言語性記憶だけではなく注意と集中の尺度と考えられていたが，WAIS-Ⅲではこの検査をワーキングメモリの尺度と捉えている．

■解　釈■

1. 数唱下位検査における全般的反応は，広範囲に及ぶ影響に対して鋭敏である．反応は，ワーキングメモリ，注意，情動障害，不安，そして算数／数字恐怖症などの混乱によって低下し得る．したがって，神経心理学的な解釈をする前に，反応を現時点でのストレスと不安レベルの尺度や観察と比較しなくてはならない．さらに，障害が数の問題でのみ明らかとなる場合は，非常に注意深く観察しなくてはならない．
2. 失語を来たす左前頭／側頭／頭頂損傷の場合は，数唱得点に強い影響を及ぼすことがある．右半球の同じ領域への損傷が及ぼす影響ははるかに小さい．失語を生じない損傷が数唱に影響を及ぼすこともあるが，一般にはより軽度である．
3. 一般に頭部外傷の患者は，記憶のより複雑で遅延的な尺度よりもワーキングメモリの尺度（数唱のような）でより良好な反応を見せる．結果として，もし数唱が軽度から中等度の頭部外傷（左半球に限局的損傷のある場合は除く）後に著しく低下するのなら，患者は詐病あるいは不安の徴候を見せているかもしれない．ただし，このことは頭蓋内出血を伴う左半球の脳卒中や頭部外傷の場合には該当しないことを強調しておかなくてはならない．
4. 順唱と逆唱の比較は付加的情報を得るための重要な方法である．いず

れかの試行で順方向に学習した数列の最大数から，いずれかの試行で逆方向に学習した数列の最大数を引く．3ヶを上回る差（順向性数列＞逆向性数列）が生じるなら，記憶に数列を保持してそれらを再序列化することに障害があることを示唆し，右半球前方の障害に関係している可能性がある．
5. 順向性と逆向性の差がゼロあるいはマイナス（逆向性数列＞順向性数列）なら，不十分な動機あるいは詐病すら示唆している．というのは，学習した数列の絶対数の観点から考えて，逆唱が順唱より良好なことは決してないはずだからである．
6. 順唱における明らかな低得点（数列が5ヶ未満）は，注意過程の低下あるいは記憶低下を示唆している．
7. 絶対的な長さの観点から考えて最良の逆唱が4ヶ未満であるなら，順唱が正常でも，これは序列化の障害あるいは数秒以上言語性素材を保持することに低下があることを示唆している．
8. 数唱での好成績は痴呆を含むほとんどの形態の脳損傷と矛盾するが，痴呆の場合は順唱と逆唱の間に予想以上に大きな差が存在することがある．
9. 数唱とワーキングメモリの他の尺度が，他の形態の即時記憶と遅延記憶における変化を比較するために，非失語症例においてベースラインとして使われることがある．
10. 数唱はWMS-Ⅲの視覚性記憶範囲と比較させることができる．この比較は検査の素点あるいは評価点よりも，順向性と逆向性に関して補正した最大の序列サイズに基づいて行うのが最良である．
11. もし順唱が順向性の視覚性記憶範囲を2ヶより上回るなら，これは言語性ワーキングメモリの優位性を示唆している．ただしこれは逆唱の逆向性の視覚性記憶範囲に対して同様の優位性が確認される場合である．視覚性ワーキングメモリの優位性は，同じ基準を逆に使って確認することができる．しかしこのような優位性は，言語性と視覚性記憶のより全般的な比較により確認される時にのみ意味を持つ（WAIS-Ⅲの節を参照）．多くの場合，優位性は記憶の優位性そのものよりも，基本的な視覚性あるいは言語性の処理障害を表している．

数唱 (WAIS-Ⅲ) の文献

Boone, D. E. (1998). Specificity of the WAIS-R subtests with psychiatric inpatients. *Assessment, 5,* 123–126.

Campbell, J. M., & McCord, D. M. (1996). The WAIS-R comprehension and picture arrangement subtests as measures of social intelligence: Testing traditional interpretations. *Journal of Psychoeducational Assessment, 14,* 240–249.

Golden, C. J., Zillmer, E., & Spiers, M. (1992). *Neuropsychological assessment and intervention.* Springfield, IL: Charles C Thomas.

Kramer, J. H. (1990). Guidelines for interpreting the WAIS-R subtest scores. *Psychological Assessment, 2,* 202–205.

Matarazzo, J. D. (1972). *Wechsler's measurement and appraisal of adult intelligence* (5th ed.). New York: Oxford University Press.

Sprandel, H. Z. (1995). *The psychoeducational use and interpretation of the Wechsler Adult Intelligence Scale-Revised* (2nd ed.). Springfield, IL: Charles C Thomas.

Wechsler, D. (1981). *WAIS-R manual.* New York: The Psychological Corporation.

Wechsler, D. (1986). *WAIS-R administration and scoring manual.* San Antonio, TX: The Psychological Corporation.

Wechsler, D. (1997). *WAIS-III administration and scoring manual.* San Antonio, TX: The Psychological Corporation.

〔James D.D. Bradley〕

視覚性記憶範囲 (WMS-Ⅲ)
Spatial Span (WMS-III)

視覚性記憶範囲は近年，数唱の非言語性版下位検査として加えられた．数唱と同様に，WMS-Ⅲではこの検査をワーキングメモリの尺度として考える．

■ 解　釈 ■

1. 視覚性記憶範囲検査における全般的な反応は，広範囲に及ぶ影響に鋭敏である．反応は，ワーキングメモリ，注意，情動障害，そして不安などの混乱により低下し得る．しかし，数字の出現が多くの患者を動揺させる数唱よりは一般に受け入れられやすい．

2. 失語を生じる左前頭／側頭／頭頂損傷の場合は，数唱の得点に大きな影響を及ぼすことがある．一般にこのような損傷は，順向性より逆向性の視覚性記憶範囲に影響を及ぼす．逆向性の最長の視覚記憶範囲での反応が，最低でも順向性での最長の視覚記憶範囲を3ヶ下回る時には障害を疑う．

3. 一般に頭部外傷の患者は，より複雑で遅延的な記憶の尺度よりもワーキングメモリの尺度でより良好な反応を見せる．結果として，もし視

覚性記憶範囲が軽度から中等度の頭部外傷（左半球の局所的損傷の場合を除いて）後に著しく低下するのなら，詐病あるいは不安の徴候を見せているかもしれない．このことは頭蓋内出血を伴う左半球の脳卒中や頭部外傷の場合には該当しないことを強調しておかなくてはならない．

4. 順向性と逆向性の差がゼロかマイナス（逆向性視覚性記憶範囲＞順向性視覚性記憶範囲）なら，不十分な動機あるいは詐病すら示唆している．というのは，学習した視覚性記憶範囲の絶対数の観点から考えて，逆向性が順向性より良好なことは決してないはずだからである．

5. 順向性の視覚性記憶範囲における明らかな低得点（序列数が5ヶ未満）は，注意過程の低下あるいは視覚－空間能力の障害を示唆している．

6. 視覚性記憶範囲における好成績は痴呆を含むほとんどの形態の脳損傷と矛盾するが，痴呆の場合は順向性と逆向性の間に予想以上に大きな開きが存在することがある．

7. 視覚性記憶範囲とワーキングメモリの別の尺度が，非失語患者における他の形態の即時記憶と遅延記憶の変化を比較するためにベースラインとして使われることがある．

8. 数唱は視覚性記憶範囲と比較させることができる．この比較は検査の素点や評価点よりも，順向性と逆向性に関して補正した最大の序列サイズに基づいて行うのが最良である．

9. もし順唱が順向性の視覚性記憶範囲を2ヶより上回るなら，言語性ワーキングメモリの優位性を示唆している．ただし逆唱の逆向性の視覚性記憶範囲に対して，同様の優位性が確認される場合である．視覚性ワーキングメモリの優位性は，同じ基準を逆に使って確認することができる．しかし，このような優位性は言語性と視覚性記憶のより全般的な比較により確認される時にのみ意味を持つ（WAIS-Ⅲの節を参照）．多くの場合，優位性は記憶の優位性そのものよりも，基本的な視覚性あるいは言語性の処理障害を表している．

視覚性記憶範囲（WMS-Ⅲ）の文献

Bernard, L. C., Houston, W., & Natoli, L. (1993). Malingering on neuropsychological memory tests:

Potential objective indicators. *Journal of Clinical Psychology, 49*(1), 45–53.
Brooker, A. E. (1995). Performance on the Wechsler Memory Scale-Revised for patients with mild traumatic injury and mild dementia. *Perceptual and Motor Skills, 84*(1), 131–138.
Chelune, G. J., & Bornstein, R. A. (1988). WMS-R patterns among patients with unilateral brain lesions. *Clinical Neuropsychologist, 2*(2), 121–132.
Guilmette, T. J., & Rasile, D. (1995). Sensitivity, specificity, and diagnostic accuracy of three verbal memory measures in the assessment of mild brain injury. *Neuropsychology, 9*(3), 338–344.
Larrabee, G. J., & Crook, T. H. (1989). Dimensions of everyday memory in age-associated memory impairment. *Psychological Assessment: A Journal of Consulting and Clinical Psychology, 1*(2), 92–97.
Lezak, M. D. (1995). *Neuropsychological assessment* (3rd ed.). New York: Oxford University Press.
Luria, A. R. (1962). *Higher cortical functions in man.* New York: Consultants Bureau.
Luria, A. R. (1980). *Higher cortical functions in man* (2nd ed.). New York: Consultants Bureau.
Mutchnick, M. G., Ross, L. K., & Long, C. J. (1991). Decision strategies for cerebral dysfunction IV: Determination of cerebral dysfunction. *Archives of Clinical Neuropsychology, 6*, 259–270.
Vangel, S. J., Lichtenberg, P. A., & Ross, T. P. (1995). Clinical utility of the logical memory subtests and the relationship of demographic factors to test performance. *Journal of Clinical Geropsychology, 1*(1), 67–77.
Webster, J. S., Godlewski, M. C., Hanley, G. L., & Sowa, M. V. (1992). A scoring method for logical memory that is sensitive to right-hemisphere dysfunction. *Journal of Clinical & Experimental Neuropsychology, 14*(2), 222–238.
Wechsler, D. (1945). *Wechsler Memory Scale.* New York: Psychological Corporation.
Wechsler, D. (1955). *Manual for the Wechsler Adult Intelligence Scale.* New York: Psychological Corporation.
Wechsler, D. (1987). *Wechsler Memory Scale-Revised manual.* San Antonio, TX: The Psychological Corporation.
Wechsler, D. (1997). *Wechsler Memory Scale-Third Edition.* San Antonio, TX: The Psychological Corporation.

(Charles J. Golden)

レイ複雑図形検査 (CFT)
Rey-Osterrieth Complex Figure Test (CFT)

レイ複雑図形検査 (CFT) は Rey (1942) によって考案され、後に Osterrieth (1944) によって60人の成人母集団を基に標準化された。さらに若年者と高齢者を含む標準化データセットが近年提供された (つまり、Spreen & Strauss, 1991)。この検査は一般に、構成能力、知覚-構成能力、そして視覚性-知覚性記憶のための有用なスクリーニング手段と考えられている (Tupler, Welsh, Asare-Aboagye, & Dawson, 1995)。しかし、側頭葉性てんかんの場合には、大脳半球の損傷部位を突き止める (Loring, Lee, & Meador, 1988) だけではなく、偽記憶障害の識別にも重要であることが解ってきた (Bernard, Houston, & Natoli, 1993)。この検査を神経心理学的評価の重要な部分となすもう一つの要因は、この尺度における反応が、性、教

育，人格変化，そして精神病のような外的要因の影響に左右されないことが解ってきたことである（Boone, Lesser, Hill-Gutierrez, Berman, & D'Elia, 1993; Cornell, Roberts, & Oram, 1997; Sautter, McDermott, Cornwell, Borges, Johnson, Vasterling, & Marcontell, 1997）．

■解　釈■

1. Spreen & Strauss（1991）によれば，模写相における標準化データセットの成人成績の平均範囲は，35.53±0.8（50-59歳）から32.9±2.7（70歳以上）である．
2. 患者が要求されていることを理解できているかどうか確認することは重要である．もし基本的な受容性言語能力が正常なら，患者はこの課題でしなくてはいけないことを理解するのにほとんど困難はないはずである．しかし，もし受容性言語能力に混乱があるなら，検者は検査を進める前に，患者が検査を完全に理解していることを確認しておかなくてはならない．もしこのような障害が，要求されていることの理解の妨げとなっているのなら，結果的に起こる患者の誤りは受容性言語障害を鮮明に表すもので，それ以外の何物でもない．細部を見落とすために模写が完成しない場合は，なぜこのようなことが起きたのか尋ね，模写課題を完成させることが有用である．
3. この検査の模写相は構成障害のためのスクリーニング手段を意図しているので，疑われる多くの障害のどれが構成障害の出現の原因であるか正確に同定することは意図していない（18点の得点システムを使っている）．根本的な障害が視覚性-知覚性障害にあるのか，それとも視覚性-運動性協調障害にあるのかを最も正確に識別するためには，より基本的な描画尺度（たとえば，ベンダー視覚運動ゲシュタルト検査やベントン視覚記銘検査），運動性要因を必要としない空間尺度（レーヴンマトリシス），そして純粋な運動尺度（指たたき検査やパーデュー・ペグボード検査）によって，これらの特異的な能力をさらに徹底的に調べなくてはならない．
4. 質的観察によって，描画の線質，運動性課題を実行する際の困難さ，振戦の存在，そして不完全あるいは完全麻痺の存在などが見られれば，これらはすべてどのような空間障害とも関係のない運動障害の存

在を示している．

5. 模写したすべての図形は，考え得る損傷を同定する目的で幾つかのグループの一つに分類することができる．運動障害がなく図形は完全で原画と同じように見えるなら正常に分類され，視覚－運動そして視覚－空間能力が正常であることを示唆している．
6. 図形の全体的な輪郭と形状は保たれているが，促しても細部が欠けるのなら左半球の機能障害を示唆している．
7. 図形がひどく歪み全体図形として認識できなければ，右半球後方の障害を示唆している．
8. 図案の左半分が欠如するかページの右側にしか描かないのなら，半側無視を示唆し，一般に右半球後方に損傷が見られる．
9. 描画障害がなく図形を描き終えるが，描き方が衝動的で保続と図形の特定部分の繰り返しを見せる患者，あるいは細部を加えて図形を完成させるために繰り返し促さなくてはならない患者は，前頭葉前部の機能障害を呈していることがある．
10. この検査の即時再生と遅延再生の項目は，検者が患者の即時記憶と短期記憶の両方を通して視覚性－知覚性記憶を評価することを意図している．この評価の鍵は，患者が自分の最初の反応といかに正しく比較するかにある．得点は一般に模写相から記憶相にかけて約1/3低下する．50％を上回る低下は，記憶能力に障害があることを示唆している．
11. 模写相を経て記憶相に移るまでに得点に33％未満の低下がある患者の所見は，視覚能力が比較的正常であることを示唆している．しかし，患者が模写相で非常に低得点しかとれない時（24点未満）には，この変化に関する解釈には慎重にならなくてはならない．
12. 遅延項目で反応の低下はあるが模写相と再生相の反応が正常であるなら，干渉の影響を受けやすいだけではなく，記憶の長期的固定に障害があることを示唆している．前頭葉患者の中には，遅延相で保続がより明らかな人がいる．
13. 軽度から中等度の頭部外傷のような多くのびまん性損傷では，比較的正常な模写相と再生相の両方に比べ，遅延反応が全般的に最も不良である．

14. 再生相は反応不良だが模写相と遅延記憶が正常反応なら，動機の障害あるいは一貫性に欠ける努力を示唆しているか，あるいは詐病の可能性もある．
15. しばしば，模写相から再生相にかけての向上が見られる患者がいる．これは初めの動機付けが乏しかったこと，模写相での衝動性，あるいは情報処理の遅さを示していることがあり，他の検査でも同様に明らかとなるはずである．
16. 軽度前頭葉損傷の患者は，この検査では何も障害が見られないことがある．他の患者は，刺激の構成的側面とは関係なく行き当たりばったりの方法で課題を行うことがある．しかし面白いことに，このような患者は何とか図形を正確に完成させたとしても，図形の全体的ゲシュタルトの感覚がなく，再生に影響を及ぼすことが多い．他の場合として，構成力の欠如が細部の欠如を生じさせることが多く，患者は自分の描画と最初の図形を比較するよう求められた時に同定することができない．
17. レイ複雑図形検査は痴呆の存在に鋭敏であり，疑いのある患者における優れた非言語性スクリーニング検査となることがある．
18. 軽度の頭部外傷後あるいは明らかな神経学的障害がない時に模写相での成績が30未満なら，詐病を示唆していることがある．このような反応が実際に実質的な病理を示すことはあるが，このような著しい状態は通常MRIないしSPECTで確かめることができる．
19. ある前頭葉損傷の場合は視野の走査が不完全となり，重要な細部や図形の全体すら見落とす．しかし，このような患者はこれらの細部を指摘されれば再現することができる．
20. レイ複雑図形は複雑なので，一般に他の記憶検査よりも持続的注意を必要とする．したがって，視聴覚媒介連続動作性検査や注意変動検査（特に，視覚性部分で）の低成績にも表されるような持続的注意における障害が，レイ複雑図形の低成績に関わっていることがある．このようなことは，ウィスコンシンカード分類検査，触覚動作性検査，ハルステッドカテゴリー検査，そしてWMS-Ⅲの顔検査にも見られることが多く，好成績をとるにはやはり持続的注意が必要である．持続的注意をそれほど必要とはしない類似した検査（たとえば，ベントン

視覚記銘検査，ストループ検査，統制発語連合検査，トレイルメイキング検査試行B，ワーキングメモリ）は，もしこれが主な障害であれば一般には正常である．ただし，どのような検査にも影響を及ぼす可能性のあるもっと重度の障害の場合は別である．

21. 積み木問題は言語的媒介方略を使って平均レベルの成績をとることができるが，レイ複雑図形はそうはいかない．一般に言語的媒介を使うこのパターンには，積み木問題の好成績やマトリックスの好成績，そして簡単な描画の良好な再現があるが，複雑な描画（レイ複雑図形のような）の低再現性や顔記憶尺度の低成績，そして簡単に符号化できない他の課題は別である．これには一般に言語性検査における好成績も伴う．

22. この項目ではレイ複雑図形を記憶検査として呈示するが，これは明らかに複雑な視覚－空間反応の検査でもある．模写相での正常な反応は，視覚－空間障害だけではなく視覚－運動障害をも除外する．

23. レイ複雑図形の反応には障害が見られるが他の記憶検査と視覚－空間課題が正常なら，前頭葉損傷と関連する構成能力の著しい障害を示していることがある．このような場合，ウィスコンシンカード分類検査やハルステッドカテゴリー検査にも反応に障害が見られる．

24. レイ複雑図形の反応は良好だが他の視覚－空間検査が異常ならば動機の浮動性を示唆し，疲労，協調性の欠如，詐病，あるいは他の非認知的要因が関係していることがある．

25. レイ複雑図形により測定される複雑図案の記憶は，顔や家族写真により求められる視覚性記憶の他の形態とは区別される．広範な障害は全般的な視覚性記憶能力の障害を示唆するが，障害の特異的なパターンは，意味を持たない図案記憶（レイ複雑図形）や顔の記憶（顔検査）あるいは意味を持つ写真の記憶（家族写真検査）に対し，より特異的な損傷であることを示している．

レイ複雑図形検査（CFT）の文献

Bernard, L. C., Houston, W., & Natoli, L. (1993). Malingering on neuropsychological memory tests: Potential objective indicators. *Journal of Clinical Psychology, 49*, 52–58.

Bigler, E. D. (1988). Frontal damage and neuropsychological assessment. *Archives of Clinical Neuropsychology, 3*, 279–297.

Binder, L. M. (1982). Constructional strategies on complex figure drawings after unilateral brain damage. *Journal of Clinical Neuropsychology, 4*, 51–58.

Boone, K. B., Lesser, I. M., Hill-Gutierrez, E. H., Berman, N. G., & D'Elia, L. F. (1993). Rey–Osterrieth complex figure performance in healthy, older adults: Relationship to age, education, sex, and IQ. *The Clinical Neuropsychologist, 7*(1), 22–28.

Cherrier, M. M., Mendez, M. F., Dave, M., & Perryman, K. M. (1999). Performance on the Rey–Osterrieth Complex Figure test in Alzheimer's disease and vascular dementia. *Neuropsychiatry, Neuropsychology, and Behavioral Neurology, 12*(2), 95–101.

Cornell, D. G., Roberts, M., & Oram, G. (1997). The Rey–Osterrieth complex figure test as a neuropsychological measure in criminal offenders. *Archives of Clinical Neuropsychology, 12*(1), 47–56.

Delaney, R. C., Prevey, M. L., Cramer, J., Mattson, R. H., & V. A. Epilepsy Cooperative Study #264 Research Group (1992). Test–retest comparability and control subject data for the Rey–auditory verbal learning test and the Rey–Osterrieth/Taylor complex figures. *Archives of Clinical Neuropsychology, 7*, 523–528.

Denman, S. (1984). *Denman Neuropsychology Memory Scale*. Charleston, S. C.: S. B. Denman.

Hamby, S. L., Wilkins, J. W., & Barry, N. S. (1993). Organizational quality on the Rey–Osterrieth and Taylor complex figures tests: A new scoring system. *Psychological Assessment, 5*(1), 27–33.

Hartman, M., & Potter, G. (1998). Sources of age differences on the Rey–Osterrieth Complex Figure Test. *Clinical Neuropsychologist, 12*(4), 513–552.

Kaplan, E. (1993). Neuropsychological Assessment. In T. Boll & B. K. Bryant (Eds.). *Clinical neuropsychology and brain function: Research, measurement, and practice*. Washington, D. C.: American Psychological Association.

Kuehn, S. M., & Snow, W. G. (1992). Are the Rey and Taylor figures equivalent? *Archives of Clinical Neuropsychology, 7*, 445–448.

Lezak, M. D. (1995). *Neuropsychological assessment* (2nd ed.). New York: Oxford University Press.

Loring, D. W., Lee, G. P., & Meador, K. J. (1998). Revising the Rey–Osterrieth: Rating right hemisphere recall. *Archives of Clinical Neuropsychology, 3*, 239–247.

Meyers, J. E., & Meyers, K. R. (1995). Rey complex figure test under four different administration procedures. *The Clinical Neuropsychologist, 9*(1), 63–67.

Milberg, W. P., Hebben, N., & Kaplan, E. (1986). The Boston process approach to neuropsychological assessment. In I. Grant & K. M. Adams (Eds.). *Neuropsychological assessment of neuropsychiatric disorders*. New york: Oxford University Press.

Osterrieth, P. A. (1944). Le test du copie d'une figure complexe. *Archives de Psychologie, 28*, 206–356.

Rapport, L. J., Farchione, T. J., Dutra, R. L., Webster, J. S., & Charter, R. A. (1996). Measures of hemi-inattention on the Rey-figure copy for the Lezak-Osterrieth scoring method. *The Clinical Neuropsychologist, 10*(4), 450–454.

Rey, A. (1942). L'examen psychologique dans le cas d'encephalopathie traumatique. *Archives de Psychologie, 28*, 286–340.

Sautter, F. J., McDermott, B. E., Cornwell, J. M., Borges, A., Johnson, J., Vasterling, J. J., Marcontell, D. K. (1997). A comparison of neuropsychological deficits in familial schizophrenics, nonfamilial schizophrenics, and normal controls. *Journal of Nervous and Mental Disorders, 185*(10), 641–644.

Spreen, O., & Strauss, E. (1991). *A compendium of neuropsychological tests: Administration, norms, and commentary*. New York: Oxford University Press.

Stern, R. A., Singer, E. A., Duke, L. M., Singer, N. G., Morey, C. E., Daughtery, E. W., & Kaplan, E. (1994). The Boston qualitative scoring system for the Rey–Osterrieth complex figure: Description and interrater reliability. *The Clinical Neuropsychologist, 8*(3), 309–322.

Strauss, E., & Spreen, O. (1991). A comparison of the Rey and Taylor figures. *Archives of Clinical Neuropsychology, 7*, 449–456.

Taylor, L. B. (1969). Localization of cerebral lesions by psychological testing. *Clinical Neurosurgery, 16*, 269–287.

Tombaugh, T. M., & Hubley, A. M. (1991). Four studies comparing the Rey–Osterrieth and Taylor complex figures. *Journal of Clinical and Experimental Neuropsychology, 13*, 587–599.

Tupler, L. A., Welsh, K. A., Asare-Aboagye, Y., & Dawson, D. V. (1995). Reliability of the Rey–Osterrieth Complex Figure in use with memory-impaired patients. *Journal of Clinical & Experimental Neuropsychology, 17*(4), 566–579.
Visser, R. S. H. (1973). *Manual of the complex figure test*. Amsterdam: Swets & Zietlinger.

〔James D.D. Bradley〕

レイ聴覚性言語学習検査（RAVLT）
Rey Auditory Verbal Learning Test (RAVLT)

　レイ聴覚性言語学習検査（RAVLT）は簡単に施行できる言語性の学習と記憶の尺度である．即時記憶範囲，学習と学習方略，逆向性と順向性干渉，そして誤りのタイプ（たとえば，侵入，保続）の比較（Lezak, 1983）などの指標を測定することを意図しており，単体として記憶にアプローチする他の検査では容易に識別できない学習と記憶の質的尺度を提供する．レイ聴覚性言語学習検査は，施行と採点の点でカリフォルニア言語性学習検査に似ている．しかし，二つの検査は刺激の点で異なる．レイ聴覚性言語学習検査は，意味的に無関係な単語リスト（リストA）と類似の干渉リスト（リストB）から構成されている．このため多くの臨床家や研究者は，レイ聴覚性言語学習検査を言語性記憶機能のより純粋な尺度と捉えている．

■解　釈■

1. リストA単語の試行1即時自由再生に比べてリストB単語の即時自由再生が低得点なら，高度な順向性干渉が関係しているかもしれない．このような障害は検索障害に関係し，前方損傷と関連していることが多い．しかし場合によって，反復試行が覚醒と注意能力を非常に必要とするため，これが認知的疲労である場合を表していることがある．

2. リストA単語に関する試行6が試行5に比べて低得点なら，短期遅延の間に忘れる程度が高いか，逆向性干渉があるか，あるいはこれらの障害が組み合わされているかのいずれかを示している．これらは皮質下損傷を表し，時間が経過すると情報を貯蔵していられなくなる．再認検査はこれが本当に新しい記憶を保持することができないのか，それともさらに検索障害も表すものなのかを見ることに役立つ．

3. 時間の経過に伴う言語的情報の保持能力を表す30分の遅延再生試行

における低得点は，時間経過中に素材を保持することの障害を示す．これもまた皮質下の記憶貯蔵の障害を示す．しかし，もし多くの侵入の誤りがありながら素材がきれいに貯蔵されているなら，これは探索障害を示すであろう．

4. 前出の単語に比べて後出の単語が再生不良なら，患者は前頭葉障害の患者に特徴的な受動的な学習スタイルをとっていることを示している．脳損傷の患者は能動的にリストを学習しようとする時，最初に呈示された単語よりも間近に呈示された単語の方が一般に成績が良い．新しい記憶を形成することに障害のある患者は，最も間近の単語を覚える傾向がより強いが，受動的な前頭葉患者は初めの方の単語に注意を払い，試行全体ですらその後の単語を無視するか処理することができない．

5. 再生一貫性（つまり，最初の4試行の一つで再生するターゲット単語が，そのすぐ次の試行でも再生されるパーセンテージ）の低下は学習スタイルが体系化されていないことを表し，患者が学習プランを形成あるいは維持することが困難であることを意味している．これはまた前方損傷を表すが，前頭葉患者は試行全体にわたって一貫性を見せるが学習レベルは低い．

6. 最初に言われてから少し後に再生する時，同じ単語が反復されるのなら脱抑制を示唆し，前方損傷に関係がある．レイ聴覚性言語学習検査における保続は，二つのタイプに下位分類することができる．同じ単語の反復が再生の過程を経るほど増えるのなら，注意障害，記憶障害，そして皮質下障害に非常に多い何らかの体系化の障害を示している．

7. いずれのリストにもない単語や，リストの単語とは無関係の単語による侵入は，患者が外から入る情報と自分自身の連想を区別することが困難なことを示している．これが前頭葉の自己評価能力の崩壊を示唆していることがある．一般にこのような患者は，自分の反応が，自分が行おうとしていることとは無関係であることに気がついていない．

8. 検索障害がある患者は再認試行の方は良くできるが，記憶貯蔵障害がある患者は再認と再生の両試行が上手くできない．再生が再認より良好な場合，患者はリストにない単語へ反応するという衝動性を見せ，

あるいは再認の質問に対して「はい」か「いいえ」で答える時に保続となることがある．

9. 軽度の頭部外傷では，再認は再生よりずっと良好なはずである．この結果が見られなければ詐病による努力不足を示唆しているかもしれない．軽度の頭部外傷患者はまた，短期再生（即時リスト学習）の方が良好で遅延試行の方が不良である．逆のパターンもやはり努力の浮動性を示唆している．さらに重度の頭部外傷ではどちらもさらに低下することがあるが，遅延記憶が即時記憶より低下することの方が多い．

10. 試行を通じての学習は何らかの記憶痕跡を保持し，多くが低レベルの記憶得点のより鋭敏な指標であることを示している．しかし，このように長いリスト検査は患者を困惑させ，たとえば7単語リストを使った時よりも低成績となってしまうことがある．このため，患者は5試行の後，15単語中わずか3単語しか想起しないことがある．しかし，5試行の後，7単語中5単語はなんとかできるのである．したがって，このような検査は，状況全体にわたって学習の最高レベルを呈しているものと解釈してはならない．

11. 記憶の障害はアルツハイマー病の初期徴候である．

12. Powell, Cripe, & Dodrill (1991) による研究では，試行1から7の得点と総得点（つまり，試行1から5の合計）が，非神経学的対象から神経学的障害が混じった研究対象の区別に成功し，試行5が最高の結果を見せた．対照的に，得られた指標（つまり，試行1の後に学習された単語，干渉試行の最中に忘れられた単語，そして忘れられた単語のパーセンテージ）は，これらのグループを区別するのに効果はなかった．

13. レイ聴覚性言語学習検査とカリフォルニア言語性学習検査における得点は類似するはずである．1標準偏差（15評価点）を上回る大きな乖離は，協力，疲労，詐病，あるいは他の非認知的要因の様々なレベルのために，反応に一貫性がないことを示唆している．

14. リスト記憶は物語記憶（論理的記憶）あるいは対語連合学習（対語連合）からは，はっきりと独立した課題である．後者の課題のそれぞれは，患者に意味だけではなくより多くの体系を提供する．リスト学習のみの障害は，患者が言語性記憶それ自体より長いリスト学習が必要

とする体系的な課題に困惑していることを示唆している（このような患者は短いリスト学習ではより良好なことがあり，数唱での反応を見ることである程度分かる）．物語記憶のみの障害では機械的記憶は正常だが，基本的な機械的記憶を超える反応で正常な向上を見せるために，物語の意味を利用することができない．対語連合タイプの課題のみの障害は，患者が素材の順序を全体として序列化できないことを示している（これは他の言語性記憶課題を行う際の序列化を見ることにより，同様に評価することができる）．

15. 対語連合とリスト学習で障害が見られるが論理的記憶では見られないのなら，患者は機械的記憶に障害はあるが，記憶を助ける効果的な手がかりとして物語の意味が使えることを示している．

16. 対語連合と論理的記憶で障害が見られるがリスト学習課題では見られないのなら，機械的記憶には非常に強いが，障害の見られる課題では体系的で意味のある手がかりを活用し反応する能力に乏しいことを示している．

17. 意味のある絵画記憶は論理的記憶に見られるような意味のある言語性記憶と似ており，理論的には機械的記憶を表す課題（リスト学習，対語連合，顔）とは区別することができる．理論的には，顔，対語連合，そしてリスト学習課題で障害が見られる成績と比較して論理的記憶と家族写真の成績が高ければ，患者が全般的に低下している記憶能力を高めるために，高度な認知能力を使っていることを示唆している．しかしこの比較は，顔検査が再生課題というよりも再認課題であり，対語連合が特定の患者にとっては，より易しくも難しくもなる素材による特異的体系を必要としているという点では完全ではない．しかしながら，はっきりとした症例では一般的な比較はそれでも有用である．

18. 同様に，顔，対語連合，そしてリスト学習課題での好成績と比較して論理的記憶と家族写真が低成績なら，患者は記憶能力を高めるためにより高度な認知能力を使ってはおらず，一般に機械的記憶能力のみに頼っていることを示唆している．

レイ聴覚性言語学習検査（RAVLT）の文献

Kin J. H., Gfeller, J. D., & Davis, H. P. (1998). Detecting simulated memory impairment with the Rey Auditory Verbal Learning Test: Implications of base rates and study generalizability. *Journal of Clinical and Experimental Neuropsychology, 20*(5), 603–612.

Lezak, M. D. (1983). *Neuropsychological Assessment* (2nd ed.). New York: Oxford University Press.

Miranda, J. P., & Valencia, R. R. (1997). English and Spanish versions of a memory test: Word-length effects versus spoken-duration effects. *Hispanic Journal of Behavioral Sciences, 1*(2), 171–181.

Powell, J. B., Cripe, L. I., & Dodrill, C. B. (1991). Assessment of brain impairment with the Rey Auditory Verbal Learning Test: A comparison with other neuropsychological measures. *Archives of Clinical Neuropsychology, 6*(4), 241–249.

Rey, A. (1964). *L'examen clinique en psychologie*. Paris: Presses Unitersitaries de France.

Savage, R. M., & Gouvier, W. D. (1992). Rey Auditory-Verbal Learning Test: The effects of age and gender, and norms for delayed recall and story recognition trials. *Archives of Clinical Neuropsychology, 7*(5), 407–414.

（Ernest J. Aucone）

カリフォルニア言語性学習検査（CVLT）
California Verbal Learning Test (CVLT)

カリフォルニア言語性学習検査（CVLT）は言語性の学習と記憶の尺度である．認知神経科学の原則を基に，カリフォルニア言語性学習検査は学習方略（たとえば，意味的群化 vs. 系列的群化），誤りのタイプ比較（たとえば，侵入と保続），そして再生における干渉効果のような，学習と記憶の質的指標を提供するために作られた．これは，全体的な学力のみが得点化されるために，このような学習と記憶の質的側面を評価することが簡単にはできない他の認知機能の検査から，カリフォルニア言語性学習検査を区別する．カリフォルニア言語性学習検査は，多くの神経学的そして精神医学的状況に関連する記憶障害の特徴を記述することに有用で，この中には頭部外傷（Crosson, Novack, Trenerry, & Craig, 1988），アルツハイマー病，ハンチントン病，そしてアルコール性コルサコフ症候群（Delis, Massman, Butters, Salmon, Cermak, & Kramer, 1991），多発性硬化症とパーキンソン病（Delis, Freeland, Kramer, & Kaplan, 1988），さらに成人の注意欠陥多動性障害（ADHD）（Downey, Stelson, Pomerleau, & Giordani, 1997）が含まれる．

カリフォルニア言語性学習検査の因子分析研究は，一般に5つあるいは6つのいずれかの因子解を示している．286人の健常協力者のサンプルにおいて，Delis, Freeland, Kramer, & Kaplan (1988) は次の6因子解を見出した．(1) 一般的言語性学習（General Verbal Learning），(2) 反応弁別（Response Discrimination），(3) 学習方略（Learning Strategy），(4) 順向性効果（Proactive Effect），（5）連続的配置効果（Serial Position Effect），そして（6）獲得率（Acquisition Rate）である．また彼らは神経学的障害がある113人の協力者の得点を分析し，次の5因子解を見出した．（1）一般的言語性学習，（2）反応弁別，（3）連続的配置効果，（4）学習方略，そして（5）逆向性／短期遅延効果（Retroactive/Short Delay Effect）である．こうした所見は，一般に単一の言語性学習因子しか導き出さない他の臨床的記憶検査での過去の因子分析研究と対照的である．

■解　釈■

1. カリフォルニア言語性学習検査の再生尺度は次の解釈をもたらす．リストAの即時自由再生の試行1と比較してリストBの即時自由再生が低得点なら，順向性干渉が大きく関係していることがある．
2. リストAの即時自由再生の試行5と比較してリストAの短期遅延自由再生が低得点なら，遅延間隔中に忘れる程度が高いか，あるいは逆向性干渉，あるいはそれらの組み合わせのいずれかを示唆している．手がかりのある再生反応と比較して自由再生が低得点なら，記憶障害の一因ともなる検索障害があることを示している．しかし，もし自由再生と手がかり再生の両方に障害が見られるなら，その時は符号化の障害が患者の記憶障害の原因となっている．長期遅延検査（つまり，自由再生と手がかり再生）に関して言えば，低得点とは"20分の保持ができない"ことを示す．
3. リストAの即時自由再生の試行1から5で低得点と解釈するには，以下の学習特徴の評価が必要である．意味的群化が低得点なら，患者が系列的群化のようなあまり効果的ではない学習方略を使っていることを示す．意味的群化はターゲット単語をカテゴリーグループに再編成する高度に効果的な学習方略と考えられている．意味的群化の低得点は，カリフォルニア言語性学習検査の他の多くの指標での反応低下と相関性がある．
4. 系列的群化の高得点は，カリフォルニア言語性学習検査の他の指標での低成績と相関性がある．系列的群化の得点は，呈示されたものと同じ順で患者が単語を再生する程度を示す．すでに述べたように，これはあまり効率的ではない学習方略と考えられており，"刺激に拘束さ

れた"反応スタイルを表している．

5. 初頭性効果と親近性効果，そして再生の一貫性を検査しなくてはならない．リストにおいて最後に呈示された単語（親近性）に比較して最初に呈示された単語（初頭性）の再生が不良なら，患者が受動的な学習スタイルをとっていることを意味することがある．再生の一貫性（最初に学習した後，次の試行でその単語を想い出すこと）の低さは非体系的な学習スタイルを表しており，患者に学習プランを形成あるいは維持することの障害があることを意味している．

6. 保続は二つのタイプに下位分類することができる．近接的保続（proximal perseveration）は，単語が最初の反応のすぐ後に繰り返される場合である．このタイプの保続は反応抑制の障害を表すことがあり，前頭葉性の病理がある患者で観察されることが多い．対照的に，遠隔的保続（distal perseveration）は，患者の最初の反応からかなり後に反応を反復する時を指す．このような保続は一般に，注意あるいは記憶障害のある患者に見られる．

7. 無関連な反応から関連のある反応を区別することの障害は，侵入の数の多さで示される．このようなことが，リストB試行の再生あるいはリストAの遅延試行のいずれかで生じることがある．侵入得点が上昇する時は，順向性や逆向性干渉の程度が高いことを示している．

8. カリフォルニア言語性学習検査における最後の試行は長期遅延再認試行である．正確な再認（つまり，再認の正答）は，ターゲット項目が符号化されたことを意味する．ディストラクター項目からターゲット項目を区別することの障害，あるいは"はい"反応への偏りは，偽陽性の数の多さによって示される．

9. 遅延再生では，最も障害の重い反応は"いずれのリストにも無関係"な偽陽性の数の多さにより示され，最も障害の軽い反応はわずか数個の"リストBと共有される"偽陽性により示される．

10. 再認反応の最も優れた指標は"弁別"指標である．この指標での低得点は，ディストラクター項目からターゲット項目を区別することの障害を示し，符号化の障害が患者の記憶障害に影響を及ぼしていることを示唆している．

11. アルツハイマー病（AD）とアルコール性コルサコフ症候群（AK）の

患者は，同じようなカリフォルニア言語性学習検査の所見を呈する．2つのグループは，即時再生の障害，試行全体にわたる平板な学習率，試行全般にわたる一貫性のない再生，意味的群化における低得点，リストの最も間近な部分から受動的に単語を再生する傾向，遅延間隔を伴う保持の低下，侵入率の高さ，再認弁別の低下，偽陽性率の高さ，"はい"反応への偏り，そして自由再生に比べて再認における向上のなさを呈する．

12. ハンチントン病（HD）の患者は，低レベルの自由再生と手がかり再生，平板な学習率，一貫性のない再生，大きな親近性効果，そして意味的群化における低得点を呈する．アルツハイマー病とアルコール性コルサコフ症候群の患者とは対照的に，ハンチントン病患者は遅延再生でより良好な保持，自由再生と手がかり再生試行での侵入率の低さ，干渉に対する低脆弱性，より低い偽陽性率，より高度な再認の弁別性，そして自由再生に比べ再認でより大きな向上を呈する．アルツハイマー病とハンチントン病のカリフォルニア言語性学習検査の所見間での対照性は，皮質下性（つまりハンチントン病）と皮質性（つまりアルツハイマー病）痴呆間の記憶機能の違いを表している．

13. 頭部外傷患者は，学習試行全体にわたる低得点，高レベルの侵入，そして意味的群化での低得点を呈し，より効果的な学習方略（つまり，意味的群化）が利用できないことを示唆している．彼らの反応は手がかり再生試行では向上した．

14. レイ聴覚性言語学習検査とカリフォルニア言語性学習検査の得点は類似するはずである．1標準偏差（15評価点）を上回る大きな乖離は，協力，疲労，詐病，あるいは他の非認知的要因のレベルが様々なために，反応に一貫性がないことを示している．

15. リスト記憶は物語記憶（論理的記憶）あるいは対語連合学習（対語連合）からは，はっきりと独立した課題である．後者の課題のそれぞれは，患者に意味だけではなくより多くの体系を提供する．リスト学習のみの障害は，患者が言語性記憶それ自体より長いリスト学習に必要となる，体系的な課題に困惑していることを示唆している（このような患者は短いリスト学習ではもっと良好なことがあり，数唱での反応を見ることである程度分かる）．物語記憶のみでの障害では機械的記

憶は正常だが，基本的な機械的記憶を超える反応における正常な向上を見せるために，物語の意味を利用することができない．対語連合タイプ課題のみでの障害は，患者が素材の順序を全体として序列化することができないことを示している（これは他の言語性記憶課題を行う際の序列化を見ることにより，同様に評価できる）．
16. 対語連合とリスト学習では障害が見られるが論理的記憶では見られないのなら，患者は機械的記憶に障害はあるが，記憶を助ける効果的な手がかりとして物語の意味が使えることを示している．
17. 対語連合と論理的記憶では障害が見られるがリスト学習課題では見られないのなら，機械的記憶には強いが，障害の見られる課題では，体系的で意味のある手がかりを活用し反応する能力に乏しいことを示している．
18. 意味のある絵画記憶は論理的記憶に見られるような意味のある言語性記憶と似ており，理論的には機械的記憶を表す課題（たとえば，リスト学習，対語連合，顔）とは区別することができる．理論的には，顔，対語連合，そしてリスト学習課題で障害が見られる成績と比較して論理的記憶と家族写真の成績が高ければ，患者は全般的に低下している記憶能力を高めるために，より高度な認知能力を使っていることを示唆している．しかしこの比較は顔検査が再生課題というよりも再認課題であり，対語連合が特定の患者にとっては，より易しくも難しくもなる素材による特異的体系を必要としているという点では完全ではない．しかしながら，はっきりした症例では，一般的な比較はそれでも有用である．
19. 同様に，顔，対語連合，そしてリスト学習課題での好成績と比較して論理的記憶と家族写真が低成績なら，患者は記憶能力を高めるためにより高度な認知能力を使ってはおらず，一般に機械的記憶能力のみに頼っていることを示唆している．

カリフォルニア言語性学習検査（CVLT）の文献

Benton, A. L., Hamsher, K. de S., Varney, N. R., & Spreen, O. (1983). *Contributions to neuropsychological assessment.* New York: Oxford University Press.
Crosson, B., Novack, T. A., Trenerry, M. R., & Craig, P. L. (1988). California Verbal Learning Test (CVLT) performance in severely head-injured and neurologically normal adult males. *Journal of*

Clinical and Experimental Neuropsychology, 10(6), 754–768.

Delis, D. C., Freeland, J., Kramer, J. H., & Kaplan, E. (1988). Integrating clinical assessment with cognitive neuroscience: Construct validity of the California Verbal Learning Test. *Journal of Consulting and Clinical Psychology, 56*(1), 123–130.

Delis, D. C., Massman, P. L., Butters, N., Salmon, D. P., Cermak, L. S., & Kramer, J. H. (1991). Profiles of demented and amnesic patients on the California Verbal Learning Test: Implications for the assessment of memory disorders. *Psychological Assessment, 3*(1), 19–26.

Downey, K. K., Stelson, F. W., Pomerleau, O. F., & Giordani, B. (1997). Adult attention deficit hyperactivity disorder: Psychological test profiles in a clinical population. *Journal of Nervous and Mental Disease, 185*(1), 32–38.

Eslinger, P. J., & Benton, A. L. (1983). Visuoperceptual performances in aging and dementia: Clinical and theoretical implications. *Journal of Clinical Neuropsychology, 5*, 213–220.

Golski, S., Zonderman, A. B., Malamut, B. L., & Resnick, S. M. (1998). Verbal and figural recognition memory: Task development and age associations. *Experimental Aging Research, 24*, 359–385.

Kibby, M. Y., Schmitter-Edgecomb, M., & Long, C. J. (1998). Ecological validity of neuropsychological tests: Focus on the California Verbal Learning Test and the Wisconsin Card Sorting Test. *Archives of Clinical Neuropsychology, 1*(6), 523–534.

Mittenberg, W., Seidenberg, M., O'Leary, D. S., & DiGiulio, D. V. (1989). Changes in cerebral functioning associated with normal aging. *Journal of Clinical and Experimental Neuropsychology, 11*, 918–932.

Rapport, L. J., Axelrod, B. N., Theisen, M. E., Brines, D. B., Kalechstein, A. D., & Rick, J. H. (1997). Relationship of IQ to verbal learning and memory: Test and retest. *Journal of Clinical and Experimental Neuropsychology, 19*(5), 655–666.

(Ernest J. Aucone)

WMS-III 論理的記憶下位検査
WMS-III Logical Memory Subtest

　論理的記憶下位検査は，初めからウェクスラー記憶検査（WMS; Wechsler, 1955, 1987, 1997）の下位検査であった．それぞれの版のバッテリーには，言語的に呈示された概念素材に対する記憶の評価方法が提供されている．この下位検査の基本的な前提と意図は比較的一貫してきたが，WMS-IIIでは多少の変更が見られた．このことは，第2章で論述している．

■ 解　釈 ■

1. 論理的記憶下位検査における反応は，記憶よりもむしろ別の幾つかの要因に依存している．たとえば，言語音を聴き処理するための能力，論理的−文法的構造を理解する能力，そして集中力である．貯蔵記憶を口頭で再現しなくてはならない時は，一般には表出性言語障害や喚

語障害が得点に影響を及ぼす．

2. 受容性言語過程の崩壊は，この課題での反応に障害を生じさせる．感覚性あるいは受容性言語障害に起因するこの課題での低成績は，発語理解の課題における障害，重度の障害の場合，そして質問や教示の繰り返しを何度も要求してくることを通して明らかにされる教示理解の障害とともに生じるであろう．失語あるいは基本的な言語理解の検査との比較を行うべきである．

3. 発語産出の障害も同様に反応を混乱させるであろう．これは，患者は聴き，理解し，そして素材を保持することはできるが，この知識を言語的に効果的に伝達できないためである．この過程は発語の産出に関わる多くの領域で崩壊する可能性があり，たとえば発声器官に関係する末梢性の運動系／感覚系の損傷，発声器官の運動に関わる運動性ホムンクルスの損傷，あるいは様々なタイプの失語に見られる産出性障害をもたらす左側頭葉損傷などである．患者はやはり発語産出の障害を呈するが，これは発語産出を必要とするすべての課題に普遍的なことであり，この検査に特異的なことではない．

4. 喚語困難は左側頭あるいは左前頭－側頭損傷後に見られてきた (Carlson, Khoo, Yaure, & Schneider, 1990)．物語Aでは，患者は25ヶの"物語ユニット"中9ヶで得点を得るために，特別なキーワードを述べるよう求められる．物語Bでは，患者は25ヶの再生要素中5ヶで得点を得るために，特別なキーワードを使うことが求められる．これらの採点基準の下では，喚語困難がある患者はこの課題の再生部分における成績低下を見せることがある．なぜなら，一般的概念を伝えられる環境下にあったとしても，彼らは幾つかのキーワードを産出することが困難なことがあり，この障害のために得点を失うであろう．

5. 質的に喚語困難がある患者（全般的な言語性記憶障害はない）は，忘れた単語をめぐって話しているうちに特定のキーワードを想い出すことが多いだろう．厳密な採点基準を使った再生と遅延再生項目におけるこの反応の障害は，より一般的で緩やかな採点指標を用いた項目では障害が見られない傾向がある．したがって，標準サンプルと比較して，主題総得点 (Thematic total score) には反応の混乱はほとんど見

られることはない．

6. 教育は論理的記憶下位検査での反応と有意な関係にあると見られてきた．解釈指標に関して，患者の教育レベルが標準サンプルのそれと一致していることを確認することが重要である．もし患者の教育レベルに標準サンプルのそれより著しい低下が見られるなら，この下位検査で障害の見られる反応を低教育レベル以外の何らかに起因させることの妥当性は，疑わしいものとなるであろう．

7. 左半球への損傷は，右半球損傷の患者や健常者と比べて論理的記憶Ⅰ（LMⅠ）と論理的記憶Ⅱ（LMⅡ）における反応に低下が見られてきた（Chelune & Bornstein, 1988）．左半球損傷例での論理的記憶下位検査における反応低下は，言語を媒介させた他の記憶下位検査（つまり，対語連合ⅠとⅡ）での類似の反応低下にも見られてきた．一方で，視覚を媒介させる記憶下位検査（視覚性再現（Visual Reproduction）ⅠとⅡが最も顕著）における反応は比較的正常で，右半球損傷の患者に見られる反応より著しく良好である．

8. 記憶過程に影響を及ぼす神経学的変性症（つまり，アルツハイマー痴呆，パーキンソン病，ハンチントン病）の患者は，対語連合ⅠとⅡだけではなく論理的記憶ⅠとⅡにおいてもきわめて不良な反応が見られてきた．Wechsler（1997）が報告した得点パターンでは，ワーキングメモリ（注意の指標）が論理的記憶よりもはるかに影響を受けなかったことを示している．論理的記憶とワーキングメモリの差が評価点で20ないしはそれ以上なら，実質的な関係が高まるはずである．

9. 論理的記憶はワーキングメモリ指標，対語連合，そして単語リストよりも，より能動的な情報処理を必要とする．これらの課題は機械的記憶を使って上手くアプローチされることはあるが，論理的記憶の物語は単に記憶するにはあまりに長い．これは情報をより経済的に貯えられるように理解し範疇化しなくてはならない．これらの検査と比べて論理的記憶に特異的な障害（20ないしはそれ以上の評価点差）があるなら，より高度なレベルの体系化過程が不完全であり，優位半球前方の損傷を示している．

10. 左半球損傷の患者は，物語の筋の本質的要素を産出することに誤りを見せる傾向がある．一方，右半球損傷の患者は非本質的要素を省略す

る傾向を見せ，さらに本来の物語の部分にはなかった要素を付け加える傾向がある．何らかの右半球損傷に対するこの鋭敏性は，損傷の側性化尺度としての検査の有効性を低下させる．
11. この下位検査の遅延再生に対して即時再生に3評価点を上回る優位な差があるなら，記憶の固定と保持の障害を示唆している．これは一般に，即時と遅延要素のある下位検査に見られる．
12. この下位検査の即時再生に対して遅延再生に3点を上回る優位な差があるなら，記憶よりも情報の体系化と反復の障害を示唆している．これは前頭葉障害，精神病，あるいは動機の問題を表していることがある．
13. 論理的記憶はWMS-IIIの他の下位検査よりも持続的で能動的な集中を必要とする．他の記憶検査は別として，ここでの特異的な障害は持続的集中が障害を受けていること，つまり最初か最後に呈示されたものの保続による，細部へ注意を払うことの障害あるいは物語の意味を理解する能力の障害を示唆している．
14. 持続的集中は視聴覚媒介連続動作性検査や注意変動検査のような，注意と集中の検査を使った調査によって除外される．
15. ワーキングメモリ指標を含む他の下位検査のいずれよりも論理的記憶が良好である所見は，患者には記憶障害がありながらも，情報を体系化し保持するために知的能力を使っていることを示唆している．このような作業は通常，IQのかなり高い患者に見られる代償を表しており，記憶の障害は比較的特異的である．このような患者は，主題得点 (thematic scores) や特定の細部よりも情報の要点を必要とする項目でより良好であり，これは表出性言語障害があるが流暢性の障害がない患者に見られる所見に似ている．このような場合の損傷は，通常は皮質下である．
16. 単語リストは物語記憶（論理的記憶）や対語連合学習（対語連合）からははっきりと独立した課題である．後者の課題のそれぞれは，患者に意味だけではなくより多くの体系を提供する．単語リストのみの障害は，患者が言語性記憶それ自体より，長い単語リストに必要となる体系的な課題に困惑していることを示唆している．このような患者は短い単語リストではより良好なことがあり，数唱での反応を見ることで

ある程度わかる．物語記憶のみの障害は機械的記憶では正常だが，基本的な機械的記憶を超える反応における正常な向上を見せるために，物語の意味を利用することができない．対語連合タイプの課題のみでの障害は，患者が素材の順序をひとまとまりに配列できないことを示している（これは他の言語性記憶課題を行う際の序列化を見ることにより，同様に評価することができる）．

17. 対語連合と単語リストで障害が見られるが論理的記憶では見られないのなら，患者は機械的記憶に障害はあるが，記憶を助ける効果的手がかりとして物語の意味を使えることを示している．
18. 対語連合と論理的記憶で障害が見られるが単語リストでは見られないのなら，機械的記憶には強いが，障害の見られる課題では体系的で意味のある手がかりを活用し反応する能力が乏しいことを示している．
19. 意味のある絵画記憶は論理的記憶に見られるような意味のある言語性記憶と似ており，理論的には機械的記憶を表す課題（たとえば，単語リスト，対語連合，顔）とは区別することができる．理論的には，顔，対語連合，そして単語リスト課題で障害が見られる成績と比較して論理的記憶と家族写真の成績が高ければ，患者が全般的に低下している記憶能力を高めるために，より高度な認知能力を使っていることを示唆している．しかしこの比較は顔検査が再生課題というよりも再認課題であり，対語連合が特定の患者にとっては，より易しくも難しくもなる素材における特異的体系を必要としているという点では完全ではない．しかしながら，はっきりした症例では，一般的な比較はそれでも有用である．
20. 同様に，顔，対語連合，そして単語リスト課題での好成績と比較して論理的記憶と家族写真が低成績なら，患者は記憶能力を高めるためにより高度な認知能力を使ってはおらず，一般的に機械的記憶能力のみに頼っていることを示唆している．

WMS-Ⅲ　論理的記憶下位検査の文献

Bernard, L. C., Houston, W., & Natoli, L. (1993). Malingering on neuropsychological memory tests: Potential objective indicators. *Journal of Clinical Psychology*, 49(1), 45–53.

Brooker, A. E. (1995). Performance on the Wechsler Memory Scale-Revised for patients with mild traumatic injury and mild dementia. *Perceptual and Motor Skills*, 84(1), 131–138.

Carlson, R. A., Khoo, B. H., Yaure, R. G., & Schneider, W. (1990). Acquisition of problem-solving skill: Levels of organization and use of working memory. *Journal of Experimental Psychology: General, 119*(2), 193–214.
Chelune, G. J., & Bornstein, R. A. (1988). WMS-R patterns among patients with unilateral brain lesions. *Clinical Neuropsychologist, 2*(2), 121–132.
Guilmette, T. J., & Rasile, D. (1995). Sensitivity, specificity, and diagnostic accuracy of three verbal memory measures in the assessment of mild brain injury. *Neuropsychology, 9*(3), 338–344.
Larrabee, G. J., & Crook, T. H. (1989). Dimensions of everyday memory in age-associated memory impairment. *Psychological Assessment: A Journal of Consulting and Clinical Psychology, 1*(2), 92–97.
Lezak, M. D. (1995). *Neuropsychological assessment* (3rd ed.). New York: Oxford University Press.
Luria, A. R. (1962). *Higher cortical functions in man.* New York: Consultants Bureau.
Luria, A. R. (1980). *Higher cortical functions in man* (2nd ed.). New York: Consultants Bureau.
Mutchnick, M. G., Ross, L. K., & Long, C. J. (1991). Decision strategies for cerebral dysfunction IV: Determination of cerebral dysfunction. *Archives of Clinical Neuropsychology, 6*, 259–270.
Vangel, S. J., Lichtenberg, P. A., & Ross, T. P. (1995). Clinical utility of the logical memory subtests and the relationship of demographic factors to test performance. *Journal of Clinical Gerospychology, 1*(1), 67–77.
Webster, J. S., Godlewski, M. C., Hanley, G. L., & Sowa, M. V. (1992). A scoring method for logical memory that is sensitive to right-hemisphere dysfunction. *Journal of Clinical & Experimental Neuropsychology, 14*(1), 222–238.
Wechsler, D. (1945). *Wechsler Memory Scale.* New York: Psychological Corporation.
Wechsler, D. (1955). *Manual for the Wechsler Adult Intelligence Scale.* New York: Psychological Corporation.
Wechsler, D. (1987). *Wechsler Memory Scale-Revised manual.* San Antonio, TX: The Psychological Corporation.
Wechsler, D. (1997). *Wechsler Memory Scale-Third Edition.* San Antonio, TX: The Psychological Corporation.

(James D.D. Bradley)

WMS-III 対語連合下位検査(VPA)

WMS-III Verbal Paired Associates Subtest (VPA)

　対語連合下位検査(VPA)は,言語性の手がかり再生と学習の課題である(Wechsler, 1997).この下位検査はウェクスラー記憶検査のすべての版に含まれている(WMS, WMS-R, & WMS-Ⅲ;Wechsler, 1945, 1987, 1997).この下位検査の形式は一貫性を保っている.最初の項目(VPA I)では,患者に幾つかの一連の対語を呈示する.続いて,検者は患者に各対の最初の単語を手がかりとして与える.そして,患者は関連語について答えることになる.その後,この手順を数回繰り返す.最初の試行は,言語的な手がかりを与えられた素材に対する再生の評価を意図しており,続いて繰り返される試行は,言語的に呈示された素材に与えられた手がかりを学習したかどうか調べることを意図している.その後,言語的に学習された素材の遅延再生と保持を評価するために,最後の学習試行を施行し,約30分後に遅延再施行の

一試行（VPA Ⅱ）を行う．すべての試行で同じ対語を使うが，順序は対語の学習を確認するためにランダム化する．

　得られた情報を再検討すると，この新しい版での対語連合にはうまく合理化された変更が見られ，内的一貫性と安定性が改善されているようである．この下位検査の最新版に関してはきわめてわずかしか研究されていないが，全般的な記憶能力の評価への重要な要素であることはもちろんのこと，言語性記憶と学習過程に関する重要なスクリーニング手段であることが明らかにされそうである．

■解　釈■

1. 患者への項目はすべて言語的に施行するので，発語の産出能力だけではなく発語を処理する能力に大きく依存する．しかし，他の言語性記憶検査（論理的記憶）と違い，この下位検査は聴いた言語を復唱するだけでよいので，必要なのはより初歩的で基本的なレベルの能力である．一方，論理的記憶はより複雑な論理的‐文法的構造を理解する能力にはるかに依存している．
2. より複雑な文法的構造を理解するという要求が検査に含まれなければ，検者は論理的記憶に必要な言語能力が高くない患者についても検査を行うことができる．だが，このような患者が検査を受けても，標準基準（standard norms）を適応させることはできない．このような患者は単語の象徴的な価値を失っており，課題はいっそう難しく，非語タイプの課題への取り組みが難しい．このような患者の障害は，言語障害が脳損傷によるものであろうと文化的背景によるものであろうと，記憶障害ではなく言語処理の問題を表している．
3. このような能力が正常なら，言語性素材を再生する能力は試行A（対語連合Ⅰ）の最初の再生得点に最もよく現れる．この得点はWMS-Ⅲに新たに加えられたもので，検者が言語的に呈示した素材に関する患者の即時記憶と検索能力について洞察する助けとなる．素点を標準化データと比較して評価点を出すことができるので，検者は簡単に患者のこの領域での機能レベルを算出することができる．この得点の低下（元から正常な能力のあった患者で）は，言語的に呈示された素材に対する即時手がかり再生の障害を示唆している．

4. この即時的な最初の試行得点は，他のリスト学習検査での最初の試行成績（たとえば，カリフォルニア言語性学習検査）あるいは論理的記憶の最初の試行と比較することがある．この課題は単語リストと異なり，単語には手がかりが与えられるが特定の順序で与えなくてはならない．単語リストでは手がかりはないが，単語をひとまとまりとして保持する必要もない．
5. 単語リストの最初の試行における成績の方がより良好なら，単語をひとまとまりとして関連づけることの障害を示唆している．このような患者は連合リストにおける単語を使って答えることが多いが，どの単語が別のどの単語と関連づけられているか混同する．この反応は，機械的記憶がより正常で，多くの場合はより高度なレベルの障害を示している．
6. 対語連合における反応の方が良好なら，記憶は蓄えられているが検索に手がかりが必要であることを示唆している．やはりこのような患者は一般に再生よりも再認が良好である．
7. 論理的記憶と対語連合のどちらも手がかりの形式を伴っている．対語連合では手がかりは具体的で外界からもたらされる．論理的記憶では手がかりは内面から生じる．対語連合の反応の方が良好であることは，外的体系化への必要性を示唆している．このような場合，対語連合は論理的記憶と簡単な単語の記憶を伴う検査の両者よりも良好である．
8. 対語連合と比較した時に論理的記憶における反応の方が良好なら，課題を達成するために，単語の記憶よりもっと高度な認知的構造を使っていることを示唆している．このような患者は一般に単語リストにおいてやはり低下するが，知能や学力尺度における得点は良好である．
9. 対語連合Ⅰ下位検査に対する総得点は，最初の試行と3回の反復学習試行を通して得られた正答の総数から構成されている．最初の試行反応から最後の試行にかけての反応向上は，たとえ記憶そのものが弱い時でも，能動的で効果的な学習方略を用いていることを示唆している．このパターンは皮質下障害を示唆している．
10. 最初の試行と比較して4回の試行後に反応が低下するなら，体系化と計画的な要素に向ける学習方略の拙劣さを示唆し，前頭葉障害の可能

性を示唆している．

11. 対語連合Ⅰ再生における反応はどちらの半球損傷によっても低下するが，左半球損傷ではより重度の反応障害を呈する．右半球損傷の場合には軽度から中等度に反応が低下するが，左半球損傷ではより重度の障害を受ける．
12. 一般に痴呆患者にとってはこの下位検査は著しく困難であり，特に新しくより難しい版ではそうである．
13. 対語連合Ⅱ再生得点は，言語的に学習した素材の短期保持の評価を意図している．この得点における所見は，右半球損傷に対し左半球損傷でより鋭敏であることを示し，それはこの課題が非言語性素材よりも言語性素材に関する記憶を必要とするという事実に非常に大きく起因している (Chelune & Bornstein, 1988)．この下位検査は30分の遅延後に行われるので，情報を符号化し，貯蔵し，そして検索する能力が再生得点に表れ，優れた評価となる．対語連合Ⅰと比較した対語連合Ⅱの障害は，記憶と関係していることが多い．
14. 近時的保持は，対語連合Ⅰの最後の再生試行から30分後に保持されている言語性情報の量についての情報を検者に提供する得点である．複合保持 (retention composite) は，この得点を論理的記憶Ⅱ下位検査からのパーセント保持得点 (percent retention score) と組み合わせて使うことで算出できる．この複合体は，手がかり再生と自由再生の条件下の素材保持に関する情報を検者に提供する．我々は一般に，この得点を健常者では70％前後ないしはそれ以上と想定している．50％未満の得点は遅延記憶の障害を示唆している．
15. 言語性IQ (15ないしはそれ以上の評価点) と比較して対語連合Ⅰの方が成績良好なら，日常活動では機械的記憶過程に依存していることを示唆しており，特にもし論理的記憶も対語連合Ⅰより少なくとも15点は低ければそうである．
16. リスト記憶 (単語リスト) は物語記憶 (論理的記憶) あるいは対語連合学習 (対語連合) からははっきりと独立した課題である．後者の課題のそれぞれは，患者に意味だけではなくより多くの体系を提供する．単語リストのみの障害は，患者が言語性記憶それ自体より長い単語リストに必要となる体系的な課題に困惑していることを示唆している．

（このような患者は短い単語リストの方が良好なことがあり，数唱での反応を見ることである程度わかる）．物語記憶のみの障害は機械的記憶では正常だが，基本的な機械的学習を超える反応における正常な向上を見せるために，物語の意味を利用することができない．対語連合タイプの課題のみでの障害は，患者が素材の順序を一つに並べることができないことを示している．（これは他の言語性記憶課題を行う際の序列化を見ることにより同様に評価できる）．

17. 対語連合と単語リストで障害が見られるが論理的記憶では見られないのなら，患者には機械的記憶に障害はあるが，記憶を助ける際の効果的な手がかりとして物語の意味が使えることを示している．

18. 対語連合と論理的記憶で障害が見られるが単語リストでは見られないのなら，機械的記憶には非常に強いが，障害の見られる課題では，体系的で意味のある手がかりを活用し反応する能力が乏しいことを示している．

19. 意味のある絵画記憶は，論理的記憶に見られるような意味のある言語性記憶に似ており，理論的には機械的記憶を表す課題（たとえば，単語リスト，対語連合，顔）とは区別することができる．理論的には，顔，対語連合，そして単語リスト課題で障害が見られる成績と比較して論理的記憶と家族写真の成績が高ければ，患者が全般的に低下している記憶能力を高めるために，より高度な認知能力を使っていることを示唆している．しかしこの比較は顔検査が再生課題というより再認課題であり，対語連合が特定の患者にとっては，より易しくも難しくもなる素材における特異的体系を必要としているという点では完全ではない．しかしながら，はっきりした症例では，一般的な比較はそれでも有用である．

20. 同様に，顔，対語連合，そして単語リスト課題での好成績と比較して論理的記憶と家族写真が低成績なら，患者は記憶能力を高めるためにより高度な認知能力を使ってはおらず，一般に機械的記憶能力のみに頼っていることを示唆している．

WMS-Ⅲ 対語連合下位検査（VPA）の文献

Bernard, L. C., Houston, W., & Natoli, L. (1993). Malingering on neuropsychological memory tests:

Potential objective indicators. *Journal of Clinical Psychology, 49*(1), 45–53.
Brooker, A. E. (1995). Performance on the Wechsler Memory Scale-Revised for patients with mild traumatic injury and mild dementia. *Perceptual and Motor Skills, 84*(1), 131–138.
Chelune, G. J., & Bornstein, R. A. (1988). WMS-R patterns among patients with unilateral brain lesions. *Clinical Neuropsychologist, 2*(2), 121–132.
Guilmette, T. J., & Rasile, D. (1995). Sensitivity, specificity, and diagnostic accuracy of three verbal memory measures in the assessment of mild brain injury. *Neuropsychology, 9*(3), 338–344.
Larrabee, G. J., & Crook, T. H. (1989). Dimensions of everyday memory in age-associated memory impairment. *Psychological Assessment: A Journal of Consulting and Clinical Psychology, 1*(2), 92–97.
Lezak, M. D. (1995). *Neuropsychological assessment* (3rd ed.). New York: Oxford University Press.
Luria, A. R. (1962). *Higher cortical functions in man.* New York: Consultants Bureau.
Luria, A. R. (1980). *Higher cortical functions in man* (2nd ed.). New York: Consultants Bureau.
Mutchnick, M. G., Ross, L. K., & Long, C. J. (1991). Decision strategies for cerebral dysfunction IV: Determination of cerebral dysfunction. *Archives of Clinical Neuropsychology, 6*, 259–270.
Vangel, S. J., Lichtenberg, P. A., & Ross, T. P. (1995). Clinical utility of the logical memory subtests and the relationship of demographic factors to test performance. *Journal of Clinical Geropsychology, 1*(1), 67–77.
Webster, J. S., Godlewski, M. C., Hanley, G. L., & Sowa, M. W. (1992). A scoring method for logical memory that is sensitive to right-hemisphere dysfunction. *Journal of Clinical & Experimental Neuropsychology, 14*(2), 222–238.
Wechsler, D. (1945). *Wechsler Memory Scale.* New York: Psychological Corporation.
Wechsler, D. (1955). *Manual for the Wechsler Adult Intelligence Scale.* New York: Psychological Corporation.
Wechsler, D. (1987). *Wechsler Memory Scale-Revised manual.* San Antonio, TX: The Psychological Corporation.
Wechsler, D. (1997). *Wechsler Memory Scale-Third Edition.* San Antonio, TX: The Psychological Corporation.

〔James D.D. Bradley〕

WMS-III 顔Ⅰと顔Ⅱ下位検査
WMS-III Faces I and Faces II Subtests

　ウェクスラー記憶検査の最新版が出たのは1997年で，この時に顔Ⅰと顔Ⅱという2つの新しい下位検査が導入された．どちらの下位検査も強制的選択再認パラダイム（forced choice recognition paradigms）を組み込んで使用する視覚性記憶課題と考えられている．顔Ⅰ検査の目的は，視覚性刺激に対する即時記憶を評価することであり，もう一方の顔Ⅱ検査の目的は，視覚性遅延記憶を評価することである．このような下位検査はウェクスラー記憶検査にとっては新しいが，親近性のない顔であるか否かを認知する能力が脳損傷患者ではどのように異なるかを評価するための試みである．全般的に，各検査は簡単に施行でき終了までわずか5分から10分程度で，採点も素早く行える．

顔Ⅰと顔Ⅱ下位検査を上手く行うためには，多くの神経心理学的能力が関わってくる．最も基本的なレベルで言えば，患者には意識があり検査刺激を視覚的に知覚できなくてはならない．したがって，この検査は法的に盲とされる人には不適切である．さらにこの検査は，もし特定の検査距離で見るためにメガネを必要とする患者が，それを検査セッションに持参していないのなら施行すべきではない．この課題を上手く遂行するためには，注意を持続する能力もまた必要である．というのは，患者は顔Ⅰで72項目（顔写真），顔Ⅱで48項目の連続的刺激に視覚的な注意を集中する必要があるからである．また患者は，下位検査への教示を理解できなくてはならない．これには末梢性聴覚系が正常であること，あるいは手話のような別のコミュニケーション方法を使う必要がある．顔検査には大きな運動能力は含まれていない．しかし，眼に関しては刺激を走査するために，眼球運動を必要とする．

■解　釈■

1. 顔に関する記憶は右半球障害に鋭敏であると報告されている．したがって，この下位検査を上手く行えない患者には，右側頭葉，右海馬領域，あるいは右頭頂葉を含む幾つかの領域のうち一つには障害が見られる．したがって，右半球損傷の患者は課題遂行が困難なことがある．たとえば，彼らは刺激を処理することが困難なことがあり，特に顔Ⅰ（24項目）の最初の部分でそれぞれの写真を見るために2秒しか許されない時はそうである．相貌失認（Anton症候群としても知られる）は，片側の無視があり（つまり，身体あるいは視野），右半球の後方領域の大きな病変によって生じ得る．もしこのような無視があるなら，患者は自分の視野の左側を無視する傾向が高い．このため，視覚的情報が十分に入力し処理されないので，素材を記憶することが困難になる．

2. 左半球を含む損傷は，頻繁に出現し過剰学習されたパターンを素早く認知し処理する患者の能力に影響を及ぼす．顔ⅠとⅡ下位検査における反応は，左半球損傷では著しく変化しそうにはない．というのは，刺激は新しく（親近性がない），過剰学習になるほど十分には呈示されないからである．

3. 視覚はこれら2つのWMS-Ⅲの下位検査を遂行するために必要とさ

れる，主要な神経心理学的能力の一つである．Luriaは，対象の視知覚は感覚性と運動性能力を必要とする，複雑で能動的な反射過程であることを示した．この過程は対象（たとえば，顔写真）の個々の部分の同定に始まり，眼球運動の使用も含む（つまり走査）．次の段階で求められることは，これらの部分部分をグループに統合する能力であり，同じような代替刺激の連続（親近性があるか，親近性がないか，認知可能な特別な特徴はあるのか？）から，その刺激を選択あるいは区別する能力である．この複雑な過程では，後頭葉への損傷は検査反応を著しく変化させやすい．たとえば，視覚皮質（17野）の左右一次野への損傷は皮質盲を生じさせ得る．視交叉，視索，そして視放線の損傷は，様々な視野障害をもたらし得る．たとえば，視交叉の損傷は両耳側性半盲を生じさせ得る．下垂体腫瘍（下垂体上の腫瘍が視交叉を下から圧迫する）と前大脳動脈あるいは前交通動脈の動脈瘤は，この障害の主な原因である．右視索の損傷は左同名半盲をもたらし得る．さらに，マイヤーのループ経路の中にある視放線の右側損傷は，左上四分盲を引き起こし得る．側頭葉損傷，側脳室拡大，そして腫瘍は，このような障害を引き起こしやすい．頭頂葉を貫通して走る視放線の右側損傷は，左下四分盲を引き起こし得る．総じて，患者は自分の頭の位置を変え視覚的統合を得られるような補塡的な眼球運動をすることで，一般にこれらの視覚障害を補うことができる（皮質盲は除く）．

　一次視覚皮質領域を越えて拡がる損傷は，もっぱら視覚皮質に生じる損傷とはきわめて異なる．このような損傷は前述したように，一側視野の欠如を生じさせ得る．しかし，この障害を補塡する患者の能力は遮断され，そのために半盲が永続化する．これは一側性空間失認として言及されることが多く，視覚性注意の障害あるいは視覚過程の一側性解体として定義される．

　知覚障害は18野と19野を越えて進展していない損傷で生じ得るが，左右半球を（あるいはそれらの交連線維）を含む．このような損傷は対象の視知覚の過程と心的表象に大きな障害を負わせる．これは視覚失認とも呼ばれる．総じて，この障害は視覚的行為の構成を未完成にさせてしまう．おそらく，刺激のすべての部分を認知可能で理解

可能な全体に統合することの能力障害によるのものであろう．

4. 一次感覚運動領域を含む損傷が，視知覚あるいは視空間能力に一般に影響を及ぼすことはない．しかし，眼球運動領域（8野）の損傷は視覚的刺激（つまり顔検査）に注視し走査する患者の能力を低下させる．もし患者が刺激に注視できないのなら，その時は刺激を記憶する能力も低下する．

5. 右と左の側頭葉への損傷が，顔Ⅰ下位検査での反応に同程度の影響を及ぼすわけではない．右側頭葉損傷は，一般にリズムのあるパターンにおけるピッチや演奏を聴き分ける能力に影響を及ぼす．検査教示は口頭で呈示するが，それらは短く直接的なので理解され損なうことはあまりない．左側頭葉損傷は音声聴取，構音，そして単語の保持や検索を妨げ得る．しかし，顔Ⅱ下位検査における反応は，遅延記憶要素（非言語的情報）のために右側頭葉損傷に鋭敏さが見られる．側頭領域内側部，特に海馬は，この領域が全体として大脳皮質の活性状態を調節することに関わっているので，顔に関する記憶に影響を及ぼすと考えられている．顔に関する記憶は右側頭葉の脳血流を増加させることが報告されてもいる．内側側頭領域，また隣接する構造に大きな損傷のある患者は，刷り込み（imprinting）に障害が見られることが多い．

　研究者らは，左側頭葉に対する右側頭葉性てんかんのある患者を対象に，顔に関する記憶のような素材特異的記憶障害を同定しようと試みてきた．しかし，結果は今のところ混沌としている．Beardsworth & Zaidelは，右側頭葉性てんかんが顔に関する記憶障害と関係があることを見出した（WMS-Ⅲのテクニックマニュアル1997年に引用されている）．同様に，Smith & Milnerは，右側頭葉性てんかんが空間記憶障害と関係があることを見出した（WMS-Ⅲのテクニックマニュアル1997年に引用されている）．右側頭葉は視覚性素材をより扱い，左側頭葉は聴覚性素材を扱っているようである．

6. 左頭頂葉の感覚運動領域の外側にある損傷は，顔ⅠとⅡ下位検査の反応に必ずしも影響を及ぼすわけではない．というのは，この領域はもっぱら個々の単語を統合する能力に関係しているからである．たとえ患者が「はい」か「いいえ」のいずれかで答えなくてはならないと

しても，この課題を遂行するために複雑な言語的産出は必要としない．もし患者が検査の質問に対する答えを発語化することに障害があるのなら，瞬きあるいは首振りのような代替反応を使うことができる．
7. 顔を見る能力は右頭頂葉を介する．右頭頂葉の感覚運動領域の外側に損傷がある患者は，空間関係に障害を生じることがある．これは顔に関する記憶の反応にマイナスの影響を及ぼすことがあり得る．顔に関する記憶は，右頭頂葉の代謝増加とも関係があると報告されている．
8. 顔下位検査が，右あるいは左の感覚運動領域への損傷により影響を受けることはあまりない．なぜなら，これらの領域はもっぱら受容性言語と表出性言語に関係しているからである．しかし，もし受容性言語に障害があるなら言語的教示を理解する能力には限りがある．
9. 前頭葉は新規刺激あるいは入力刺激の予備的統合 (preliminary integration) に関係している．運動前野への損傷は，計画的な自発行動の障害をもたらし得る．たとえば，頭の位置を変えて視覚障害を補填しなくてはならない患者は，脳のこの領域に損傷があるとそれができなくなる．前頭葉損傷は課題における不注意や関心の喪失のために，患者が能動性の低下を見せる原因ともなり得る．結局，もし患者が顔写真を注視することができなければ刺激を記憶することは不可能となる．
10. 深部皮質下領域への損傷の影響は，見当識障害や検査へ注意を向けることの障害をもたらし得る．このような損傷は，高次の皮質過程（言語，思考，行為，そして失認など）が正常であっても，反応に影響を及ぼす皮質活動を低下させることが解っている．この領域に大きな深部損傷がある患者は，顔下位検査，特に下位検査Ⅰは刺激をわずか2秒しか見ることが許されないために上手く遂行できないことがある．新しい情報を貯蔵する能力が障害を受けることもある．
11. 顔に関する記憶は，即時再認に対する遅延再認の得点と比較することができるので，詐病かどうか評価するために使える．
12. 顔検査は複雑なので，一般に他の記憶検査よりも持続的注意を必要とする．したがって，視聴覚媒介連続動作性検査あるいは注意変動検査（特に，視覚部分で）の低成績にも表されるような持続的注意の障害

が，成績低下に関わっていることがある．このような場合，ウィスコンシンカード分類検査，触覚動作性検査，ハルステッドカテゴリー検査，そしてレイ複雑図形にも障害が見られ，好成績をとるためにはやはり持続的注意を必要とする．持続的注意をそれほど必要とはしない同類の検査（たとえば，ベントン視覚記銘検査，ストループ検査，統制発語連合検査，トレイルメイキング検査試行B，ワーキングメモリ）は，これが主な障害であれば一般には正常である．ただし，どのような検査にも影響を及ぼす可能性のあるもっと重度の障害の場合は別である．

13. 顔検査に関する記憶は，顔や家族写真に求められる視覚性記憶の他の形態と同様に，レイ複雑図形で測定されるような複雑な図案に対する記憶とは区別でき，一般的に障害は全般的な視覚性記憶能力の障害を示唆している．しかし，意味のない図案記憶（レイ複雑図形），顔の記憶（顔），あるいは意味のある絵画記憶（家族写真）に対する特異的な障害パターンは，より特異的な損傷を示している．

14. 意味のある絵画記憶は論理的記憶に見られるような意味のある言語性記憶と似ており，理論的には機械的記憶を表す課題（たとえば，単語リスト，対語連合，顔）とは区別することができる．理論的には，顔，対語連合，そして単語リスト課題で障害が見られる成績と比較して論理的記憶と家族写真の成績が高ければ，患者が全般的に低下している記憶を高めるために，より高度な認知能力を使っていることを示唆している．しかしこの比較は顔検査が再生課題というより再認課題であり，対語連合が特定の患者にとっては，より易しくも難しくもなる素材における特異的体系を必要としているという点では完全ではない．しかしながら，はっきりした症例では，一般的な比較はそれでも有用である．

15. 同様に，顔，対語連合，そして単語リスト課題での好成績と比較して論理的記憶と家族写真が低成績なら，患者は記憶能力を高めるためにより高度な認知能力を使ってはおらず，一般に機械的記憶能力のみに頼っていることを示唆している．

WMS-Ⅲ　顔Ⅰと顔Ⅱ下位検査の文献

Bernard, L. C., Houston, W., & Natoli, L. (1993). Malingering on neuropsychological memory tests: Potential objective indicators. *Journal of Clinical Psychology, 49*(1), 45–53.

Brooker, A. E. (1995). Performance on the Wechsler Memory Scale-Revised for patients with mild traumatic injury and mild dementia. *Perceptual and Motor Skills, 84*(1), 131–138.

Chelune, G. J., & Bornstein, R. A. (1988). WMS-R patterns among patients with unilateral brain lesions. *Clinical Neuropsychologist, 2*(2), 121–132.

Guilmette, T. J., & Rasile, D. (1995). Sensitivity, specificity, and diagnostic accuracy of three verbal memory measures in the assessment of mild brain injury. *Neuropsychology, 9*(3), 338–344.

Larrabee, G. J., & Crook, T. H. (1989). Dimensions of everyday memory in age-associated memory impairment. *Psychological Assessment: A Journal of Consulting and Clinical Psychology, 1*(2), 92–97.

Lezak, M. D. (1995). *Neuropsychological assessment* (3rd ed.). New York: Oxford University Press.

Luria, A. R. (1962). *Higher cortical functions in man.* New York: Consultants Bureau.

Luria, A. R. (1980). *Higher cortical functions in man* (2nd ed.). New York: Consultants Bureau.

Mutchnik, M. G., Ross, L. K., & Long, C. J. (1991). Decision strategies for cerebral dysfunction IV: Determination of cerebral dysfunction. *Archives of Clinical Neuropsychology, 6*, 259–270.

Vangel, S. J., Lichtenberg, P. A., & Ross, T. P. (1995). Clinical utility of the logical memory subtests and the relationship of demographic factors to test performance. *Journal of Clinical Geropsychology, 1*(1), 67–77.

Webster, J. S., Godlewski, M. C., Hanley, G. L., & Sowa, M. V. (1992). A scoring method for logical memory that is sensitive to right-hemisphere dysfunction. *Journal of Clinical & Experimental Neuropsychology, 14*(2), 222–238.

Wechsler, D. (1945). *Wechsler Memory Scale.* New York: Psychological Corporation.

Wechsler, D. (1955). *Manual for the Wechsler Adult Intelligence Scale.* New York: Psychological Corporation.

Wechsler, D. (1987). *Wechsler Memory Scale-Revised manual.* San Antonio, TX: The Psychological Corporation.

Wechsler, D. (1997). *Wechsler Memory Scale-Third Edition.* San Antonio, TX: The Psychological Corporation.

〔Patricia Espe-Pfeifer〕

家族写真（WMS-Ⅲ）

Family Pictures (WMS-III)

これもまたWAIS-Ⅲの新しい下位検査である．その結果，この検査の神経心理学的意義については研究が乏しい．理論的には，この検査は写真を学習するために与えられる10秒間では簡単に言語的に符号化することのできない，意味のある写真を覚える能力を測定するものである．

■解　釈■

1. 教示にしっかりと耳を傾ける言語性IQがより高い患者は，刺激を言語的に符号化することに役立ちそうな何を探したらよいのかに関しての手がかりを得る．

2. 基本的な視覚的能力と視覚性記憶がこの課題には必要である．この検査を十分に解釈するためには，簡単な視覚性記憶検査（視覚性記憶範囲，ベントン視覚記銘検査）における反応が正常なことが必要である．
3. 検査には視覚性記憶だけではなく正常な空間記憶も必要である．正常な基本的空間能力は，積み木問題や同類の検査で明らかにすべきである．
4. レイ複雑図形で測定される複雑図案に関する記憶は，顔あるいは家族写真によって求められる他の視覚性記憶形態からは区別されることがある．一般的に，障害は全般的な視覚性記憶能力の障害を示唆しているが，意味のない図案記憶（レイ複雑図形），顔の記憶（顔），あるいは意味のある絵画記憶（家族写真）に対する特異的な障害パターンは，より特異的な損傷を示している．
5. 意味のある絵画記憶は論理的記憶に見られるような意味のある言語性記憶と似ており，理論的には機械的記憶を表す課題（たとえば，単語リスト，対語連合，顔）とは区別することができる．理論的には，顔，対語連合，そして単語リスト課題で障害が見られる成績と比較して論理的記憶と家族写真の成績が高ければ，患者が全般的に低下している記憶能力を高めるために，より高度な認知能力を使っていることを示唆している．しかしこの比較は，顔検査が再生課題というより再認課題であり，対語連合が特定の患者にとっては，より易しくも難しくもなる素材における特異的体系を必要とするという点では完全ではない．しかしながら，はっきりした症例では，一般的な比較はそれでも有用である．
6. 同様に，顔，対語連合，そして単語リスト課題での好成績と比較して論理的記憶と家族写真が低成績なら，患者が記憶能力を高めるためにより高度な認知能力を使ってはおらず，一般に機械的記憶能力のみに頼っていることを示唆している．

家族写真（WMS-Ⅲ）の文献

Bernard, L. C., Houston, W., & Natoli, L. (1993). Malingering on neuropsychological memory tests: Potential objective indicators. *Journal of Clinical Psychology, 49*(1), 45–53.

Brooker, A. E. (1995). Performance on the Wechsler Memory Scale-Revised for patients with mild

traumatic injury and mild dementia. *Perceptual and Motor Skills, 84*(1), 131-138.
Chelune, G. J., & Bornstein, R. A. (1988). WMS-R patterns among patients with unilateral brain lesions. *Clinical Neuropsychologist, 2*(2), 121-132.
Guilmette, T. J., & Rasile, D. (1995). Sensitivity, specificity, and diagnostic accuracy of three verbal memory measures in the assessment of mild brain injury. *Neuropsychology, 9*(3), 338-344.
Larrabee, G. J., & Crook, T. H. (1989). Dimensions of everyday memory in age-associated memory impairment. *Psychological Assessment: A Journal of Consulting and Clinical Psychology, 1*(2), 92-97.
Lezak, M. D. (1995). *Neuropsychological assessment* (3rd ed.). New York: Oxford University Press.
Luria, A. R. (1962). *Higher cortical functions in man.* New York: Consultants Bureau.
Luria, A. R. (1980). *Higher cortical functions in man* (2nd ed.). New York: Consultants Bureau.
Mutchnick, M. G., Ross, L. K., & Long, C. J. (1991). Decision strategies for cerebral dysfunction IV: Determination of cerebral dysfunction. *Archives of Clinical Neuropsychology, 6,* 259-270.
Vangel, S. J., Lichtenberg, P. A., & Ross, T. P. (1995). Clinical utility of the logical memory subtests and the relationship of demographic factors to test performance. *Journal of Clinical Geropsychology, 1*(1), 67-77.
Webster, J. S., Godlewski, M. C., Hanley, G. L., & Sowa, M. V. (1992). A scoring method for logical memory that is sensitive to right-hemisphere dysfunction. *Journal of Clinical & Experimental Neuropsychology, 14*(2), 222-238.
Wechsler, D. (1945). *Wechsler Memory Scale.* New York: Psychological Corporation.
Wechsler, D. (1955). *Manual for the Wechsler Adult Intelligence Scale.* New York: Psychological Corporation.
Wechsler, D. (1987). *Wechsler Memory Scale-Revised manual.* San Antonio, TX: The Psychological Corporation.
Wechsler, D. (1997). *Wechsler Memory Scale-Third Edition.* San Antonio, TX: The Psychological Corporation.

(Charles J. Golden)

中期記憶尺度（C12, LNNB）
Intermediate Memory Scale (C12, LNNB)

　ルリア・ネブラスカ神経心理学バッテリーの中期記憶尺度（C12）は，バッテリーの形式Ⅱにおいてのみ利用できる．これは遅延，中期記憶，そしてバッテリー施行時間の過程それ自体を遅延時間として測定する．たとえば，バッテリーのこの最後の尺度では，患者にある図形を想起するよう求めるが，この図形はもともとバッテリーの最初の描画課題にある図形である．中期記憶尺度での項目は，再生と再認課題の両方と言語性と非言語性課題の両方を含んでいる．原則的には，中期記憶はC1からC11の次に施行する．しかし，施行手順の章で記したように，この検査はルリア・ネブラスカ神経心理学バッテリーのその他の部分とは別個に行うこともある．

　中期記憶は10項目からなる．最初の5項目（270から275）に加えて277と279は再生を検査し，276と278は再認形式で作成されている．項目272から275, 277, そして279は特に言語性記憶を対象にしているが，項目

270, 271, 276, そして 278 は非言語性記憶に関与している．残りの項目では，患者に特殊な再生を求める．

■解　釈■

1. もし質的分析によって単一感覚モダリティーのみの障害パターンが見られるなら，感覚障害と実際の記憶障害を区別することが重要である．
2. 再生と再認項目の反応分析は，検索障害から貯蔵記憶障害を区別することに役立ち得る．もし患者が十分に再生できなくても再認試行での反応で向上を見せるのなら，これは検索障害である．このような疑いが何かしらあるのなら，追加的な記憶検査や患者の実生活での行動を調べる必要がある．
3. 中期記憶は精神障害に非常に鋭敏で，得点は障害を治療すると向上することがある．しかし，もし得点が向上しなければ，精神障害より器質性障害を示唆していることがある．
4. 中期記憶の反応に障害が見られるなら，変性疾患（たとえば，アルツハイマー病）の初期徴候の一つかもしれない．これは，患者が遂行機能課題にも同様に障害を見せる時には，特に該当する．
5. 中期記憶での反応が平均を下回るのなら，頭部外傷の場合があり得る．高得点なら重篤な記憶障害の反証となる．
6. この検査はルリア・ネブラスカ神経心理学バッテリーの他の部分とは別個に使われる時，遅延記憶障害に関する優れた短時間のスクリーニング検査として働く．特異的な視覚あるいは言語領域の障害は，さらに詳しい検査で追試すべきである．

中期記憶尺度（C12，LNNB）の文献

Chelune, G. J. (1982). A reexmaination of the relationship between the Luria–Nebraska and Halstead–Reitan batteries: Overlap with the WAIS. *Journal of Consulting and Clinical Psychology, 50*, 578–580.

Golden, C. J., Purish, A. C., & Hammeke, T. A. (1985). *Luria–Nebraska Neuropsychological Battery: Forms I and II Manual*. Los Angeles: Western Psychological Services.

Makatura, T. J., Lam, C. S., Leahy, B. J., Castillo, M. T., & Kalpakjian, C. Z. (1999). Standardized memory tests and the appraisal of everyday memory. *Brain Injury, 13*(5), 355–367.

Mayes, A. R. (1995). The assessment of memory disorders. In A. D. Baddeley, B. A. Wilson, et al. (Eds.), *Handbook of memory disorders* (pp. 367–391). Chichester, England: John Wiley & Sons.

（Jennifer Selden）

記憶尺度（C10, LNNB）

Memory Scale (C10, LNNB)

　ルリア・ネブラスカ記憶検査（LNMB）あるいはルリア・ネブラスカ神経心理学バッテリー（LNNB）での記憶尺度（C10）は，短期記憶を測定することを意図している．これは，聴覚的また視覚的モダリティーの両方で，干渉を伴う場合と伴わない場合の両方の項目を使って行われる．記憶尺度に含まれる項目には，非言語性記憶能力だけではなく言語性記憶能力も含まれる．したがって，記憶尺度の得点はこの点で包括的である．13項目しかないので，ルリア・ネブラスカ記憶検査は施行におよそ15分しかかからない．この時間は，個々の項目分析のしやすさと相まって，さらに検査を必要とする記憶領域のための短時間のスクリーニングとして，ルリア・ネブラスカ記憶検査を有用なものとしている（Mayes, 1995）．

　最初の3項目では，患者に口頭で呈示した7単語リストを想起し復唱してもらう．さらに，それぞれの試行の前に，患者は自分が幾つの単語を再生できそうか予告しなくてはならない（つまり，メタ記憶である）．次の4つの課題は非言語性記憶を含む．(1) 1枚のカードの形と色を別のカードとマッチングさせる，(2) 形のイメージを再描画する，(3) リズムを再現する，そして (4) 指の位置を再現する．最後の6項目では，干渉とモダリティーの異なる組み合わせを使って，患者の言語性記憶を検査する．

　ルリア・ネブラスカ記憶検査における患者の反応は注意に左右されるが，殊に刺激の反復が許されないので，検者は患者にそれぞれの項目に十分に注意を向けるよう促す方法をとることが重要である．各項目には標準的な教示が用意されているが，コミュニケーションを強化するために臨床家は必要に応じて言い換えや例題を与えることがある．しかし，各項目の施行内ではモダリティーは一貫していなくてはならないので，聴覚的項目には口頭での例を，視覚的項目には視覚的な例を与える．

　この尺度の目標は，特定の記憶形態に対応する局在損傷を示唆していそうな著しい障害の領域を探すことである．この本に記述されている他のより複雑な記憶検査とは違い，注意と集中そして他の認知能力の問題からの影響はそれほど受けない．

■解　釈■

1. 項目223から225で，患者が再生できると予告した単語の数と実際に再生した数との間に大きな開きがあるなら，前頭葉障害を示唆している．予告課題は洞察力や判断力を必要とするメタ記憶を測定する．したがって，もし患者が自分は各試行で7単語想起できると予告しながら，実際に産生したのはどの試行でも多くて4単語なら前頭葉機能障害を呈している．
2. 5試行後に7単語が学習できていないのなら明らかに記憶障害を示すが，高齢者グループによってはこの成績が正常なことがある．このような障害は，情報の貯蔵あるいは検索のいずれかの障害を強く示している．
3. 項目226から230は，視覚性記憶，リズム記憶，そして触覚性視覚記憶のような，記憶の感覚運動的側面を必要とする．これらの項目で反応に障害が見られるなら左半球の機能障害を示唆するが，それ以上に右半球障害を示唆する可能性は高い．患者の反応が言語性課題では正常範囲だが，項目226から230にかけてそうでない時は，とりわけ右半球損傷を推定できそうである．
4. 項目231から234で低成績なら，全般的な短期記憶障害を示している．患者が干渉部分の後の項目で困難を感じる時は，長期記憶の符号化に関連する皮質下領域への損傷に起因する可能性がある．
5. 項目235では，患者に聴覚性言語刺激を視覚性非言語刺激と関連づけるよう試みてもらう．このようなより高次の記憶機能の課題では，左右いずれの半球障害も反応に影響を及ぼすことが多い．この課題には手がかりが含まれているので，一般に他の記憶課題より易しい．したがって，著しい障害は少なくとも中等度の記憶障害を示唆する．もしこの項目には障害が見られるが，尺度の残りの部分には何の障害も見られないのなら，患者は課題の長さに困惑しているのかもしれず，前頭葉性あるいは不安に基づく障害のいずれかを示している．
6. 非常に高い総記憶得点（Total memory score）への上昇（たとえば偏差値80）は，一般に言語性記憶の障害，すなわち左半球あるいは両半球の障害に起因する．偏差値60の得点ですら非言語的な機能障害を

示し，この場合は右半球が関与していることがある．しかし，側性があるのか，そしてどんな側性があるのか推測する前に，見落とされた項目のパターンを分析することが望ましい．もしこの尺度に広範囲に及ぶ障害があるのなら，皮質下の機能障害，特に側頭葉のそれを示唆している．

7. 記憶尺度での全般的障害が，臨床的に抑うつのある患者に見られることは珍しくない．
8. ルリア・ネブラスカ記憶検査におけるすべての記憶検査に関する低成績は，痴呆の疑いの裏付けとなることが多い．

記憶尺度（C10, LNNB）の文献

Chelune, G. J. (1982). A reexamination of the relationship between the Luria–Nebraska and Halstead–Reitan batteries: Overlap with the WAIS. *Journal of Consulting and Clinical Psychology, 50,* 578–580.

Golden, C. J., Purisch, A. D., & Hammeke, T. A. (1985). *Luria–Nebraska Neuropsychological Battery: Forms I and II Manual.* Los Angeles: Western Psychological Services.

Makatura, T. J., Lam, C. S., Leahy, B. J., Castillo, M. T., & Kalpakjian, C. Z. (1999). Standardized memory tests and the appraisal of everyday memory. *Brain Injury, 13*(5), 355–367.

Mayes, A. R. (1995). The assessment of memory disorders. In A. D. Baddeley, B. A. Wilson, et al. (Eds.), *Handbook of memory disorders* (pp. 367–391). Chichester, England: John Wiley & Sons.

(Jennifer Selden)

第9節：持続的注意の検査

注意変動検査（TOVA）
Test of Variables of Attention (TOVA)

注意変動検査（TOVA）（Greenberg, 1985）は，非言語に基づいた刺激を用いた持続的行動の検査である．この検査は注意の認知的要素を測定する（Corman & Greenberg, 1996）．視覚性（TOVA）と聴覚性（TOVA-A）の検査用に，2つの刺激版が使える．

各検査（TOVAとTOVA-A）には独自の標準がある．TOVAには4歳から成人用に作られた標準がある．4歳から19歳用に関しては，標準は年齢と性によって階層化されている．19歳以上は，標準は10歳単位の年齢（すなわち，20歳から29歳，など）と性により階層化されている．4歳と5歳の

患者は短縮版の検査を受ける（11.3分）．TOVA-Aは6歳から19歳用に作られ，年齢と性に従って標準が階層化されている．TOVA-Aは現在19歳以上用に標準を作成中である．

　基本的尺度に加えて2つの補助尺度がある．注意欠陥多動性障害（ADHD）の尺度とd' primeである．これらのいずれも検査での患者の反応から観察的に導き出される．ADHDの得点は，健常統制群と注意欠陥多動性障害臨床群の間の，最も適切と推定される位置の得点からなる（Leark, 1996）．これを決めるために，受信者動作特性（ROC）の判別分析が，正確にグループ分けを推定する検査能力を確定するために実施された（Greenberg, 1996）．この分析で全般的に80％の鋭敏性と80％の特異性が得られた．

■解　釈■

1. 個々の検査所見における妥当性の尺度は，多重反応（multiple response: MR）と予期反応（anticipatory response: AR）の得点からなる．

2. 多重反応は，刺激間隔あたり2回以上マイクロスイッチのボタンを押すことと定義される．健常者がこのように行動するのは稀である．したがって，このような反応があれば検査所見に妥当性がないことを示している．

3. 予期反応は，患者が刺激開始前200ミリ秒から刺激開始後200ミリ秒までの時間枠内のどこかでマイクロスイッチボタンを押すことと定義される．この400ミリ秒の枠が予期反応である．健常者がこのように反応することは稀である．したがって，このような反応は妥当性のなさを示唆している．

4. 無反応（Omission）と誤反応（Commission）の得点は予期反応の影響を受ける．予期反応の得点上昇は，人為的に無反応と誤反応の得点を変えることができる．多重反応と予期反応の両方の誤りは，標準化サンプルで通常は見られなかった．これら2つの得点のより深い分析を下記に記す．

5. 得点は平均を100，標準偏差を15とする標準得点により表される．したがって，正常な得点は85から115までである．さらに，標準は正常なIQの範囲にある被検者を基に作成された．IQ得点がその範囲

から外れる患者にTOVAを使う場合は，注意を要する．

6. 標準化データは午後1時までに採られている（1300時間）．したがって，この時間枠以降に検査を施行するには注意を要する．

7. 検査は2つの条件からなる．ターゲット低頻度性条件（target infrequent）（クオーター1と2）とターゲット高頻度性条件（target frequent）（クオーター3と4）である．クオーター1と2の差そしてクオーター3と4の差は，最小でなくてはならない．これらの差を評価する標準誤答尺度（Standard errors of measurement: SEM）がマニュアルに用意されている（Leark, 1996）．クオーター1と2はターゲット低頻度性条件である．各クオーター内で呈示されるターゲットは26ヶしかない．85点未満の無反応得点は臨床的に重要である．

8. もし患者がクオーター1では無反応の多い反応だがクオーター2では正常か向上が見られるなら，その場合，患者は課題を学習する能力を発揮している．一般に注意欠陥多動性障害の患者にはこの学習が見られない．

9. クオーター1において無反応の多い得点が見られる患者は，一般に課題に応じる準備ができるまで時間がかかる人々である．彼らが課題の初期の部分から簡単に注意がそれる様子が観察できる．もしこれが見られるなら，普通は患者は次のクオーターで明らかな向上を見せる．

10. クオーター2において低成績が続くなら，患者は課題開始時に課題への持続的注意の低下があるだけではなく，連続的にできないことを示唆している．クオーター1と2の間中，患者はターゲットを見つけるまでひたすら待ち続ける．そしてターゲットが消え，再び待つだけである．多くの患者にとり，これは教室で彼らが体験していることを想像させる…実に退屈きわまることである．

11. クオーター2では無反応の誤りが多いが，クオーター1における反応が正常ならば，患者は教室や作業環境では上手く課題を開始するが，適当な枠組みがないと開始できないことを表している．クオーター2で低成績の患者は，ある環境では健常者のように上手く振る舞うが，短時間でこのような正常らしさは減衰する．彼らは課題への意識を維持できないのである．

12. クオーター3と4との間の無反応の誤りにおける差が，重要な意味を

持つ可能性がある．非健常者はクオーター4をクオーター3と比較した時，反応を維持できないか反応を向上させられないかのいずれかである．これは時間をかけても学習できないことを意味する．クオーター3施行中の無反応による低成績（85未満）は，より強く要求されている課題に反応するために注意を移動させられないことを示唆している．刺激はかなり頻繁に出現するので課題は退屈ではない．むしろ，課題は意識に対する要求度を高める．クオーター3のみが低得点で，特にクオーター4がクオーター3よりも高ければ，これは注意を移動させる能力の障害を示している．

13. クオーター4での無反応の誤りの増加は，時間と課題要求を通して注意と意識を持続する能力の低下を表している．これはクオーター1のみの得点低下の反対である．ここでは，患者は課題へ注意を持続する能力が見られるが，時間とともに減衰する．これらの患者は，長さを短縮した他の連続的行動検査では実際に適切な反応を見せることはある．しかし，課題に十分な時間を与えた時に，臨床的な機能障害が浮き彫りになり得る．これは，高い機能の注意欠陥多動性障害の患者に見られる．無反応得点の高さを，DSM-Ⅳの注意欠陥多動性障害の不注意タイプを示すものとして解釈するのは直観的かもしれないが，この結論を裏付ける研究はまだない．

14. 覚醒薬をあまりに多く投与すると，無反応における低成績を招くことが多い．したがって，これを理想的な覚醒薬投与量をモニターするために観ることができる．

15. 無反応総得点（Omission Total Score）は両方の条件での反応の総和である．臨床家は総得点（Total Score）を解釈する時，ハーフ1とハーフ2の反応を考慮しなくてはならない．課題要求における違いを明らかにすることができる．85点に満たない無反応総得点は臨床的に重要である．またこの得点に関する素点を見直すことも重要である．時折稀ではあるが，わずか数ヶ（つまり，2,3ヶ）の誤りの素点が85点未満の標準になることが技法上あり得る．なぜなら，健常者が視覚的刺激での無反応の誤りを犯すことはほとんどないからである．

16. 誤反応（Commission）得点は持続的に衝動を制御する尺度である．ク

オーター1における誤反応得点の高さは衝動制御の低さを表している．患者はひたすらターゲットを待つが，結局は非ターゲットを誤って同定するだけである．

17. もしクオーター2の誤反応の成績がクオーター1の低成績後に正常となるなら，その時は患者には課題学習ができることを示している．注意欠陥多動性障害の患者には，このような課題学習パターンが見られない．むしろ成績は持続的あるいはさらに強い減衰を見せる．

18. もしクオーター2の誤反応の誤りがクオーター1より多ければ（特に標準化されたクオーター1の得点に照合して），その時は患者は時間をかけても意識し，持続的に衝動制御を維持することができないことを示している．これらの子供たちには一般に教室での行動に混乱が見られる．もしクオーター2が検査における唯一の低成績であり，もし素点にわずかに1,2ヶあるいは3ヶの誤りしか見られないのなら，その場合結果は人為的に生じている可能性がある．

19. クオーター3は，ターゲット再認課題の高度な要求に対する検査条件における変化を表す．ここでの低成績は，高度な刺激状況で自分自身を止めることができない子供達に見られる．注意欠陥多動性障害の子供達には，クオーター3からクオーター4にかけての向上が見られない．

20. もしクオーター3と4で誤反応の誤りが素点に数多くあるなら，意識障害，無酸素，発作障害，あるいは他の神経心理学的後遺症，特に皮質下性後遺症に関する患者の既往歴を見直す．もしこのような既往歴がこの仮定を裏付けなければ，その時は患者が成人なら詐病の可能性を考慮しなくてはならない．

21. 反応時間得点は，クオーター，ハーフ，そして全体のそれぞれに対する正反応に要した反応時間の平均である．もし，クオーター，ハーフ，そして全体いずれかの素点が0.000ならば，この検査は無効である．素点平均速度が0.000なら，マイクロスイッチが正確に取り付けられていなかったか，プラグが外れてしまったか，あるいはうまく機能していないかのいずれかを示している．

22. 反応時間は覚醒薬の投与により影響を受ける反応尺度である．医師達（たとえば，Corman & Greenberg, 1996）は，適切な覚醒薬の投与は

反応時間得点を正常化すると報告している．神経フィードバックセラピスト（たとえば，Othmer & Othmer, 1992）もまた治療を通して反応時間を向上させる能力を報告しており，反応時間を重要な転帰尺度と考えている．

23. 反応時間は患者が検査課題を達成するために認知的方略を使う必要があっても遅くなる．この時の患者は，"止まる，考える，行動する"という機能的モデルを使っている．これは患者の前のクオーター得点が現在のクオーターより速かったものの，そのクオーター内で課題の誤りが見られたことから推論できる．無反応あるいは誤反応の得点に何らかの異常がある時は，常に反応時間は評価すべきである．注意の処理に障害はあるが，衝動を制御する方法をなんとか発達させてきた多くの青年は，このゆっくりだが正確な反応パターンを見せる．抑うつ的な患者には検査全体を通して一貫したゆっくりとした反応時間が見られ，反応時間変動（RTV）はほぼ正常あるいは正常である．

24. 多くの反応がある中で，ハーフ2の反応時間に対する得点の方がわずかに高いことが見つかるのは珍しくない．しかし，ハーフ2に関する反応時間の低下に正常な無反応と誤反応のハーフ2の得点を伴うことが，高度な要求課題を達成するために高度に構造化された認知的方略を必要とする患者には見られる．これは注意欠陥多動性障害を幼少期の既往歴に持つが，自分の衝動を制御する方法をなんとか見つけている青年あるいは成人に非常によく見られることである．このような患者が，一般に行動評価尺度で異常得点を呈することはない．ただし，幼児期の行動を反映する項目に関しては別である．これらの患者は覚醒薬の投薬試験に対して陽性に反応すると報告されている（Corman & Greenberg, 1996）．

25. 反応時間変動は反応一貫性の尺度である．反応時間変動は正反応に関する平均反応時間の統計学的分散である．反応時間変動（素点）の範囲が広ければ広いほど，反応の一貫性のなさは大きくなる．85未満の得点は反応の一貫性の障害を表している．他には低得点がないのにこの検査の反応時間変動得点が低いのなら，常に慎重に扱わなくてはならない．

26. クオーター1と2に関する反応時間変動はクオーター3と4が正常な

時は，退屈な課題で衝動を抑えることの障害を表している．これらの子供達は教室では落ち着きがないと報告されることが多い．ターゲットの低頻度性条件での反応時間変動に関する異常成績は，ターゲットの高頻度性条件での異常成績ほど多くは見られない．

27. 反応時間変動が異常な時は，常にハーフ1反応時間変動とハーフ2反応時間変動を見なくてはならない．ハーフ間の差は，患者の衝動制御の低下が退屈な状況（ハーフ1）にあるのか，それとも要求の厳しい状況（ハーフ2）によるのか，それとも全般にわたるのかを理解する助けとなり得る．反応一貫性の欠如は注意欠陥多動性障害の特徴である．反応時間変動の合計は行動評価尺度における多動性と衝動制御の尺度に関係することが解っている（Forbes, 1998; Sporn, 1997）．

28. 頭部外傷の患者では，ターゲット高頻度性条件（クオーター3と4）に対する反応時間変動に障害が見られる．このような場合，反応時間変動はきわめて障害を受けている．変動が反応時間平均より大きいことを表す素点を見出すことが珍しくない．成人患者で，もし反応時間変動の得点がきわめて障害を受けているが，頭部外傷，無酸素，あるいは意識障害の既往歴がないのなら，詐病の可能性を考慮しなくてはならない．

29. 反応時間変動は薬物投与による影響に非常に反応しやすい．また，神経フィードバック療法にも反応しやすい．適切な覚醒薬の投与で反応時間変動の得点は正常化する．

30. もしクオーター2がクオーター1を上回れば，患者は時間の経過に伴う退屈な状況でも衝動を抑制する能力を示している．もしクオーター4がクオーター3を上回れば，その場合に患者は要求の厳しい課題条件で課題学習を行う能力を示している．

31. 刺激開始前200ミリ秒から刺激開始後200ミリ秒の時間枠は，予期反応と定義される．200ミリ秒より速い反応時間は，患者がターゲットを正確に同定したかどうかには関係なく予期反応として記録する．重要なことは，訓練により素早い反応を獲得した患者（運動選手，テレビゲームプレーヤー，など）は，素早く一貫性のある反応をすることが多いということである．

32. 標準化サンプルは，たとえあるとしても，ほとんど予期反応を見せな

い．ADHDの患者が必ずしも予期反応を見せるわけではない．したがって，予期反応が4より大きい時は，検査の解釈には注意を払うべきである．
33. 多重反応は，刺激呈示の最中にマイクロスイッチを2回以上押すことと定義される．反応はそのクオーター，ハーフ，あるいは全体に関するすべての可能性から自動的に除かれる．多重反応もまた患者の検査結果に対する妥当性の尺度である．多重反応はめったに標準化グループには見られず，注意欠陥多動性障害の臨床的サンプルグループでもめったに生じなかった．全体として4を超えるなら検査結果が無効になっていると解釈される．
34. 多くの日常生活課題の中で持続的注意が重要にもかかわらず，多くの心理学的課題が短いために，この領域における障害はこの検査反応における一要因にすらならない．それでも，この一般論に対して2つに分類される例外がある．第一に，長時間に及ぶ注意を払う検査（ウィスコンシンカード分類検査，ハルステッドカテゴリー検査，レイ複雑図形）は，持続的注意の異常による影響を受けることがある．第二に，重度の障害，特に衝動性と多動性を伴うものは，ほとんどすべての検査での反応に影響を及ぼし得る．これらの障害が断続性である時は，全検査を通じて得点パターンは解釈困難で妥当性が欠如したものとなり得る．

注意変動検査（TOVA）の文献

Corman, C. L., & Greenberg, L. M. (1996). *Medication guidelines for use with the Test of Variables of Attention*. Unpublished manuscript. Los Alamitos, CA: Universal Attention Disorders.
Downey, K. K., Stelson, F. W., Pomerleau, O. F., & Giordani, B. (1997). Adult attention deficit hyperactivity disorder: Psychological test profile in a clinical population. *Journal of Nervous and Mental Disease*, 185(1), 32–38.
Forbes, G. (1998). Clinical utility of the test of variables of attention in the diagnosis of attention deficit hyperactivity disorder. *Journal of Clinical Psychology*, 54(4), 461–476.
Greenberg, L. (1996). *Test of Variables of Attention: Clinical guide*. Los Alamitos, CA: Universal Attention Disorders.
Greenberg, L. M., & Waldman, I. (1993). Developmental normative data on the Test of Variables of Attention. *Journal of Child Psychology & Psychiatry*, 34(6), 1019–1030.
Leark, R. A. (1996). *Development of additional scales for the Test of Variables of Attention*. Poster presentation, Annual Meeting of the National Academy of Neuropsychologists: New Orleans.
Othmer, S. F., & Othmer, S. (1992). *Evaluation and remediation of attention deficits*. Unpublished manuscripts. Encino, CA: EEG Spectrum.
Sporn, M. (1997). *The use of the Test of Variables of Attention to Predict Attention Behavior Problems*

in Deaf Adults. Unpublished dissertation. Washington, D. C.: Gallaudet University.
Weyandt, L. L., Rice, J. A., Linterman, I., Mitzlaff, L., & Emert, E. (1998). Neuropsychological performance of a sample of adults with ADHD, developmental reading disorder, and controls. *Developmental Neuropsychology, 14*(4), 643–656.

(Robert Leark)

視聴覚媒介連続動作性検査（IVA）

Intermediate Visual and Auditory Continuous Performance Test (IVA)

視聴覚媒介連続動作性検査（Intermediate Visual and Auditory (IVA) Continuous Performance Test (CPT)）は，注意と衝動性の障害を評価する．このコンピューター化された検査は，異なる条件が呈示されている間の反応時間と誤り率を測定する．これは注意欠陥多動性障害（ADHD）の診断を補助するために考案された．退屈になりがちな連続刺激へ払う注意を持続するよう患者に求めるものであり，もちろん特定のパラダイムが形成された後でその反応を抑制することも求められる．速度，持久力，自覚，慎重性，一貫性，そして脱課題（off-task）行動を含む反応領域を評価する．

■解　釈■

1. 検査でとる行動は評価すべき最初の事柄の一つである．マウスのダブルクリックは多動行動を意味する．検査の妥当性を確実にするために，上手く行うための検査理解と動機付けは，はじめに確立しておかなくてはならない．課題を達成するためには，患者は何をしなければならないか理解すること，十分な努力をすること，そして感覚と運動能力が必要であることを理解することが大切である．これらは視聴覚媒介連続動作性検査の項目と，他の運動（指たたき検査，あるいはパーデュー・ペグボード検査など），感覚（感覚－知覚検査），そして理解（受容性言語，一般的理解）の検査結果を通して評価することができる．
2. 慎重性は，反応を起こす前に立ち止まり状況について考える能力を測定する．正反応の数によって測定する．患者には，一連のターゲット反応が呈示された後に，フォイル（おとり）に対する反応を素早く抑えるよう求める．慎重性の得点が低い患者は，構え反応への衝動性と抑制に障害があることを示す．彼らはまた反応傾向に関して，迂闊，

投げやり，あるいは大げさであることを示す可能性もある．慎重性の得点が高い患者は，用心深く念入りなことを示している．

3. 一貫性は，時間が経過しても同じ形式で反応する能力を測定する．言い換えれば，信頼性の尺度である．この得点は正反応にかかる反応時間の全般的な変動に基づいて算出する．一貫性得点が低い患者は注意を持続させることに困難があり，矛盾，浮動性，そしてあてにならない反応を呈する．反復的で，要求度が高く，構造的で，あるいは退屈な課題を呈示する時，これらの患者は非常に注意散漫な傾向にもなり，課題への注意がばらばらとなる．しかし，高得点の患者には，目的があり，筋が通り，一貫性があり，そして信頼できる反応の構えが見られる傾向があり，これは拡散する思考を抑制する能力から生じるのかもしれない．

4. 持久力は，反応時間の速度のゆらぎを評価する．この得点は課題を通して努力を維持することに障害があるかどうか判断することに役立ち得る．健常者の反応は検査中に6%低下することが知られているので，ある程度の反応時間の低下は正常である．限られた注意のエネルギー，情報処理速度を維持することの障害，疲労，反応の構えの弱さ，そして注意力低下は，持久力得点が低下している患者の特徴である．対照的に，活気，力強さ，そして注意の持続は，高い持久力得点の患者の特徴である．

5. 自覚は，めったにないブロックが出ている間にターゲットを見落とす反応によって測定される．患者は視覚的に注意がそれ，短時間呈示されたターゲットを見落とすことがある．ある患者は空想にふけり反応を避ける．さらに，その患者はターゲットを混同し区別できない．自覚得点が低い患者には，集中，区別，そして注意の障害が見られる．得点はまた怠慢あるいは無関心も反映する．対照的に，高得点の患者は注意深く，観察力のあることを示している．

6. 集中は，患者がいかに観察力が鋭く注意深くなっているかの尺度である．低得点は注意力の観点からは，気まぐれで当てにならない患者の特徴である．一方，高得点の患者は，指示に従え，集中力が良く，入念であることを示している．高得点の患者は課題で要求されている最も適切な刺激に対してのみ注意を払うこともでき，反応時間の変動も

ほとんどない．

7. 速度は，心的処理の差別的速度として定義され，正答試行に対する平均反応時間として算出される．心的緩慢は速度得点の低さに表される．速度得点が高い患者は素早く迅速であることを示している．

8. 巧緻緻運動調整指数（活動過多）(The Fine Motor Regulation Quotient) は，マウスを使う巧緻運動の揺れの尺度である．低得点の患者は運動能力に関する自己制御が上手くできないことを示している．これらの患者は，ダブルクリックする，教示が与えられている最中にクリックする，ランダムにクリックすることが多い，さらに事前にクリックをすることもある．彼らの行動は，気まぐれで，混沌とし，そして混乱していると記録されることが多い．高得点の患者には自制が見られ，規律正しく落ち着いている．

9. バランスは，患者が視覚あるいは聴覚的モダリティーのどちらが相対的に良好か判断することで算出される．バランス得点が85点未満なら視覚優位を示すが，115ないしはそれ以上なら聴覚優位を示す．85から114の範囲なら，いずれの領域にも優位性は見られない．ある領域での優位性は，心的処理の観点から，その領域の感覚モダリティーにおける相対的な強さを持っていることを示している可能性がある．

10. 準備尺度は，患者がどの条件下で自分の一番速い心的処理速度を見せるかを判断する．より速い準備得点（>115）は休憩時間を与えられた時により速く反応できる患者であることを表している．このタイプの反応をする患者は怠惰あるいは不精とか怠け者であることを示しており，リラックスする時間を与えられた時にのみ最良の反応をすることができる．準備得点が低い（<85）患者はすでにしばらくの間活性化されており，能動的になる熱意に動機付けられた傾向がある時は反応時間がより速くなることを示している．彼らは絶えず持続する注意を必要とされない時は，反応がより不良になる傾向がある．なぜなら，彼らの心はその時には脱線し始め，上の空になってしまうことがあるからである．

11. 多くの日常生活課題の中で持続的注意が重要であるにもかかわらず，多くの心理学的課題が短いために，この領域における障害は検査反応における一要因にすらならない．それでも，この一般論に対して例外

が2種類ある．第一に，長時間の集中を要する検査（ウィスコンシンカード分類検査，ハルステッドカテゴリー検査，レイ複雑図形）は，持続的注意の異常による影響を受けることがある．第二に，重度の障害，特に衝動性と多動性を伴うものは，ほとんどすべての検査における反応に影響を及ぼし得る．これらの障害が断続性である時は，全検査にわたって解釈困難で妥当性の欠如した得点パターンの原因となり得る．

視聴覚媒介連続動作性検査（IVA）の文献

Sandford, J. A., & Turner, A. (1996). *Intermediate visual and auditory continuous performance test: Administration manual*. Richmond, VA: Braintrain.
Snyder, P. J., & Nussbaum, P. D. (1998). *Clinical neuropsychology: A pocket handbook for assessment*. Washington, D. C.: American Psychological Association.
Taimela, S. (1991). Factors affecting reaction-time testing and the interpretation of results. (Special Issue: Part 2), *Perceptual and Motor Skills, 73*(3), 1195–1202

〔Samantha Devaraju-Backhous〕

定速聴覚連続付加検査（PASAT）

Paced Auditory Serial Addition Test (PASAT)

　定速聴覚連続付加検査（PASAT）は，事前に用意したオーディオテープを使って簡単に施行できる．総施行時間はおよそ15分から20分である．定速聴覚連続付加検査は，速度と持続的注意を処理する情報の尺度として有用である．しかし，施行手順の教示と呈示速度が，機能が低下した患者を困惑させることが多い．持続的注意のより伝統的な検査（つまり，視覚性／言語性スパン，連続行動性検査，抹消検査，他）を上手くこなす患者にも見られる微妙な注意障害を検出する場合に非常に有用である．この検査は包括的な注意バッテリーへの優れた付加的検査である．

■解　釈■

1. 一般に正反応は呈示速度が上がるに従い試行を通して徐々に減少する．したがって，反応あたりの時間も試行を通して次第に長くなる．偏差値は素点を母集団標準と比較する時に有用である．
2. 得点の低下に一貫性がなければ，課題全体を通じて注意の浮動性あるいは持続的注意の欠如があることを示している．著しい不安のある患

者は，このような一貫性のない反応パターンを試行全体にわたって見せることが多い．
3. 軽度の頭部外傷や脳震盪後症候群の急性期患者は，課題要求が高まるにつれて偏差値の低下を見せることが多い．これらの得点は一般に1－3ヶ月以内に正常に戻る．このようなパターンは，脳震盪後症候群に一致する注意の容量の減少と処理速度の低下を示している．
4. 定速聴覚連続付加検査は数学的能力や一般的知能とはほとんど相関性がない．
5. 定速聴覚連続付加検査は重度の精神障害がある患者と運動性発語障害（運動性構音障害）のある患者には禁忌である．
6. 定速聴覚連続付加検査は各試行の初めの3つに生じる誤りや省略の数を調べることで，詐病や著しい努力の欠如を検出することに，ある程度の効果がある．一般に，すべての患者は各試行の初めの3つにこれらの誤りを見せることはほとんどなく，試行が進むに従い誤りの数が増加する．したがって，試行全体を通して反応の正確さが一定であり続けるということは稀である．また，反応ごとに費やす時間が4試行すべてに一貫していることは通常ない．
7. 費やした時間得点が他のすべてと0.6秒を上回る差がつく試行は，妥当性を欠き破棄すべきである．
8. もし2つ以上の試行が他のすべてとは0.6秒まで差がつくのなら，その項目全体は妥当性を欠き信頼性がないものと考えるべきである．
9. もし誤りの比率が10％を上回るのなら，この検査は妥当性に欠けると考えるべきである．
10. 一般に定速聴覚連続付加検査は，注意変動検査，視聴覚媒介連続動作性検査，あるいは数唱のような他の注意尺度より，認知的により難しい課題である．したがって，定速聴覚連続付加検査の単独での障害は，障害の原因としては持続的注意や覚醒よりも能動的な認知要因を示している．
11. 注意変動検査や視覚性記憶範囲のような検査が正常な時，定速聴覚連続付加検査，数唱，そして算数に障害が見られるなら，注意障害よりも数の障害を示唆している．
12. 定速聴覚連続付加検査がより能動的な集中／注意課題であるのに対し

て，注意変動検査や視聴覚媒介連続動作性検査は，覚醒期間に簡単な運動反応を組み合わせている．そのため，注意変動検査や視聴覚媒介連続動作性検査ではなく定速聴覚連続付加検査を行う能力が，能動的でない期間を扱う能力障害に関係づけられることがある．このような患者は課題に取り組んでいる最中は上手く行えることが多いが，待つことや他のことを聞くことを強いられた時に，衝動性あるいは多動様行動を見せることがある．
13. 多くの日常生活課題の中で持続的注意が重要であるにもかかわらず，多くの心理学的課題が短いために，この領域における障害はこの検査反応における一要因にすらならない．しかし，この一般論に対して例外が二種類ある．第一に，長時間の集中を要する検査（ウィスコンシンカード分類検査，ハルステッドカテゴリー検査，レイ複雑図形）は，持続的注意の異常による影響を受けることがある．第二に，重度の障害，特に衝動性と多動性を伴うものは，ほとんどすべての検査における反応に影響を及ぼし得る．これらの障害が断続性である時は，全検査にわたって解釈困難で妥当性の欠如した得点パターンの原因となり得る．

定速聴覚連続付加検査（PASAT）の文献

Cicerone, K. D. (1997). Clinical sensitivity of four measures of attention to mild traumatic brain injury. *Clinical Neuropsychologist*, *11*(3), 266–272.

D'Elia, L. F., Boone, K. B., & Mitrushina, A. M. (1995). *Handbook of normative data for neuropsychological assessment*. New York: Oxford University Press.

Gronwell, D., & Wrightson, P. (1981). Memory and information processing capacity after closed head injury. *Journal of Neurology, Neurosurgery, and Psychiatry*, *44*, 889–895.

Sherman, E. M. S., Strauss, E., & Spellacy, F. (1997). Validity of the paced auditory serial addition test (PASAT) in adults referred for neuropsychological assessment after head injury. *Clinical Neuropsychologist*, *11*(1), 34–45.

Spreen, O., & Strauss, E. (1991). *A compendium of neuropsychological tests: Administration, norms, and commentary*. New York: Oxford University Press.

Snyder, P. J., & Nussbaum, P. D. (1998). *Clinical neuropsychology: A pocket handbook for assessment*. Washington, D.C.: American Psychological Association.

（Patricia M. Joyce）

第10節：検査バッテリー

ルリア・ネブラスカ神経心理学バッテリー（LNNB）
The Luria-Nebraska Neuropsychological Battery (LNNB)

　ルリア・ネブラスカ神経心理学バッテリー（LNNB）は A.R. Luria の技法により生み出された質的情報を，伝統的なアメリカの心理測定法と統合した方法である．この混合アプローチは，両者の重要な伝統的要素を取り入れている．この検査は，伝統的な心理測定手段では簡単には行えない患者についての多くの重要な質的観察と，非常に特異的な障害を識別する機会を臨床家に提供するだけではなく，強力な心理測定基盤を持つことが解っている．検査バッテリー自体は簡便で3時間かからずに総合的な評価ができ，時間に限りがある状況や長時間に及ぶ検査に応じるのには能力に限界のある障害をもつ患者には実用的である．

■解　釈■

1. ルリア・ネブラスカ神経心理学バッテリーには，正常／異常から正確な障害の詳細な分析，そして該当する障害の正確な神経学的原因にまで及ぶ多くの患者分類レベルがある．
2. ルリア・ネブラスカ神経心理学バッテリーは脳損傷が存在する可能性を同定するために，幾つかの異なる方法を提供している．第一に，棄却レベル（CL）に対する疾病特徴的尺度（Pathognomonic Scale）に伴う，12ヶの基本的能力の比較がある．棄却レベルを超える尺度が3ヶを上回るなら，脳損傷を示唆している．
3. 棄却レベルは年齢と教育に左右されるので，情報の正確さはこの方法の正確さを左右する．年齢が著しく誤って述べられることは稀だが，教育はもっとずっと解釈が難しい．たとえば，12年間学校に単に通学はしたが，精神遅滞あるいは脳損傷による障害があった患者の元々の能力を，棄却レベルが過大評価する．このような場合，慣習的に教育の的確なレベルの選択は，なされた質問に左右されることが多い．もし臨床家が，12年の教育を受けた他の人々を参考にして，その患

者がどのように反応するかを単に知りたいのなら12を使うのが適切である．もし臨床家が，その患者が最近脳損傷を負ったかどうか（学校を卒業後）知りたいのなら，患者の実際の学力レベルを使うのがより適切かもしれない．さらに，検査マニュアルには病前のIQレベルから棄却レベルを算出するための公式が記載されている．

4. 脳損傷を同定する第二の方法は，偏差値の最低と最高の差に注目することである．健常者は一般に最低得点と最高得点の間には20点未満の開きしか見られないが，ごくわずかの健常者で25点の差が見られることもある．このような場合，最高得点は算数あるいは書字（綴りのため）であることが多い．一般に，脳損傷患者にはもっと大きな変動が見られる．この知見を使うと，30点を上回る得点差は明らかに脳機能障害を示していると考えられる．最高と最低得点の幅が30点未満だが20点を上回るならボーダーラインと考えられる．一方，幅が20点ないしはそれ以下なら正常と考えられる．ルリア・ネブラスカ神経心理学バッテリーの基本的な量的尺度からは偏差値の所見が得られる．2点コード（最も高い2尺度）と3点コード（最も高い3尺度）を，患者の最も疑わしい障害の統計的記述を確実にするために定めることができる．

5. 運動と触覚尺度の高得点ペアは一側性の障害がある患者に見られることが多く，ある種の脳血管障害によって生じることが多い．一般に，このように出現する症状は皮質性の脳卒中であり，その損傷側を左右半球尺度の比較から確実に特定できる．このような脳卒中は一般に重度の認知障害を伴い，その性質は損傷側によって決まる．一般に，そのような認知領域（たとえば，表出性言語）を表す尺度には，二次的な得点上昇が見られる．運動と視覚の尺度で得点上昇が見られるなら，右半球前方損傷と関係していることが最も多い．この患者には正常な基本的視覚能力は見られるが，より抽象的で視覚的な論理課題に障害がある．一般に運動障害は左半身で最も強い．リズム尺度における障害の得点上昇も同様に見られ，運動－視覚－リズムの3点コードを生じる．2点コードが運動／リズムである時，損傷は2点コードが運動／視覚の時より一般にはもっと前方にある．運動／リズムの組み合わせは，注意障害，情動制御や情動認知の障害，洞察力低下，社会

的能力低下（特に，損傷が永続的なら），そして連続する事象間の関係性に従うことの障害と一般に関係がある．また，この所見は軽度から中等度の頭部外傷を含む多くの皮質下損傷にも見られることがある．

6. 運動と表出性言語の高得点は左半球前方損傷で見られ，通常は脳卒中あるいは急速に成長する腫瘍のような比較的深刻な障害で生じる．このような患者には非流暢性の発語が見られる．単語は不明瞭で，たどたどしく話し，同じ音を繰り返し，音の置換があり，このようなことが患者の言うことを解り難くしてしまう．極端な場合，彼らは無言になるか，あるいはどのようなレベルでも言語的にコミュニケーションを図ることができないが，非言語的コミュニケーション，読解，そして書字が正常なことがある．呼称障害は頻繁に見られ，ブローカ失語とも呼ばれる表出性失語に該当する．

7. 運動／書字の2点コードは利き手に機能障害がある障害に主に見られる．この結果は一側性の皮質下障害で見ることができるが，腕の機能が脊髄あるいは神経損傷あるいは骨折により破壊される末梢性障害でも見ることができる．障害が脳にある時は，通常は二次的な注意あるいは覚醒障害があり，検査過程で認められることが多い．損傷が末梢性の時，一般に障害は指たたき運動速度と協調と触覚性の感度を必要とする項目に限られる．したがって，描画は書字と同様に速度を要する項目とともに障害を受けることが多い．

8. 運動／音読の組み合わせは学習障害（難読症）の既往歴のある患者に生じることが非常に多い．この傾向に対して例外が時々多発的な脳卒中の患者に見られ，彼らはより全般的な運動障害を伴う小さな脳卒中により後天的な難読症を呈する．

9. 運動／算数コードのタイプは運動と注意障害がある主として皮質下損傷の患者に見られる．これは元から計算障害があった多くの患者にも見られ，ルリア・ネブラスカ神経心理学バッテリーの正常統制群でも30％までは生じる．計算障害が元からある場合には，この尺度は無視し，算数を含まない2点コードを探すことが最良である．

10. 運動／記憶の組み合わせはほとんど常に皮質下損傷で見られる．この障害は軽度から中等度の頭部外傷後によく見られる．患者は特に，干

渉がある場合には情報を保持することが困難であると同時に，一般に軽度だが全般的な運動障害がある．簡単な記憶課題はより良好である．一般に彼らには自分の置かれた状況あるいは自分の記憶障害の影響への洞察がほとんどない．情動の不安定さと怒りっぽさも共通して見られる．

11. 運動／中期記憶の2点コードは運動／記憶と似た解釈をするが，その条件は運動／記憶が2点コードの時よりも多少緩やかな傾向にある．

12. 運動／知能コードのタイプは稀にしか見られない．これは以前からあった障害を表しているか，あるいは多発性脳梗塞や同様の変化（たとえば，多発性腫瘍）を表していることがある．特に，もし損傷の影響を評価するために検査を施行するなら，このコードと同様のコード類との間に，何が病前から存在していたかを区別することが非常に重要である．

13. リズム／視覚2点コードは非言語的処理の障害と関係がある．軽度の得点上昇はこの所見では皮質下損傷と関係し，注意や詳細を必要とする項目の処理に影響を及ぼすことがある．一方，より重度の状態では，通常は右半球の側頭／頭頂領域の損傷と関係があり，このような処理は新規あるいはそれほど十分に学習されていない素材を分析する能力の障害により妨害される．

14. リズム／受容性言語コードは，聴覚的処理の障害と関係がある．このコードは聴覚的能力の低下により生じ得るので，末梢性の聴力損失は疑われる原因として除外しておかなくてはならない．末梢性の聴力損失がなければ，両側の中枢性聴力損失も検査しなくてはならない．十分な聴力がある場合は，障害は左側頭領域への損傷と関係していることが非常に多いが，両側の側頭損傷でも見られ得る．重度の状態では，これは脳卒中あるいは開放性頭部外傷を表すが，様々な変性過程においても見られ得る．

15. 触覚／音読の組み合わせは左頭頂損傷に見られることが多い．これらは長年にわたる（学習障害に見られるように）あるいはより最近の損傷であり，一連の脳卒中，開放性頭部外傷，膿瘍，出血，ないしは脳組織を破壊する他の状態を一般に伴う．これら後者の損傷は，通常，他の重要な障害とも同様に関係するが，発症後何年もたってから後遺

症として見られることがある．

16. 視覚／受容性言語，視覚／算数，そして視覚／記憶が高得点コードの場合は，右半球損傷，通常は後方領域に関係していることが多い．このような障害は，空間処理を行い，素材を視覚化する能力の障害を表している可能性があるが，言語能力の点では上手く機能している（もちろん全体の所見の得点上昇次第であるが）．何らかの計算障害が考えられる時，障害がもともと存在する状態ではなく，より最近生じた何らかのタイプの脳の異変による結果であることを確認することが重要である．

17. 受容性言語と表出性言語からなる高得点は，一般に言語過程の崩壊を表している．これは脳卒中や脳組織を破壊する他の障害で最も多く見られ，上昇得点の低下がほとんどなく後遺障害を表している．これらの障害は，検査教示を理解するためにはこのような基本的能力が必要なので，非常に高得点の所見と関係することが多い．このような所見は，同様に重度の痴呆過程でも見られることがある．

18. 受容性言語／知能の組み合わせ（学力尺度での1つないしはそれ以上の得点上昇を伴う）は，受容性言語／表出性言語の組み合わせよりも後方の損傷を表している．これは成人期発症の損傷の結果として見ることができ，あるいは長年にわたる学習障害や精神遅滞を表していることもある．このような所見は，通常，重大な能力障害に関連し，日々の生活に影響を及ぼす．

19. それぞれの尺度は項目グループに分類でき，全体の尺度領域から特定の側面を調べることができる．項目分析では，全体の尺度の得点上昇への影響を評価するために，これら特定の項目グループ分けに着目する．結果的に，基盤にある障害のより特異的な仮説が生まれる．この知見は，高得点コードから生み出されたより統計的に基づいた解釈を修正するために使うことができ，特定の障害に関するより正確な詳細を提供することができる．

ルリア・ネブラスカ神経心理学バッテリー（LNNB）の文献

Chelune, G. J. (1982). A reexamination of the relationship between the Luria–Nebraska and Halstead-Reitan batteries: Overall with the WAIS. *Journal of Consulting and Clinical Psychology, 50*, 578–580.

Golden, C. J., Purisch, A. D., & Hammeke, T. A. (1985). *Luria–Nebraska Neuropsychological Battery: Forms I and II Manual*. Los Angeles: Western Psychological Services.

Makatura, T. J., Lam, C. S., Leahy, B. J., Castillo, M. T., & Kalpakjian, C. Z. (1999). Standardized memory tests and the appraisal of everyday memory. *Brain Injury, 13*(5), 355–367.

Mayes, A. R. (1995). The assessment of memory disorders. In A. D. Baddeley, B. A. Wilson, et al. (Eds.), *Handbook of memory disorders* (pp. 367–391). Chichester, England: John Wiley & Sons.

McKinzey, R. K., Roecker, C. E., Puente, A. E., & Rogers, E. B. (1998). Performance of normal adults on the Luria–Nebraska Neuropsychological Battery, Form I. *Archives of Clinical Neuropsychology, 13*(4), 397–413.

Moses, J. A., & Pritchard, D. A. (1999). Performance scales for the Luria–Nebraska Neuropsychological Battery-Form I. *Archives of Clinical Neuropsychology, 14*(6), 285–302.

Nagel, J. A., Harrell, E., & Gray, S. G. (1997). Prediction of achievement scores using the Luria–Nebraska Neuropsychological Battery Form II. *Psychological, 34*(1), 41–47.

(Charles J. Golden)

ハルステッド・レイタン神経心理学バッテリー（HRNB）
Halstead-Reitan Neuropsychological Battery (HRNB)

ハルステッド・レイタン神経心理学バッテリー（HRNB）は，最も古く最もよく知られた主要な神経心理学検査バッテリーである．このバッテリーに関しては，ウェクスラー知能検査（ハルステッド・レイタン神経心理学バッテリーの一部として伝統的に含まれている）は例外かもしれないが，他のどのような神経心理学的検査よりも詳細な研究が行われてきた．このバッテリーの使い方は，非公式の標準と構成からなる幾つかの異なるセットがあるため複雑である．これらのうち最もよく受け入れられているのは，Reitan & Wolfson（1995）と，Heaton, Grant, & Matthews（1993）によって提唱されたものである．

■解　釈■

1. 解釈の第一のレベルは，脳損傷の全般的な指標を提供している．最も有効な単一の指標は，障害指標（Impairment Index）である．障害指標（HII）は当初10ヶの尺度から構成され，それぞれ正常か異常かに分類されていた．これはその後，7ヶの尺度に減らされた（触覚動作性検査（総時間），触覚動作性検査（記憶），触覚動作性検査（位置），ハルステッドカテゴリー検査，シーショアーリズム検査，語音−知覚検査，そして指たたき検査）．障害指標は"障害を受けている"範囲に該当する，これらの検査のパーセンテージである．障害指標検査に

おいて障害の範囲に含まれるのは次の通りである．触覚動作性検査（総時間）（＞15.7分），触覚動作性検査（記憶）（＜6正答），触覚動作性検査（位置）（＜5正答），語音−知覚検査（＞6誤答），シーショアーリズム検査（＞5誤答），ハルステッドカテゴリー検査（＞51誤答），そして指たたき検査（利き手＜51叩打数）．

2. 障害指標を正常群と比較した時，脳損傷が確認され合併症を伴わない症例のおよそ90％を正確に分類する．正確率は精神病患者を統制群に使う時は低下する．得点は軽度の損傷，皮質下損傷，そしててんかん症例を非常に見逃しやすい．障害指標に加えて，他に3つの器質的損傷の一般的指標がある．つまり，ハルステッドカテゴリー検査，トレイルメイキング検査試行B，そして触覚動作性検査（総時間）である．これらの指標の2つないしはそれ以上に異常が見られる場合，脳損傷である可能性が高い．Russell, Neuringer, & Goldstein (1971) は，平均障害比率（Average Impairment Rating: AIR）として知られる障害指標をさらに複雑で拡張した版を紹介した．この得点は障害指標とは0.9を上回る相関性があり，同程度の正確さがあるようである．

3. 検査バッテリー内のパターン分析は，ハルステッド・レイタン神経心理学バッテリーの診断の本質である．これらはハルステッド・レイタン神経心理学バッテリーの検査それぞれの項目内で検討される．

4. 触覚動作性検査，指たたき検査，握力検査，そして感覚−知覚検査において身体の左右側を比較することは，特定の損傷の側性を同定するための効果的な評価（約80％）である．これらの比較の詳細は，それぞれの検査の項目内で検討される．

5. 右（非優位）前頭葉損傷は，（他の検査同様に）ハルステッド・レイタン神経心理学バッテリーにとっては診断が最も難しい傾向にある．ハルステッド・レイタン神経心理学バッテリーにおける右前頭葉障害の症候は，触覚動作性検査（非利き手），触覚動作性検査（位置），指たたき検査（非利き手），逆唱，絵画配列，シーショアーリズム検査，そしてハルステッドカテゴリー検査で低成績となる．これらの反応が，他の反応と比較して絶対項（absolute terms）におけるよりも障害が重いということが珍しくない．障害指標はこれらの場合は正常で

あることが多い．

6. 左（優位）前頭葉損傷は診断がより簡単で，指たたき検査（利き手），触覚動作性検査（利き手），触覚動作性検査（総時間），ハルステッドカテゴリー検査，トレイルメイキング検査試行B，失語症検査（発語運動障害），語音－知覚検査，そして類似問題の成績低下を含む症候を伴う．
7. 左（優位）半球後方の損傷は，失語症検査（言語，音読，そして要点に関する詳細を欠いた書字障害，ハルステッドカテゴリー検査，感覚－知覚検査における優位側，語音－知覚検査，指たたき検査（利き手），言語性IQ，トレイルメイキング検査試行AとB）での障害によって通常は認められる．
8. 右（非優位）半球後方の損傷は，触覚動作性検査（総時間），触覚動作性検査（非利き手），感覚－知覚検査（非利き手），失語症検査（空間と描画障害，特に十字と鍵における歪み），動作性IQ，積み木問題，組み合わせ問題，マトリックス，触覚動作性検査（記憶），そして触覚動作性検査（位置）における広範囲な障害により特徴づけられる．
9. 皮質下損傷は，触覚動作性検査，指たたき検査，そして感覚－知覚検査での緩慢さと一貫性の欠如により特徴づけられる．注意障害が数唱と符号問題に見られる．他の検査は認知障害よりも注意障害のために混乱することがある．
10. 認知障害は何もなく運動と感覚障害のみ含むパターンは，末梢性の損傷あるいは脳そのものへの損傷よりも脊髄損傷を示唆している．

ハルステッド・レイタン神経心理学バッテリー（HRNB）の文献

Arnold, B. R., Montgomery, G. T., Castaneda, I., & Longoria, R. (1994). Acculturation and performance of Hispanics on selected Halstead–Reitan neuropsychological tests. *Assessments, 1*(3), 239–248.

Bigler, E. D., & Tucker, D. M. (1981). Comparison of verbal IQ, tactual performance, seashore rhythm and finger oscillation tests in the blind and brain-damaged. *Journal of Clinical Psychology, 37*(4), 849–851.

Bornstein, R. A. (1983). Relationship of age and education to neuropsychological performance in patients with symptomatic carotid artery disease. *Journal of Clinical Psychology, 39*(4), 470–478.

Bornstein, R. A. (1985). Normative data on selected neuropsychological measures from a nonclinical sample. *Journal of Clinical Psychology, 41*(5), 651–659.

Bornstein, R. A. (1986). Classification rates obtained with "standard" cut-off scores on selected neuropsychological measures. *Journal of Clinical and Experimental Neuropsychology, 8*(4), 413–420.

Butters, M. A., Goldstein, G., Allen, D. N., & Shemansky, W. J. (1998). Neuropsychological similarities and differences among Huntington's disease, multiple sclerosis, and cortical dementia. *Archives of Clinical Neuropsychology, 13*(8), 721–735.

Choca, J. P., Laatsch, L., Wetzel, L., & Agresti, A. (1997). The Halstead category test: A fifty year perspective. *Neuropsychology Review, 7*(2), 61–75.

Charter, R. A., Dutra, R. L., & Lopez, M. N. (1997). Speech–Sounds Perception Test: Analysis of error types in normal and diffusely brain damaged patients. *Perceptual and Motor Skills, 84*, 1507–1510.

Dee, H. L., & Van Allen, M. W. (1972). Psychomotor testing as an aid in the recognition of cerebral lesions. *Neurology, 22*, 845–848.

Dikman, S. S., Heaton, R. K., Grant, I., & Temkin, N. R. (1999). Test–retest reliability and practice effects of Expanded Halstead–Reitan neuropsychological test battery. *Journal of the International Neuropsychological Society, 5*(4), 346–356.

Dunwoody, L., Tittmar, H. G., & McClean, W. S. (1996). Grip strength and intertrial rest. *Perceptual and Motor Skills, 83*, 275–278.

Ernst, J. (1987). Neuropsychological problem-solving skills in the elderly. *Psychology and Aging, 2*(4), 363–365.

Golden, C. J., & Anderson, S. M. (1977). Short form of the Speech Sounds Perception Test. *Perceptual and Motor Skills, 45*, 485–486.

Golden, C. J., Zillmer, E., & Spiers, M. (1992). *Neuropsychological assessment and intervention*. Springfield, IL: Charles C Thomas.

Haaland, K. Y., & Delaney, H. D. (1981). Motor deficits after left or right hemisphere damage due to stroke or tumor. *Neuropsychologia, 19*, 17–27.

Haaland, K. Y., Temkin, N., Randahl, G., & Dikmen, S. (1994). Recovery of simple motor skills after head injury. *Journal of Clinical and Experimental Neuropsychology, 16*(3), 448–456.

Halstead, W. C. (1947). *Brain and intelligence: A quantitative study of the frontal lobes*. Chicago: University of Chicago Press.

Hays, J. R. (1995). Trail making test norms for psychiatric patients. *Perceptual and Motor Skills, 80*, 187–194.

Heaton, R. K., Grant, I., & Matthews, C. G. (1991). *Comprehensive norms for an expanded Halstead–Reitan battery: Demographic corrections, research findings, and clinical applications*. Odessa, FL: Psychological Assessment Resources.

Heilbronner, R. L., Henry, G. K., Buck, P., & Adams, R. L. (1991). Lateralized brain damage and performance on Trail Making A and B, Digit Span Forward and Backward, and TPT Memory and Location. *Archives of Clinical Neuropsychology, 6*(4), 251–258.

Heilbronner, R. L., & Parsons, O. A. (1989). The clinical utility of the Tactual Performance Test (TPT): Issues of lateralization and cognitive style. *Clinical Neuropsychologist, 3*(3), 250–264.

Johnstone, B., Holland, D., & Hewett, J. E. (1997). The construct validity of the category test: Is it a measure of reasoning or intelligence? *Psychological Assessment, 9*(1), 28–33.

Keyser, D. J., & Sweetland, R. C. (1984). The Halstead–Reitan Neuropsychological Battery and Allied Procedures. In *Test Critiques*, Vol. I. Kansas City, MO: Test Corporation of America.

Leon, J., Pearlman, O., Doonan, R., & Simpson, G. M. (1996). A study of bedside screening procedures for cognitive deficits in chronic psychiatric inpatients. *Comprehensive Psychiatry, 37*(5), 328–335.

Lezak, M. (1995). Perception. In *Neuropsychological Assessment* (3rd ed.). New York: Oxford University Press.

Mercer, W. N., Harrell, E. H., Miller, D. C., Childs, H. W., & Rockers, D. M. (1997). Performance of brain-injured versus healthy adults on three versions of the category test. *The Clinical Neuropsychologist, 11*(2), 174–179.

Montazer, M. A., & Thomas, J. G. (1991). Grip strength as a function of repetitive trials. *Perceptual and Motor Skills, 73*, 804–806.

O'Donnell, J. P. (1983). Lateralized sensorimotor asymmetries in normal learning-disabled and brain-damaged youth adults. *Perceptual and Motor Skills, 57*, 227–232.

Prigatano, G. P., & Parsons, O. A. (1976). Relationship of age and education to Halstead test performance in different patient populations. *Journal of Consulting and Clinical Psychology, 44*(4), 527–533.

Reddon, J. R., Stefanyk, W. O., Gill, D. M., & Renney, C. (1985). Hand dynamometer: Effects of trials and sessions. *Perceptual and Motor Skills, 61*, 1195–1198.

Reitan, R. M., & Wolfson, D. (1989). The Seashore Rhythm Test and brain functions. *The Clinical Neuropsychologist, 3*, 70–78.

Reitan, R. M., & Wolfson, D. (1993). *The Halstead–Reitan neuropsychological test battery: Theory and clinical interpretation* (2nd ed.). S. Tucson, AZ: Neuropsychology Press.

Russell, E. W., Neuringer, C., & Goldstein, G. (1971). *Assessment of brain damage: A neuropsychological key approach*. New York: Wiley-Interscience.

Ryan, J. J., & Larsen, J. (1983). Comparison of three Speech Sounds Perception Test short forms. *Clinical Neuropsychology, 5*(4), 173–175.

Schear, J. M., & Sato, S. D. (1989). Effects of visual acuity and visual motor speed and dexterity on cognitive test performance. *Archives of Clinical Neuropsychology, 4*, 25–32.

Schwartz, F., Carr, A., Munich, R., Bartuch, E., Lesser, B., Rescigno, D., & Viegener, B. (1990). Voluntary motor performance in psychotic disorders: A replication study. *Psychological Reports, 66*, 1223–1234.

Searight, H. R., Dunn, E. J., Grisso, T., & Margolis, R. B. (1992). The relation of the Halstead–Reitan neuropsychological battery to ratings of everyday functioning in a geriatric sample: Clarification. *Neuropsychology, 6*(4), 394.

Snyder, P. J., & Nussbaum, P. D. (1998). *Clinical neuropsychology: A pocket handbook for assessment*. Washington, D. C.: American Psychological Association.

Stringer, A. Y., & Green, R. C. (1996). Stimulus imperception. In *A guide to adult neuropsychological diagnosis*. Philadelphia, PA: F. A. Davis.

Temkin, N. R., Heaton, R. K., Grant, I., & Dikmen, S. S. (1999). Detecting significant change in neuropsychological test performance: A comparison of four models. *Journal of the International Neuropsychological Society, 5*(4), 357–369.

Thompson, L. L., & Heaton, R. K. (1991). Pattern of performance on the tactual performance test. *Clinical Neuropsychologist, 5*(4), 322–328.

Welch, L. W., Cunningham, A. T., Eckardt, M. J., & Martin, P. R. (1997). Fine motor speed deficits in alcoholic Korsakoff's syndrome. *Alcoholism: Clinical & Experimental Research, 21*(1), 134–139.

Williams, J. M., & Shane, B. (1986). The Reitan–Indiana aphasia screening test: Scoring and factor analysis. *Journal of Clinical Psychology, 42*(1), 156–160.

Wood, D. G., & Bigler, E. D. (1995). Diencephalic changes in traumatic brain injury: Relationship to sensory perceptual function. *Brain Research Bulletin, 38*(6), 545–549.

Young, K. L., & Delay, E. R. (1993). Seashore rhythm test: Comparison of signal detection theory and standard scoring procedures. *Archives of Clinical Neuropsychology, 8*, 111–121.

(Charles J. Golden)

付　録

神経心理学的データに関する得点変換

標準得点	T得点	パーセンタイル	逆T得点	Z得点	評価点
150	83	99	17	3.33	20
145	80	99	20	3.00	19
140	77	99	23	2.67	18
135	73	99	27	2.33	17
130	70	98	30	2.00	16
125	67	95	33	1.67	15
120	63	91	37	1.33	14
115	60	84	40	1.00	13
110	57	75	43	0.67	12
105	53	63	47	0.33	11
100	50	50	50	0.00	10
95	47	37	53	−0.33	9
90	43	25	57	−0.67	8
85	40	16	60	−1.00	7
80	37	9	63	−1.33	6
75	33	5	67	−1.67	5
70	30	2	70	−2.00	4
65	27	1	73	−2.33	3
60	23	1	77	−2.67	2
55	20	1	80	−3.00	1
50	17	1	83	−3.33	0
45	13	1	87	−3.67	0
40	10	1	90	−4.00	0

訳者あとがき

　本書は原著の表題が"Neuropsycological Interpretations of Objective Psychological Tests"と題されているように，脳損傷に対する心理検査の神経心理学的解釈を目的としている．昨今の日本での神経心理学界および患者やその家族を中心とする社会の意識は，今まで取り残されがちであった高次能機能障害に急速に向かいつつある．ここ3，4年の間に高次脳機能という名称はそれを知らなかった臨床家の間にも急速に浸透し，関連書籍も増えてきた．旧日本失語症学会も，近年，日本高次脳機能障害学会と名称を改めた．このような状況を鑑みて，邦題はあえて「高次脳機能検査の解釈過程」としたが，本書の内容から見て，まさにうってつけの表題であると思う．決して流行に乗った表題ではない．それは以下の拙文を読んでいただければお分かりになると思う．

　訳者は急性期の脳神経外科専門病院の言語聴覚士（ST）として約15年間，高次能機能障害の方々と接してきた．かなり初期のころからあえて高次脳機能障害という名称を院内で使っていたが，当初は他のリハビリスタッフだけでなく医師・看護師らもこの名称はもちろん，その内容や障害の性質を理解する者は皆無に近かった．ある時，新聞の投稿欄に，高次脳機能障害を抱えた方々が，社会活動だけでなく日常生活にすら大きな困難をもたらす明らかな障害を抱えて日々途方に暮れているにもかかわらず，障害と認知されず社会福祉的な何のサービスも受けられない，いわば福祉の谷間に陥っている旨の記事を書かせてもらったことがあった．この事実はあれから10年たった今も，制度としては変わっていない．訳者の拙文を取り上げて頂いたことは非常にありがたかったが，編集上，「高次脳機能障害」という名称は社会的認知度がきわめて低く使えないということで，結局，訳者が意図しなかった名称を使わざるをえなかった．さらに，ST養成専門校で高次脳機能障害論を担当する機会があった時も，初回の講義でこの名称を耳にしたことのある学生に手を挙げさせたところ，全体の1割いるかいないかであった．

　訳者にとってのこのような高次能機能障害との取り組みのきっかけは，臨床に出たばかりの頃の，事故による重度の前頭葉機能障害の方との出会いであった．これは同時に，高次脳機能検査に関する模索の始まりとなった．彼

の前頭葉には両半球ともに大きな損傷が見られていた．当時，彼のとる行動や言動を理解し説明できるものは誰もおらず，病院スタッフも家族も困惑状態であった．昔から前頭葉は何の働きももたない脳と勘違いされ「無言の脳」と呼ばれるくらい，その症状が理解しにくいものであった．言語障害でも痴呆でもないのに，様々な記憶，注意，見当識，言動，自覚や学習能力の欠如，無計画な行動など多方面で混乱を見せ，誰もが何をどう理解していいのか分からないのが現状であった．徐々に理解は進んできてはいるが，臨床家にとって難しい対象であることは今ももちろん同じである．予後改善にかなりの限界がある方も非常に多い．逆に，一見問題がなさそうでも詳しく様々な観点から丁寧に調べれば，病前や事故前に比べ脳機能に何の低下も無いという方は皆無ではないかとすら訳者は考えている．

　だが，重度であろうと軽度であろうと，その障害の性質が理解できない，説明ができない，というのはその障害を取り巻くすべての人にとり混乱と誤解をもたらし，不安でたまらないものである．しかし，そのような混乱，誤解，不安の基となる症状の原因を，適切に行われた検査結果から適確に解釈し説明することは，患者や家族を安心させるだけではなく，病院のスタッフの対応にも不可欠である．ちょうど病名も病態も判らずに不安と疑心暗鬼に陥っている患者が，医師から適切な説明を受けることで，病気や容態そのものは何ら変わらずとも，心理的に安心する場合があることと同じである．説明により決して問題がすべて解決するわけではない．むしろ，それが病気や障害との付き合いの新たなスタートなのかもしれないが，それも適確な解釈や説明からすべてが始まるのだと思う．訳者は長年そのようなことを考えつつ，もっぱら高次脳機能障害の評価を中心とした臨床活動をしてきた．もちろん，リハビリ計画という目的のためにも適切な検査とその評価は欠かせない．

　さて，近年，それまで主に失語を中心とした検査法を中心としていた日本でも，全般的知能，記憶，視覚機能，行動，前頭葉機能など，言語以外に関わる検査法が考案されたり，新たに日本語版化されたりしたものが広く使われている（欧米に比べればまだまだ少ないが）．その他にも，標準化されてはいなくても臨床家が独自に作成した検査にも有用なものがあろう．しかし，実際の臨床現場では，数少ない検査法による結果から安易に症状の原因を判断し，患者の能力を拡大解釈あるいはその逆としてしまう傾向がありは

しないだろうか．これは，著者が冒頭でも同じようなことに触れ，非常に懸念した結果として本著ができたと言っても過言ではない．そのような観点から見て，本著は安易な解釈を避け，複数の検査間の関係性を知り適当な組み合わせを知ることにより，症状をより多方向からの視点から捉えることの重要性を訴え実践しようとする，今までにはまだ不十分あるいは欠けていた立場からの書籍である．もちろんそのようなことを当然のこととして考え実践してきた方々もいるのは確かだが，まだまだ多くの現場ではその意識が薄いと訳者は感じる．訳者は評価を行うにあたり長年何かすっきりしないものを感じていたが，本著に出会った時，まさにこの本はそのようなモヤモヤを吹っ切ってくれるような新鮮な一冊であった．今後の高次脳評価の方法への新たな指針となる一冊になるに違いないと感じた．

　訳者は必ず複数の検査で症状への結論を出さなくてはならないと考えている．それは物事を複数の視点から見るという客観性のある考え方に繋がる．ある症状に対して複数の検査が同じような結果を示す場合もあるが，逆に，矛盾する結果を示す場合も多いはずである．このような場合に，必要なことはそれぞれの検査の性質と関係性を理解しておくことである．個々の検査を行うにあたっては，その検査法について知っておく必要があるが，なかなか組み合わせる検査法の関係性についてまでは理解が及ばないのが現実ではないだろうか．だが，その関係性の中にこそ症状を把握する鍵と，もしかしたらさらに本質に迫れる検査への扉が開かれているかもしれないのである．本著はおそらくそのような鍵を読者に提供してくれるであろう．

　今日，多くはないものの検査法はあり，個々の検査法に関する解説書や諸検査を紹介する本も幾つか出ている．だが，今述べたように，症状に応じて検査を横断的に組み合わせて原因を追究する解釈書がまだないような気がする．前述したように，本書は様々な検査から導かれた結果をそこで簡単に症状の解釈とするのではなく，その結果をさらに多面的に解釈するために，どのような検査をどのような目的で組み合わせたらよいのかということを中心として書かれた，検査間の関係性を有機的に捉え横断的に利用するための検査法の解釈書となろう．

　さて，扱われている検査の中にはすでに日本でも使われている検査も多いが，使われていないものも多く，読者はその点では困惑されることもあろうし，訳者自身も訳出にはインターネットを駆使し，著者に問い合わせるなど

して最大限の努力を払ったが，いかんせん国内には無い検査であったり検査資料がほとんど手に入らなかったりしたものもあった．また，日本語としての表現も繰り返し検討を重ねはしたが，理解しづらい内容や表現があれば，すべて訳者の知識不足と未熟さのせいであり，ご指摘ご指導賜れば幸いである．

ただ，そのような難しさはあるかもしれないが，本書を通して著者だけではなく訳者も伝えたかったのは，複数の検査法の関係性を如何に理解し，横断的に使用することで如何に適切な症状理解に結びつけるかということの重要性である．この考え方はどのような検査にも共通して言えることである．その点を理解して頂き，研究・臨床の現場に役立てて頂ければ幸甚である．

最後に，本書の日本語化への訳者の提案に賛同して頂いた，協同医書出版社の木下 攝社長，中村三夫編集部長，そして吉原 香様に，心よりの感謝を申し上げる次第である．

また，おそらくは千人単位の高次脳機能障害の患者さんを長い間担当させて頂いた千葉脳神経外科病院とそのスタッフ，そして何よりも急性期という性質上決して長期間ではないものの，訳者に付き合って下さったかつての患者さん方にも，お礼を申し上げたい．

さらに，私的な立場からではあるが，みつわ台総合病院でお世話になったスタッフの方々にも感謝したい．

平成 16 年 10 月 11 日
櫻井　正人

索 引

握力検査 15, 18, 163-164, 165, 168, 169-172, 285

一般的知識 75, 127-128, 129-131, 134, 156

一般的理解 69-70, 75, 127-128, 129-130, 131-134, 137, 152, 156, 200-203, 222, 273

ウィスコンシンカード分類検査（WCST） 32-33, 76, 81, 92, 96, 101-102, 105, 117, 119-120, 133, 140, 142, 145, 149, 151, 157, 160, 196-199, 200-203, 207-208, 212, 216-217, 231-232, 258, 272, 276, 278

ウェクスラー記憶検査-Ⅲ（WMS-Ⅲ） 19-22, 68, 133, 218-223, 226-227, 243-247, 248-252, 253-258, 259-260 顔，家族写真，視覚性記憶範囲，数唱，対語連合，論理的記憶 も参照

ウェクスラー成人知能検査第Ⅲ版（WAIS-Ⅲ） 18, 66-72, 75, 89, 101, 105, 128, 136, 144, 150-153, 153-155, 156-158, 196, 205, 218, 222, 224-226 一般的知識，一般的理解，絵画完成，絵画配列，算数，数唱，単語問題，積み木問題，符号問題，マトリックス，類似問題 も参照

運動機能尺度 45-47, 172-175, 280-282

音読尺度 50-52, 127, 188-190

絵画完成 76, 82, 87, 111, 128, 136-138, 150-153, 154-155, 156-158, 200, 205, 222

絵画配列 76, 79-80, 82, 87, 91, 111, 113, 134, 137, 150-153, 154, 156, 160, 222

改訂版ピーボディー絵画語彙検査（PPVT-R） 23-24, 73-76, 146, 148, 205

改訂版ピーボディー個人学力検査（PIAT-R） 26-27, 76, 126, 130, 154, 179-184, 186-188, 193

顔 19, 21-22, 203, 218, 220, 222, 231-232, 237, 242, 247, 252, 253-258

家族写真 19, 218, 220, 232, 237, 242, 247, 252, 258, 259-260

カテゴリー検査（CT） 3, 15, 16-17, 76, 81, 92, 96, 101-102, 105, 117, 119-120, 133, 140, 145, 149, 151, 157, 160, 175, 197-199, 200, 202-203, 204-209, 212, 216-217, 231-232, 258, 272, 276, 278

カリフォルニア言語性学習検査（CVLT） 23, 234, 236, 238-242, 250

感覚－知覚検査 15, 17-18, 176-179, 273, 285-286

記憶尺度 49-50, 263-265, 281-283

広域学力検査第3版（WRAT-3） 76, 154, 183-184, 185-188, 193

語音知覚検査（SSPT） 15, 17, 141-143, 145, 148, 159, 284-286

算数 68, 126, 133, 139-140, 154, 183-

295

184, 187-188, 218, 222, 277
算数尺度（LNNB）　55-57, 188, 192-195, 280-281, 283
シーショアーリズム検査（SRT）　15, 17, 142, 148, 153, 158-160, 284-285,
視覚形態識別検査（VFDT）　40-41, 81, 86, 92, 96, 105-106, 110, 117-121, 128, 136, 138, 152, 155, 183-184, 187-188, 222
視覚性記憶範囲　150-151, 176, 222, 225, 226-227, 260, 277
視聴覚媒介連続動作性検査　61-62, 102, 203, 208, 231, 246, 257, 273-276, 277
失語症検査　15, 18, 124-128, 140, 144, 196, 205, 286
受容性言語尺度　57-59, 128, 138, 140, 142, 145, 147-149, 196, 200, 205, 222, 273, 282-283
書字尺度　52-55, 126, 190-192
触覚動作性検査（TPT）　15, 16, 80-81, 85, 87, 90, 91, 98-103, 105, 111, 114-116, 118-119, 154, 161-162, 165-166, 178, 199, 202-203, 208, 216-217, 231, 258, 284-286
数唱　68, 118, 133, 154-155, 176, 200, 205, 224-225, 226-227, 237, 241, 246, 252, 277
スタンダード・プログレシヴ・マトリシス（SPM）　→ レーヴンマトリシスを参照
ストループ色彩単語検査　37-39, 76, 92, 96, 101-102, 117, 120, 140, 199, 202-203, 207-209, 212, 214-217, 232, 258
線分定位検査　25, 80, 84, 92, 94-97, 101, 105, 116-117, 120, 148-149

単語問題　73-75, 128, 129-130, 134, 137, 139, 156, 222
注意変動検査（TOVA）　59-60, 102, 118, 160, 176, 203, 208, 231, 246, 257, 265-272, 277
中期記憶尺度　47-48, 261-262, 282
対語連合　245-247, 248-252, 258, 260
積み木問題　10, 68, 74, 77-82, 85-87, 89-91, 94, 96, 100, 105-106, 109-111, 112-113, 115, 118-120, 122, 140, 148-149, 150-151, 154, 189, 200, 205, 232, 260,
定速聴覚連続付加検査（PASAT）　276-278
統制発語連合検査（COWAT）　39-40, 101-102, 128, 140, 195-199, 202-203, 207-209, 212, 216-217, 232, 258
時計描画検査（CDT）　29-30, 80-81, 86, 91, 101, 103-106, 109, 113-114, 116, 119, 125,
トレイルメイキング検査（TMT）　81, 92, 96, 101-102, 105, 117, 119-120, 140, 145, 151, 160, 189, 197, 199, 200, 202-203, 207-209, 209-213, 216-217, 232, 258, 286

パーデュー・ペグボード検査　33-34, 85, 87, 111, 153, 154, 162-163, 165-169, 170, 173, 229, 273
ハルステッドカテゴリー検査　→ カテゴリー検査を参照
ハルステッド・レイタン障害指標　284
ハルステッド・レイタン神経心理学バッテリー（HRB）　15-18, 98-103, 124-128, 141-143, 158-160, 160-164, 169-172, 176-179, 204-209, 284-286

表出性言語尺度　48-49, 126, 132, 136, 143-146, 196, 280, 283
フーパー視覚構成検査 (HVOT)　41, 82, 87, 105-106, 111, 121-124
符号探索　91, 114, 116
符号問題　68-69, 87, 111, 118, 153-155
ベンダー視覚運動ゲシュタルト検査 (Bender)　25-26, 74, 77, 80-81, 83-87, 96, 100-101, 105-106, 109-111, 113-114, 116, 119-120, 125, 149, 153, 154-155, 229
ベントン視覚記銘検査 (BVRT)　30-32, 81, 86-87, 91-92, 105, 107-111, 113-114, 116, 119-120, 125, 136, 138, 203, 205, 209, 222, 229, 231-232, 258, 260
ボストン呼称検査 (BNT)　39, 75, 122, 127, 130, 132, 135-138, 144-145, 152, 205, 222

マトリックス　77-78, 81-82, 85, 87, 89, 96, 105, 109-111, 112-117, 119-120, 136, 140, 148-149, 150-153, 154, 156, 205, 232

指たたき検査 (FTT)　15, 17, 80, 84-85, 87, 89, 91, 99-101, 114, 116, 126, 153, 154, 160-164, 165, 166-167, 171, 173, 229, 273, 284-286

類似問題　75, 128, 133, 137, 139-141
ルリア・ネブラスカ神経心理学バッテリー (LNNB)　41-59, 154, 172-175, 188-190, 190-192, 192-195, 261-262, 263-265, 279-283
レイ聴覚性言語学習検査 (RAVLT)　28-29, 234-237, 241
レイ複雑図形検査 (CFT)　3, 35-37, 74, 78, 85, 102, 109, 113, 153, 160, 189, 203, 228-232, 258, 260, 272, 276, 278
レーヴンマトリシス　28, 79, 81, 86-87, 88-92, 95-96, 100-101, 105, 109-111, 112-114, 116, 119-120, 128, 183-184, 187-188, 205, 229
論理的記憶　19, 21, 218, 220, 236-237, 241-242, 243-247, 249-252, 258, 260

訳者
　櫻井　正人（さくらい・まさと）
専門：神経心理学
略歴：上智大学大学院言語学専攻言語障害研究コース修了
　　　千葉大学大学院自然科学研究科博士後期課程単位取得満期退学
　　　元千葉脳神経外科病院リハビリテーション科言語聴覚士（平成1～14）

高次脳機能検査の解釈過程
―知能，感覚-運動，空間，言語，学力，遂行，記憶，注意―

ISBN4-7639-3039-7　　定価はカバーに表示
2004年11月25日　第1版第1刷発行
2018年 7月20日　第1版第11刷発行

著　者	Charles J. Golden, Patricia Espe-Pfeifer, and Jana Wachsler-Felder
訳　者	櫻井正人
発行者	中村三夫
発行所	株式会社　協同医書出版社

〒113-0033　東京都文京区本郷3-21-10　浅沼第2ビル4階
phone：03-3818-2361　　fax：03-3818-2368
URL：http://www.kyodo-isho.co.jp/
郵便振替：00160-1-148631

Ｄ Ｔ Ｐ　　Kyodoisho DTP Station
印　刷
製　本　　株式会社　三秀舎

JCOPY〈(社)出版者著作権管理機構　委託出版物〉

本書の無断複写は著作権法上での例外を除き禁じられています．複写される場合は，そのつど事前に，(社)出版者著作権管理機構（電話 03-3513-6969，FAX 03-3513-6979，e-mail: info@jcopy.or.jp）の許諾を得てください．

本書を無断で複製する行為（コピー，スキャン，デジタルデータ化など）は，「私的使用のための複製」など著作権法上の限られた例外を除き禁じられています．大学，病院，企業などにおいて，業務上使用する目的（診療，研究活動を含む）で上記の行為を行うことは，その使用範囲が内部的であっても，私的使用には該当せず，違法です．また私的使用に該当する場合であっても，代行業者等の第三者に依頼して上記の行為を行うことは違法となります．